Leben mit Krebs

Andrea Petermann-Meyer · Jens Panse · Tim H. Brümmendorf
(Hrsg.)

Leben mit Krebs

Praktischer Ratgeber für Betroffene, Angehörige und
Behandelnde

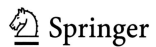

Hrsg.
Andrea Petermann-Meyer
Klinik für Onkologie, Hämatologie,
Stammzelltherapie, Centrum für integrierte
Onkologie – CIO Aachen
Uniklinik RWTH Aachen
Aachen, Deutschland

Jens Panse
Klinik für Onkologie, Hämatologie,
Stammzelltherapie, Centrum für integrierte
Onkologie – CIO Aachen
Uniklinik RWTH Aachen
Aachen, Deutschland

Tim H. Brümmendorf
Klinik für Onkologie, Hämatologie,
Stammzelltherapie, Centrum für integrierte
Onkologie – CIO Aachen
Uniklinik RWTH Aachen
Aachen, Deutschland

ISBN 978-3-662-59165-9   ISBN 978-3-662-59166-6   (eBook)
https://doi.org/10.1007/978-3-662-59166-6

Copyright informations, image source: ▶ https://stock.adobe.com/de/images/senior-father-and-his-son-
walking-in-nature-having-fun/288689932?prev_url=detail

Planung/Lektorat: Sabine Gehrig
Springer ist ein Imprint der eingetragenen Gesellschaft Springer-Verlag GmbH, DE und ist ein Teil von
Springer Nature.
Die Anschrift der Gesellschaft ist: Heidelberger Platz 3, 14197 Berlin, Germany

Vorwort

Leben mit Krebs

Liebe Patientinnen und Patienten,
liebe Angehörige,
Freunde und Verwandte,
sehr geehrte Leserinnen und Leser,

aufgrund der demografischen Entwicklung nehmen Krebsneuerkrankungen (Inzidenz) in Deutschland weiter zu. Auch wenn sich das Ausmaß der Zunahme insbesondere durch die verbesserten Präventionsmaßnahmen sowie den Trend zu einem gesundheitsbewussteren Lebensstil zuletzt verlangsamt hat, so gibt es in diesem Bereich auch für die Zukunft noch sehr viel zu tun. Diese Erkenntnis hat auch in verschiedenen Programmen der Deutschen Krebshilfe (DKH), der Deutschen Gesellschaft für Hämatologie und Onkologie (DGHO), der Deutschen Krebsgesellschaft (DKG) sowie nicht zuletzt in der Betonung des Bereichs Krebsprävention im Rahmen der *Nationalen Dekade gegen Krebs* ihren Niederschlag gefunden.

Neben der Inzidenz nimmt auch die Prävalenz – sprich die Rate der zu einem bestimmten Zeitpunkt an Krebs erkrankten Menschen – in Deutschland zu. Dies ist allerdings nicht nur der verbesserten Früherkennung und Diagnostik von (insbesondere frühen) Tumorstadien zu verdanken, sondern auch der Tatsache, dass viele an Krebs erkrankte Patienten mittlerweile durch gut wirksame und vor allem besser verträglichere, häufig rein ambulant durchführbare Therapien länger und mit besserer Lebensqualität leben können.

Auch wenn viele Tumorerkrankungen im fortgeschrittenen Stadium nach wie vor nicht heilbar sind, so gelingt es doch häufig, früher unmittelbar lebensbedrohliche Erkrankungen zunehmend zu „chronifizieren", das heißt durch eine bedeutsame Verlängerung der Lebenserwartung bei guter Lebensqualität mit möglichst wenigen privaten, sozialen und beruflichen Einschränkungen für die Betroffenen und ihr Umfeld beherrschbar zu machen.

Wir beginnen eine Entwicklung zu sehen, in der Patienten ihr Leben immer weniger bedingungslos der Krebserkrankung unterordnen müssen, sondern es in zunehmenden Maße selbstbestimmt „um die Krebserkrankung" herum organisieren können. Das beinhaltet Aspekte wie eine erweiterte Auswahl von Therapiemöglichkeiten auf der Grundlage besserer Verträglichkeit, aber auch individuell gestaltete Therapiemodifikationen bzw. -pausen mit dem Ziel, persönliche Ziele verwirklichen zu können. All diese Entwicklungen führen dazu, dass das Interesse an Krebserkrankungen, deren schulmedizinischer (und nichtschulmedizinischer) Behandlung, deren Auswirkungen auf die psychosoziale, berufliche und die individuelle Lebensrealität der betroffenen Patienten, ihrer Angehörigen, Freunden und Verwandten sowie an geeigneten Unterstützungsangeboten immer größer wird.

Das vorliegende Buch möchte im Sinne der Patienten, ganz besonders aber auch der Angehörigen und der interessierten Allgemeinheit diese Aspekte im besten Sinne ganzheitlich und kompetent adressieren. Es soll damit dazu beitragen, dass die Betroffenen und ihre Bezugspersonen ihren Weg mit, aber auch nach einer Krebserkrankung mündig und besser informiert gehen können und in die Lage versetzt werden, wichtige Entscheidungen auf Augenhöhe mit dem Behandler partizipativ zu treffen. Wir würden uns sehr freuen, wenn Sie die in unserem Buch enthaltenen Hinweise, Tipps und Erklärungen als hilfreich empfinden würden und sind für jede Rückmeldung, Kritik und Verbesserungsvorschläge dankbar.

Für die Herausgeber
Tim Brümmendorf

Inhaltsverzeichnis

Herausgeber- und Autorenverzeichnis

Über die Herausgeber

Andrea Petermann-Meyer Fachärztin für Allgemeinmedizin, Zusatzbezeichnung Psychotherapie, Sektion Psychoonkologie, Klinik für Hämatologie, Onkologie, Hämostaseologie und Stammzelltransplantation, Centrum für integrierte Onkologie – CIO Aachen, Uniklinik RWTH Aachen, Pauwelsstr. 30, 52074 Aachen, Deutschland

Jens Panse Facharzt für Innere Medizin, Hämatologie und Onkologie, Zusatzbezeichnung Palliativmedizin, Klinik für Hämatologie, Onkologie, Hämostaseologie und Stammzelltransplantation, Centrum für integrierte Onkologie – CIO Aachen, Uniklinik RWTH Aachen, Pauwelsstr. 30, 52074 Aachen, Deutschland

Tim H. Brümmendorf Facharzt für Innere Medizin, Hämatologie und Onkologie, Klinik für Hämatologie, Onkologie, Hämostaseologie und Stammzelltransplantation, Centrum für integrierte Onkologie – CIO Aachen, Uniklinik
RWTH Aachen, Pauwelsstr. 30, 52074 Aachen, Deutschland

Autorenverzeichnis

Julia Baron Psychologische Psychotherapeutin, Sektion Psychoonkologie, Klinik für Hämatologie, Onkologie, Hämostaseologie und Stammzelltransplantation, Centrum für integrierte Onkologie – CIO Aachen, Uniklinik RWTH Aachen, Pauwelsstr. 30, 52074 Aachen, Deutschland

Elisabeth Brügmann Testpsychologin B.A., Sektion Neuropsychologie, Alexianer-Krankenhaus Aachen, Fachkrankenhaus für Psychiatrie, Psychotherapie und Psychosomatik, Alexianergraben 33, 52062 Aachen, Deutschland

Martina Crysandt Fachärztin für Innere Medizin, Hämatologie und Onkologie, Zusatzbezeichnung Palliativmedizin, Klinik für Hämatologie, Onkologie, Hämostaseologie und Stammzelltransplantation, Centrum für integrierte Onkologie – CIO Aachen, Uniklinik RWTH Aachen, Pauwelsstr. 30, 52074 Aachen, Deutschland

Kirstin Erler Geilenkirchen, Deutschland

Sonja Hiddemann Fachärztin für Innere Medizin, Zusatzbezeichnung Palliativmedizin, Klinik für Palliativmedizin, Uniklinik RWTH Aachen, Pauwelsstr. 30, 52074 Aachen, Deutschland

Michael Köhler Psychologischer Psychotherapeut, Spezialambulanz Supportive Therapie, Universitätsklinik für Hämatologie und Onkologie, Otto-von-Guericke-Universität Magdeburg, Leipziger Str. 44, 39120 Magdeburg, Deutschland

Paula Kremer Physiotherapeutin, Abteilung Physiotherapie, Ambulante Physiotherapie – Rehazentrum, Uniklinik RWTH Aachen, Pauwelsstr. 30, 52074 Aachen, Deutschland

Christoph Meyer Facharzt für Physikalische und Rehabilitative Medizin, Praxiszentrum für Orthopädie und Unfallchirurgie, Elisengalerie, Friedrich-Wilhelm-Platz 5–6, 52062 Aachen, Deutschland

Jens Panse Facharzt für Innere Medizin, Hämatologie und Onkologie, Zusatzbezeichnung Palliativmedizin, Klinik für Hämatologie, Onkologie, Hämostaseologie und Stammzelltransplantation, Centrum für integrierte Onkologie – CIO Aachen, Uniklinik RWTH Aachen, Pauwelsstr. 30, 52074 Aachen, Deutschland

Volker Perst Facharzt für Urologie, Klinik für Urologie, Uniklinik RWTH Aachen, Pauwelsstr. 30, 52074 Aachen, Deutschland

Andrea Petermann-Meyer Fachärztin für Allgemeinmedizin, Zusatzbezeichnung Psychotherapie, Sektion Psychoonkologie, Klinik für Hämatologie, Onkologie, Hämostaseologie und Stammzelltransplantation, Centrum für integrierte Onkologie – CIO Aachen, Uniklinik RWTH Aachen, Pauwelsstr. 30, 52074 Aachen, Deutschland

Dirk Puder Krankenhauspfarrer, Evangelische Klinikseelsorge, Uniklinik RWTH Aachen, Pauwelsstr. 30, 52074 Aachen, Deutschland

Jens Ulrich Rueffer Facharzt für Innere Medizin, Hämatologie und Onkologie, TAKEPART Media und Science GmbH, Deutsche Fatigue Gesellschaft e. V., Maria-Hilfstr. 15, 50677 Köln

Dagmar Schmitz Ärztin für Klinische Ethik, Institut für Geschichte, Theorie und Ethik der Medizin, Klinisches Ethik Komitee, Uniklinik RWTH Aachen, Pauwelsstr. 30, 52074 Aachen, Deutschland

Andrea Schotten Dipl. Sozialpädagogin, Supervisorin, PAKT (Psychosoziale Hilfe bei ambulanter Krebstherapie) am Luisenhospital Aachen, Boxgraben 99, 52064 Aachen, Deutschland

Annette Schwarte Fachärztin für Psychosomatische Medizin und Psychotherapie, Praxis für Sexualtherapie und Psychotherapie, Leonhardstrasse 23, 52064 Aachen, Deutschland

Bianca Senf Psychologische Psychotherapeutin, Psychoonkologie am UCT (Universitären Centrum für Tumorerkrankungen), Klinikum der Johann Wolfgang-Goethe-Universität Frankfurt am Main, 60323 Frankfurt a. M., Deutschland

Birgit Tollkühn-Prott Diätassistentin/Ernährungsberaterin DGE, Ernährungs- und Diabetesteam/Pflegedirektion (PEDT), Uniklinik RWTH Aachen, Pauwelsstr. 30, 52074 Aachen, Deutschland

Dirk Tummes Facharzt für Innere Medizin, Hämatologie und Onkologie, W8 Onkologische Praxis, Weberstr. 8, 52064 Aachen, Deutschland

Denise Unewisse Diätassistentin/Ernährungsberaterin DGE, Ernährungs- und Diabetesteam/ Pflegedirektion (PEDT), Uniklinik RWTH Aachen, Pauwelsstr. 30, 52074 Aachen, Deutschland

Alexandra Wilkenhöner Psychologische Psychotherapeutin, Psychotherapie Praxis, Martinstraße 10–12, 52062 Aachen, Deutschland

Johannes Wüller Facharzt für Allgemeinmedizin, Zusatzbezeichnung Palliativmedizin, Home Care Städteregion Aachen gGmbH; Home Care Aachen e. V., Eisenhütte 21–25, 52076 Aachen, Deutschland

Über-„Leben mit Krebs"

Inhaltsverzeichnis

Über-„Leben mit Krebs" – Idee und Konzept

Andrea Petermann-Meyer

Inhaltsverzeichnis

© Springer-Verlag GmbH Deutschland, ein Teil von Springer Nature 2021
A. Petermann-Meyer et al. (Hrsg.), *Leben mit Krebs*,
https://doi.org/10.1007/978-3-662-59166-6_1

1

1.1 Einleitung

» Viele Menschen erleben eine Krebsdiagnose als einen heftigen Einschnitt in ihr
gesamtes Leben.
Plötzlich scheint alles anders zu sein: Der
Alltag, die körperliche Leistungsfähigkeit,
die eigenen Wertvorstellungen, Prioritäten
und die bange Frage nach der Zukunft! In
dieser Situation kann Unterstützung hilfreich sein: für Patienten, für Angehörige,
für Freunde und Interessierte.
Daher möchten wir Sie über alle Unterstützungsangebote informieren, die helfen, mit den durch eine Krebserkrankung
ausgelösten Belastungen so gut wie möglich zurecht zu kommen und die neue Situation besser bewältigen zu können.

So beginnt die Internetseite ▶ www.leben-
mitkrebs-aachen.de.

1.2 Hintergrund

Patienten und Angehörige, die mit einer
Krebsdiagnose, belastenden Untersuchungen und Therapien konfrontiert sind, empfinden die Situation nicht selten als „Sturz
aus der normalen Wirklichkeit". Der bewusst oder unbewusst angelegte Lebensbo-
gen, der uns gesund ins hohe Alter, manchmal in der Vorstellung gar in die Unsterb-
lichkeit führt, ist plötzlich infrage gestellt.
Ein Vergleich, der diesen Zustand annähernd beschreiben kann, ist das überra-
schende Aufwachen in einem fremden, be-
drohlichen Land, in dem man die Sprache
nicht versteht, Verkehrsschilder nicht lesen kann, sich nicht orientieren kann und
schon gar nicht weiß, wie und warum man
dorthin gelangt ist.
    Die klassischen medizinischen Thera-
pien einer Krebserkrankung wie Operation, Chemo- und Strahlentherapie sind
darüber hinaus oft mit Schrecken und
unangenehmen Bildern (Organ- oder

Funktionsverlust, Haarverlust, Erbrechen,
Erschöpfung) belegt, ja häufig auch im körperlichen Erleben paradox, da sie sich auf
der persönlich-körperlichen Ebene nicht
selten schrecklich anfühlen und doch für
die Genesung wichtig sind.
    Eine Krebserkrankung führt nicht zu-
letzt viele Menschen auch zu den existenziellen Fragen nach Tod und Sterben, zu einer Bilanzierung des bisherigen Lebens, zu
Fragen nach der Bedeutung im Leben und
nach dem eigentlichen Lebenssinn.
    Dies alles soll deutlich machen, dass
nicht selten und nicht ungewöhnlicherweise
eine Krebserkrankung Menschen an die
Grenze ihrer Bewältigungsmöglichkeiten
führt, und zwar nicht, weil *sie selber* „verrückt" sind, sondern weil ihre Lebensrahmenbedingungen, die Lebenserfahrungen
in mitunter traumatischer Weise „verrückt"
sind.
    Aber: Es gibt eine ganze Reihe Mög-
lichkeiten, Menschen zur Bewältigung ihrer Krebserkrankung zu befähigen. In dem
oben angelegten Vergleich bedeutet das, sie
zu unterstützen, damit sie sich in dem fremden Land zurechtfinden können: ihnen die
fremde Sprache beizubringen, ihnen die
Orientierung im neuen „Verkehrssystem"
zu ermöglichen, sie zu fragen, wer sie sind,
woher sie kommen und wohin sie wollen.
Zwangsläufig müssen dabei Fragen beantwortet werden, die sich in dieser Form in
einem normalen Alltag nicht oder mindestens nicht in dieser Lebensphase stellen.

1.3 Der Nationale Krebsplan

2008 wurde der Nationale Krebsplan vom
Bundesministerium für Gesundheit, der
Deutschen Krebsgesellschaft (DKG) und
der Deutschen Krebshilfe (DKH) ins Leben gerufen. Im sogenannten Handlungs-
feld 2, Ziel 9 sieht er vor, dass alle Patienten und Angehörige bei Bedarf eine angemessene psychoonkologische Versorgung

erhalten. Dazu sollen zum einen der Unterstützungsbedarf und behandlungsbedürftige psychische Probleme von Betroffenen besser erkannt und zum anderen eine angemessene psychoonkologische Versorgung im ambulanten und stationären Bereich sichergestellt werden.

Die Versorgungsrealität stellt sich jedoch auch im Jahre 2020 leider noch deutlich von diesem Ziel entfernt dar.

Viele Patienten wissen nicht um vorhandene psychoonkologische Versorgungsangebote, behandelnde Ärzte unterschätzen oft die psychosoziale Belastung und informieren nicht adäquat. Darüber hinaus scheuen auch einige Patienten die Inanspruchnahme psychoonkologischer Beratung und Unterstützung, weil sie beispielsweise eine Stigmatisierung als „psychisch Kranker" befürchten.

Demgegenüber gibt es für andere chronische Erkrankungen – wie zum Beispiel Diabetes – sowie im präventiven Bereich (zum Beispiel Nichtraucherkurse und rund um Geburt und Schwangerschaft) schon seit langem strukturierte und gut etablierte Schulungsprogramme für Patienten.

Für Krebspatienten, denen sich nach Diagnose und Therapie so vielfältige Fragen zur Rückkehr in ihren (veränderten) Alltag stellen, gab es diese bislang nicht.

1.4 Die Idee „leben mit krebs"

Die Initiative „leben mit krebs – Aachen" ist 2011 im Krebszentrum ECCA (heute Centrum für Integrierte Onkologie Aachen, CIO^A) an der Uniklinik RWTH Aachen entstanden und hat sich zum Ziel gesetzt, Patienten und Angehörige zu informieren, zu begleiten und zu unterstützen. Ganz bewusst wird im Logo dieser Initiative das Wort **leben** fett gedruckt und der Krebs kleingeschrieben und eher blass gedruckt (Abb. 1.1).

Es geht darum, Menschen mit und nach einer Krebserkrankung bestmögliche Infor-

leben mit krebs
Information • Beratung • Unterstützung

Abb. 1.1   Das Logo „leben mit krebs"

mationen, Beratung und Unterstützung mit auf den Weg zu geben, damit ihnen und ihren Angehörigen ein subjektiv gut empfundenes **Leben** möglich wird. Natürlich geht es bei der Behandlung einer Krebserkrankung zuallererst ums Über-leben, aber eben auch oft um das „Weiter-leben mit" einer Krebserkrankung.

Die Initiative bzw. das Programm setzt sich aus drei Teilen zusammen:

1. Die Internetseite ▶ www.lebenmit-krebs-aachen.de
2. Die Veranstaltungsreihe „**leben** mit krebs" für Menschen mit und nach einer Krebserkrankung
3. Die Broschüre „Leben-mit-krebs" als schriftliche Version der Inhalte der Internetseite

Auf der **Internetseite** finden Besucher Informationen über aktuelle Veranstaltungen, Adressen von medizinischen Versorgungseinrichtungen, Adressen verschiedener Beratungsstellen, Ansprechpartner der Selbsthilfegruppen, eine Auflistung aller Psychoonkologen in Aachen und Umgebung, Sport- und Entspannungsangebote, spezielle Angebote für Angehörige und Kinder krebskranker Eltern und Hinweise auf weiterführende Literatur und Links im Internet.

Bereits unmittelbar nach Aktivierung im Jahre 2012 wurde die Internetseite rege genutzt. Jeden Monat besuchen ca. 800–1500 Menschen die Seite, um Information zu erhalten.

Die **Veranstaltungsreihe** „**leben** mit krebs" ist als interaktive Schulung für Patienten und ihre Angehörigen konzipiert für jegliche Art von Fragen und Problemen, die im Rahmen einer Krebserkrankung und -behandlung aufkommen können.

1

Sie wird zweimal im Jahr durchgeführt und besteht aus 5–7 Veranstaltungen, die wöchentlich am späten Dienstagnachmittag stattfinden. Während der jeweils zweistündigen Veranstaltungen werden ein bis zwei laienverständliche Vorträge gehalten, die ausreichend Zeit für Rückfragen, eigene Erfahrungen und Erlebnisse der Zuhörer, den Austausch und die Diskussion bieten. Jede Veranstaltung wird vom leitenden Oberarzt der Klinik für Hämatologie und Onkologie der Uniklinik RWTH Aachen und der Leiterin der Psychoonkologie des CIO[A] moderiert. Dabei wird vor allem darauf geachtet, dass sämtliche, auch schwierige Sachverhalte in einfache Sprache übersetzt und für alle Anwesenden nachvollziehbar dargestellt werden. Im Anschluss an die Vorträge besteht für die Zuhörer immer die Möglichkeit, die eigene persönliche Situation mit den jeweiligen Referenten und Moderatoren zu besprechen. Die Themen der Veranstaltungsreihe variieren von Jahr zu Jahr, beinhalten aber immer Themen der Bewältigung einer Krebserkrankung. Typische Themen sind:

- Angst und Angstbewältigung
- Bewegung und Sport mit und nach einer Krebserkrankung
- Ernährung mit praktischen Tipps
- Komplementärmedizin
- Sozialrechtliche Beratungsthemen wie Krankengeldzahlungen, Erwerbsminderungsrente, Rehabilitationsanträge und Schwerbehindertenausweis
- Sexualität und deren Veränderung im Zusammenhang mit einer Krebserkrankung
- Situation der Angehörigen und von Kindern krebskranker Eltern
- Patientenverfügung und Vorsorgevollmacht
- Palliativmedizinische Versorgungsangebote
- Entspannungstechniken, Achtsamkeitstraining und Lachyoga

Zum Abschluss des Vortrags benennt der Referent immer örtliche Unterstützungsangebote, die es in seinem fachlichen Bereich gibt, sodass Patienten sich bei Bedarf an weitere Unterstützer wenden können. Außerdem können sie jeweils zum Thema passende Broschüren mitnehmen oder sich in ausliegenden Büchern informieren.

Die Inhalte der **Veranstaltungsreihe** werden unmittelbar im Anschluss zum Abruf auf der Internetseite wiedergegeben.

Von Beginn an haben wir die Besucher unserer Veranstaltungsreihe gebeten, Fragebögen auszufüllen und ihre aktuelle Belastung anzugeben. Einige der Ergebnisse dieser Befragung stellen wir im nächsten Anschnitt vor.

Die **Idee zu der Broschüre** kam von einer Teilnehmerin der Veranstaltungsreihe. Sie wies darauf hin, dass ca. 30 % der heutigen Patienten keinen regelmäßigen Umgang mit dem Internet pflegen und es von daher wünschenswert wäre, dass die Inhalte der Internetseite und die Unterstützungsadressen, die während der Veranstaltungen erläutert werden, in einem kleinen Büchlein zusammengefasst werden. Außerdem bat sie ihre Unterstützung beim Lektorat der Broschüre an. Inzwischen wurden mehr als 5000 Exemplare dieser Broschüre an Patienten und ihre Angehörigen verteilt.

1.5 Erfahrungen mit der Veranstaltungsreihe

Nach wie vor wird die Veranstaltungsreihe von Patienten, Angehörigen und anderen interessierten Teilnehmern rege besucht. Durchschnittlich sind 50 % der Zuhörer Patienten mit Krebserkrankung, etwa 30 % sind Angehörige, weitere Teilnehmer verteilen sich auf beruflich und allgemein interessierte Personen sowie Freunde. Immer wieder gelingt es, die Veranstaltung interaktiv mit den Teilnehmern zu gestalten, sie zu Rückfragen und eigenen Erfahrungsberichten zu motivieren. Etwa die Hälfte der Besucher besucht vier oder mehr Veranstaltungen.

Seit Beginn der Veranstaltungsreihe messen wir die subjektiv angegebene Belastung derjenigen, die zu unseren Veranstaltungen kommen. Im Durchschnitt geben die Teilnehmer auf dem sogenannten Distress-Thermometer (NCCN) auf einer Skala von 0–10 einen Wert von fünf an. Damit zählen sie zu den Menschen, bei denen die angegebene Belastung durch eine psychosoziale Diagnostik weiter abgeklärt werden sollte. Für uns bedeutet das, dass wir mit der Veranstaltungsreihe offensichtlich tatsächlich belastete Patienten und Angehörige erreichen.

Die größte Gruppe der Besucher gibt als Motivation zum Veranstaltungsbesuch mehr Informationsbedarf, den Wunsch nach praktischen Tipps und weiteren Ideen zur Krankheitsbewältigung an. Etwa 70 % geben an, dass sie mehr Unterstützung benötigen. Dadurch zeigt sich einmal mehr, dass Patienten und Angehörige in der Regel einen nicht erfüllten Bedarf an Unterstützung bei der Krankheitsbewältigung haben.

Die bisherigen Auswertungen ergeben, dass mehr als 80 % der Besucher „neue Informationen erhalten haben" und eine ebenso große Gruppe gibt an, dass „die erhaltenen Informationen hilfreich für die weitere Krankheitsbewältigung sind". Neun von zehn Teilnehmern kreuzen an, dass ihre Erwartungen voll oder teilweise erfüllt wurden, und etwa 85 % würden die Veranstaltung weiterempfehlen.

Da es sich bisher um ein regionales Unterstützungsangebot in der Städteregion Aachen handelt, entstand die Idee, die Inhalte der Veranstaltungsreihe in einem Buch auch für Patienten, Angehörige und Interessierte aus anderen Regionen zur Verfügung zu stellen. Außerdem können Kollegen so vielleicht ähnliche Konzepte an anderen Standorten entwickeln.

Natürlich kann ein Buch keine interaktive Veranstaltung ersetzen, kann keine Rückfragen zulassen und das persönliche Gespräch nicht ersetzen.

Dennoch hoffen wir, Ihnen mit den Inhalten der Veranstaltungsreihe und dem vorliegenden Buch zumindest wichtige Informationen und praktische Tipps mitzugeben auf Ihrem Weg in einen guten Alltag und ein zufriedenstellendes Leben mit oder nach einer Krebserkrankung.

Hoffnung auf ein gutes Leben während und nach einer Krebserkrankung

Inhaltsverzeichnis

Ernährung – hilfreiche Tipps

Birgit Tollkühn-Prott und Denise Unewisse

Inhaltsverzeichnis

© Springer-Verlag GmbH Deutschland, ein Teil von Springer Nature 2021
A. Petermann-Meyer et al. (Hrsg.), *Leben mit Krebs*,
https://doi.org/10.1007/978-3-662-59166-6_2

2

2.1 Einleitung

In der regelmäßig stattfindenden Patienten/ Angehörigen-Informationsreihe „leben mit krebs" im Universitätsklinikum Aachen ist die zur Reihe gehörende Veranstaltung „Ernährung bei Krebs" ein wichtiger Informationsaustausch für Patienten, Arzt und Ernährungsfachkraft. Gemeinsam werden Themen interaktiv besprochen und Fragestellungen der Patienten bearbeitet. Immer wiederkehrende Fragen sind:

- Gibt es eine Krebsdiät?
- Sind Beeren besonders gesund?
- Kann ich durch spezielle Lebensmittelauswahl sowie die Einnahme von Nahrungsergänzungsmitteln den Heilungsprozess unterstützen oder sogar meine Krebserkrankung besiegen?

Einzigartig sind der Austausch der Patienten untereinander und die Diskussion miteinander. Bestätigung im eigenen Tun ist für viele Patienten oder Angehörige ein wichtiger Punkt; dazu gehört aber auch die Informationen zur Veränderung der eigenen Ernährungs- und Lebensstilweise oder die Inanspruchnahme von professioneller Ernährungsberatung, um individuelle Empfehlungen je nach Tumorart und Bedürfnissen zu ermitteln.

2.2 Krebs und Ernährung

Die Weltgesundheitsorganisation (WHO) formuliert, dass die Entstehung von etwa 30 % der Krebserkrankungen unter anderem auch auf ungünstige Lebensstilgewohnheiten und ungünstige Ernährungsgewohnheiten zurückzuführen sind und daher prinzipiell vermeidbar wären. Dies betrifft hauptsächlich Tumoren im Magen-Darm-Trakt (ca. 70 %). Ebenfalls anerkannt ist, dass Adipositas (Fettleibigkeit, übermäßiges Übergewicht) das Risiko für die Entstehung einiger Krebserkrankungen er-

höht. Eine Erhöhung des Body-Mass-Index (BMI) um 10 % bzw. bei Männern um 5 BMI-Punkte (entspricht ca. 15 kg) erhöht das Risiko von Speiseröhrenkrebs, Darmkrebs, Gallenblasenkrebs und Nierenkrebs. Die Autorengruppe um Hermann Brenner vom Deutschen Krebsforschungszentrum kommen in der Schwerpunktausgabe des Deutschen Ärzteblattes (Katalinic 2018) zu der Schlussfolgerung, dass eine beträchtliche Zahl der im Jahr 2018 zu erwartenden Krebsneuerkrankungen (Krebslast) bei der 35- bis 84-jährigen Bevölkerung auf Übergewicht, geringe körperliche Aktivität und ungesunde Ernährung zurückzuführen ist.

2.3 Empfehlungen der Gesellschaften WHO, DGE und WCRF

2007 hat der World Cancer Research Fund (WCRF) umfangreich berichtet und Empfehlungen zur Vorbeugung sowie zur Behandlung von Krebserkrankungen zusammengestellt; der dritte Report erschien 2018. Die Empfehlungen basieren auf einer Auswertung und Analyse von rund 22.000 Krebsstudien, von denen 7000 in die Endbewertung einbezogen wurden (WHO 2011). Der Bericht zeigt eine Reihe von Aspekten, die in der Krebsprävention bedeutsam sind. Die Empfehlungen beziehen sich auf körperliche Aktivität, Körperfettmasse, pflanzliche Lebensmittel, Alkohol, Verarbeitung von Lebensmitteln, Nahrungsergänzungen, Stillen und Rauchen.

❯ Im dritten Report WCRF 2018 werden die Empfehlungen eher im Ganzheitlichen betrachtet. Die Auswahl der Lebensmittel, die Verzehrmenge, die Verarbeitung der Lebensmittel, die Lagerung und der hygienische Umgang mit Lebensmitteln sind tragende Faktoren, das Krebsrisiko zu senken und nicht einzelne Nahrungsbestandteile.

Die Behandlung vieler Krebsarten ist zunehmend erfolgreich und steigert die Lebenserwartung Betroffener. Eine ernährungstherapeutische Begleitung, um zum Beispiel das Gewicht zu stabilisieren bzw. eine gesunde Gewichtsreduktion zu erreichen, ist ein wichtiger Ansatz zur Unterstützung des Behandlungserfolgs.

Bei der Tertiärprävention geht es um die Verhinderung des Fortschreitens oder des Eintritts von Komplikationen bei einer bereits bestehenden Erkrankung. Sie dient auch dazu, bei überstandener Krankheit (zum Beispiel Tumorerkrankung) oder einer chronischen Erkrankung (zum Beispiel Herzinfarkt) eine nachfolgende Schädigung und regelwidriges Verhalten früh zu erkennen, damit es nicht zu Komplikationen, Folgeerkrankungen, Verschlimmerung von chronischen Erkrankungen oder zu einem Rezidiv (Wiederauftreten einer Krankheit) kommt.

Angemerkt: In einer Erhebung von 263 Brustkrebsbetroffenen in der **Tertiärprävention** zeigt sich, dass das Gesundheitsverhalten sowie die Lebensqualität nach Behandlungsende (Diagnose lag mehr als sechs Jahre zurück) nach Angaben der Betroffenen mehrheitlich zum Besseren geändert hat. Knapp die Hälfte der Frauen, die vor Erkrankung bewusst auf die Ernährung achteten, aber auch etwa zwei Drittel der Frauen, die dies vor Erkrankung nicht taten, haben ihre Ernährungsweise seit Behandlungsende geändert. Allerdings zeigte sich auch, dass für etwa 70 % der Betroffenen während und/oder nach der Behandlung kein Angebot zur Ernährungsberatung zur Verfügung stand. Dies zeigt den hohen Bedarf an Ernährungsberatung für (Brustkrebs-)Betroffene mit Fokus auf Gewichtsmanagement.

2.4 Handlungsempfehlungen: Ernährungsdreieck und 10 Regeln der DGE

Das Ernährungsdreieck des Verbands für Ernährung und Diätetik (VFED) e. V. gibt sehr bildlich die Empfehlungen der Ernährungsgesellschaften wieder (◘ Abb. 2.1). Die Farbgebung der einzelnen Lebensmittelstufen zeigt nach dem Ampelprinzip die Mengenangabe und Verzehroption zur ausgewogenen Ernährung mit Bewegungsempfehlung und dient somit zur Anleitung. Die Portionsgrößen definieren sich über das eigene Handmaß, Gewichtsangaben sowie Verzehrhäufigkeit pro Tag und Woche.

Die Deutsche Gesellschaft für Ernährung (DGE) empfiehlt zur Gesunderhaltung, also zur Prävention von Erkrankungen, die 10 Regeln einer ausgewogenen Ernährung. Diese sind inhaltlich in vielen Punkten gleich mit den WCRF und dienen somit ebenfalls zur Vermittlung von wichtigen Ernährungsempfehlungen nicht nur für Gesunde, sondern auch zur Krebsprävention und für Betroffene. Die ◘ Tab. 2.1 zeigt eine Zusammenstellung der 10 Regeln der DGE und die Empfehlungen des WCRF (Gesunde/Prävention/Krebs) sowie weitere Praxisanmerkungen.

2.5 Verarbeitung und Zubereitung von Lebensmitteln

Lebensmittel enthalten wünschenswerte Mikroorganismen, wie Milchsäurebakterien und Kulturschimmelpilze, oder auch unerwünschte Organismen, wie Verderbniskeime oder Krankheitserreger (zum Beispiel

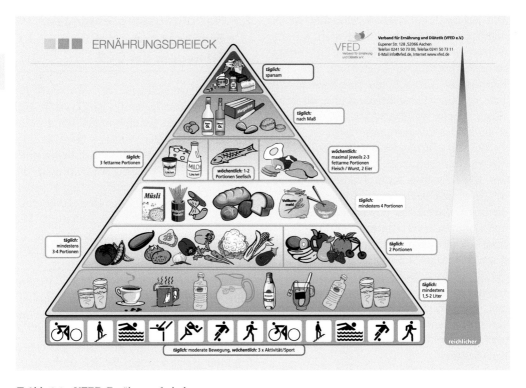

◨ **Abb. 2.1**   VFED-Ernährungsdreieck

Salmonellen), oder Stoffwechselprodukte von Schimmelpilzen (zum Beispiel Aflatoxine). Diese Organismen können auf tierischen bzw. pflanzlichen Produkten vorkommen. Die Berücksichtigung verschiedener Hinweise zum Umgang mit Lebensmitteln, zur Zubereitung und zur Lagerung ist besonders für Kinder, Schwangere, ältere und abwehrgeschwächte Menschen von großer Bedeutung.

In der Beratung von Patienten mit Organ- und Stammzelltransplantation (SZT) ist dies ein besonders wichtiger Aspekt; die sogenannte **keimreduzierte bzw. keimarme Kost** muss über einen längeren Zeitraum eingehalten werden. Die Ernährungsfachkraft wird dazu vor Entlassung ein Beratungsgespräch führen, damit die hygienischen, diätetischen Empfehlungen zum Essen und Trinken und wichtige Tipps zur Umsetzung im häuslichen Umfeld weitergeführt werden

können. Zu den Empfehlungen gehören zum Beispiel: Haltbarkeitsdatum streng beachten, abgepackte oder vakuumierte Lebensmittel in Einzelportionen verwenden, Getränke nach dem Öffnen rasch aufbrauchen bzw. verschließen, auf Mandeln, Nüsse, Pistazien verzichten, Kräuter nur gekocht verwenden, nur schälbares Obst essen, Gemüse nur gekocht, keine Rohmilchprodukte, kein Schimmelpilzkäse (Brie, Camembert, Roquefort), kein Tartar, tierische Lebensmittel gut durchgegart und schneller Verzehr, Reste nicht aufbewahren und vieles mehr.

Eine Buchempfehlung zum keimarmen Kochen: Keimarm kochen: Rezepte und Empfehlungen für Menschen mit Immunsuppression von Stefan Klein, ISBN 978-3-00-046852-0.

◻ **Tab. 2.1**   Die 10 Regeln der DGE und die Empfehlungen des WCRF (Gesunde/Prävention/Krebs) inklusive Praxisanmerkungen

Nr	Empfehlungen: 10 Regeln der DGE	Empfehlungen: WCRF	Praxisanmerkungen
1	Lebensmittelvielfalt (LM) genießen	Nährstoffbedarf ausschließlich durch Lebensmittel decken Keine Nahrungsergänzungsmittel verwenden	Je bunter, vielfältiger und abwechslungsreicher die Auswahl ist, desto mehr positive Inhaltsstoffe sind enthalten: Vitamine, Mineralstoffe, sekundäre Pflanzenstoffe und Ballaststoffe
2	Gemüse und Obst – Nimm „5 am Tag"	Überwiegend pflanzliche Lebensmittel verzehren	Handmaß: 3 × Gemüse und 2 × Obst, davon kann 1 × 150 ml Gemüsesaft, 1 × Fruchtsaft mit 100 % Fruchtanteil sein Sekundäre Inhaltsstoffe, geringer Energiegehalt, sättigend, wasserreich
3	Vollkornprodukte wählen	Keine verschimmelten Getreideprodukte und Samen	Unverarbeitete Getreidesorten, Hülsenfrüchte bevorzugen Umstellung auf Vollkornprodukte; hoher Ballaststoffanteil 30 g pro Tag fördert die Darmgesundheit Soja: 250 ml Sojamilch oder 100 g Tofu pro Tag, bitte unter antihormoneller Therapie mit Arzt besprechen
4	Mit tierischen Lebensmitteln die Auswahl ergänzen	Verzehr von rotem Fleisch (Rind-, Schweine-, Schaf-, Ziegenfleisch) begrenzen, 3 × 120–160 g/Woche Verarbeitetes (zum Beispiel geräuchertes, gesalzenes) Fleisch meiden bzw. reduzieren	Der Fleischkonsum sollte auf 300 bis maximal 600 g pro Woche begrenzt werden; helles Fleisch bevorzugen Milch-und Milchprodukte: 3 Portionen pro Tag (Handmaß) Fisch: 1–2 × pro Woche; Fettfische wie Hering, Lachs, Makrele, aber auch fettarme Sorten und heimische Fischarten verwenden Austausch mit einer Ei- oder Sojamahlzeit möglich
5	Gesundheitsfördernde Fette	Energiedichte Lebensmittel begrenzt verzehren (enthalten in Backwaren, Fastfood)	Öle wie Rapsöl, Samen, Nüsse, Oliven liefern wertvolle Fettsäuren (20–40 g pro Tag = 2–3 EL) Fast Food und Fertiggerichte sowie Wurst, Käse, Gebäck und Süßwaren enthalten versteckte Fette 1 g Fett = 9 kcal **Pflanzliche Fette bevorzugen!**
6	Zucker und Salz einsparen	Zuckerhaltige Getränke vermeiden *2018 keine spezifische Angabe mehr zu Salz*	10 % der Nahrungsenergie in Form von Zucker; zum Beispiel bei 2000 kcal pro Tag: 200 kcal für Süßes/Zucker = ca. 50 g pro Tag Gewürze und Kräuter bevorzugt verwenden

(Fortsetzung)

2

◻ **Tab. 2.1** (Fortsetzung)

Nr	Empfehlungen: 10 Regeln der DGE	Empfehlungen: WCRF	Praxisanmerkungen
7	Am besten Wasser trinken	Alkoholkonsum vermeiden bzw. begrenzen Softdrinks und zuckerreiche Säfte meiden	Ausreichend Flüssigkeit zu sich nehmen, mindestens 1,5 L pro Tag; möglichst wenig gezuckerte Getränke Alkohol ist energiereich und begünstigt die Krebsentstehung Richtwerte: 1 Glas für Frauen (10 g), 2 Gläser für Männer (20 g) – nicht jeden Tag
8	Schonend zubereiten	Verarbeitetes (zum Beispiel geräuchertes, gesalzenes) Fleisch meiden bzw. reduzieren	Grillen und Kochen so schonend wie möglich (keine starken Röststoffe) und auf Hygiene achten Alle Zubereitungen sind möglich: roh, geraspelt, gekocht, gedünstet, passiert; auf individuelle Verträglichkeit achten!
9	Achtsam essen und genießen	Energiedichte Lebensmittel begrenzt verzehren (Knabberartikel, Süßigkeiten, Alkohol, Softdrinks)	Stichwort: **Achtsamkeit** beim Essen und Trinken Langsamer Verzehr: sich Zeit lassen und gründliches Kauen fördert die Verträglichkeit und das Sättigungsgefühl; Genuss statt Menge, dafür kleine Zwischenmahlzeiten einplanen
10	Auf das Gewicht achten und in Bewegung bleiben	Normales Körpergewicht anstreben Körperliche Aktivität sollte ein Teil des täglichen Lebens sein	BMI: < 25 kg/m^2 Risikoerhöhung > 30 kg/m^2 Risiko Mangelernährung bei einem BMI $< 20{,}5$ kg/m^2 Mindestens 30–60 min pro Tag moderate Bewegung; Krafttraining zur Gewichtsstabilisierung und Muskelerhalt Besonderheiten: bei Chemotherapie und nach Operation: Arzt befragen, Check, Rehasport
	Weiteres	Für Krebsbetroffene gelten die Empfehlungen zur Krebsprävention mit vorangegangener Krebserkrankung! In der akuten Therapie sollen die oben beschriebenen Empfehlungen mit einer Ernährungsfachkraft besprochen werden	Eine ausgewogene Ernährung und gesunder Lebensstil sind wichtige weiterführenden Maßnahmen zur Sekundär- und Tertiärprävention Frühzeitige Ernährungsberatung bei Diagnose, Therapie und in der Nachsorge um einer tumortherapiebedingten Mangelernährung entgegenzuwirken
	Zusätze	Nahrungsergänzungsmittel (Supplemente) werden nicht empfohlen. Der Bedarf sollte ausschließlich durch Lebensmittel gedeckt werden	Nährstoffbedarf durch Lebensmittel decken! Ausschließlich therapeutische Einnahme bei Mangelzuständen, wenn diese durch den Arzt diagnostiziert wurden!
	Rauchen		Raucher haben ein erhöhtes Risiko für Lungenkrebs, aber auch Passivraucher sind gefährdet Rauchen und Alkoholkonsum im Duo erhöht die Wahrscheinlichkeit, an Krebs im Hals-Rachen-Bereich und in der Speiseröhre zu erkranken

2.6 Ernährungsberatung vor, während und nach Krebserkrankungen

Schon zur Diagnosestellung und im weiteren Verlauf der Krebstherapie bis zur Nachbetreuung ist die ernährungstherapeutische Begleitung im Gesamtkonzept der onkologischen Behandlung eine wichtige unterstützende Maßnahme. Diese dient in erster Linie der Optimierung der Lebensqualität des Betroffenen, der Verbesserung der Behandlungsergebnisse und der Verringerung der Nebenwirkungen der Tumortherapien, der Verbesserung der Krankheitsprognose sowie der Prävention von Neuerkrankungen: Maßgebliches Ziel ist die Normalisierung, Verbesserung oder Stabilisierung des Körpergewichts, der Nahrungsaufnahme und der Stoffwechselsituation sowie der Bewegungsaktivität. In der Beratung werden die Problematiken rund um das Thema Essen und Trinken mit dem Betroffenen und bei Bedarf auch **mit den Angehörigen** angesprochen, die in die verschiedenen Bereiche hineinreichen: allgemeines Befinden, Gewichtsveränderungen (Zu- und Abnahme), Mund-, Kau- und Speiseröhrenproblematik, veränderte Magen-Darm-Funktionen oder besondere diätische Anforderungen bei Stammzelltransplantation sowie individuelle Unverträglichkeiten, Abneigungen und Symptomen, die tumor- oder therapiebedingt sein können und sich auch im Laufe der Zeit verändern können.

> Möglichkeiten und Wünsche des Patienten stehen im Vordergrund. Die unterstützenden Handlungen sollen mögliche bestehende Defizite erkennen und behandeln, das Risiko einer Mangelernährung verringern (Screening Mangelernährung) und der Lebensqualität dienen.

Somit werden in der **individuellen Diät- und Ernährungsberatung** neben der Optimierung einer ausgewogenen Vollkost oder adaptierten Vollkost auch eine Wunschkostabsprache und die Nutzung von Nährlösungen (Trinknahrung und Infusionstherapie) besprochen, um den Energie- und Nährstoffbedarf zu decken, Gewicht zu stabilisieren, aber auch Appetit zu steigern und Genuss zu erhalten. Spezielle Empfehlungen zu Aufbaukostformen bei Operationen können die Problematiken reduzieren und den zügigen Übergang zur Vollkost ermöglichen. **Essen, was bekommt und vertragen wird!**

Trinknahrungen sind Supplemente zur Ergänzung von Nährstoffdefiziten, wenn es Patienten nicht möglich ist, diese in ausreichender Menge über die Mahlzeiten aufzunehmen. Infusionen sind Nährlösungen in Flüssigkeit und werden über einen Zugang/Katheter in das Blutgefäßsystem eingeleitet. Es besteht so die Möglichkeit, Mängel auszugleichen! Nicht selten nehmen Betroffene maximal 60 % der wünschenswerten Energie auf, und es entsteht ein Defizit von 40 %, was zu einer schnellen und massiven Gewichtsabnahme führen kann, wenn der Zustand länger andauert.

▶ **Beispiel**

Berechnung des Energiebedarfs bei einer Körpergröße von 1,70 m und einem Körpergewicht von 70 kg:
30 Kilokalorien (kcal) × 70 kg = 2100 kcal pro Tag.
Würden davon nur 60 % = 1260 kcal über die Mahlzeiten aufgenommen, ergibt das ein Defizit von 40 % = 840 kcal pro Tag. Rechnerisch würde dann in einer Woche ca. 1 kg Gewicht reduziert – in 4 Wochen entstehen so 4 kg Gewichtsverlust! ◀

Die BIA-Messungen (bioelektrische Impedanzanalysen) zeigen in der Praxis, dass wertvolle Muskelmasse abgebaut wird. Ein frühzeitiger Einsatz von Trinknahrung ist wünschenswert, um Lücken in der Versorgung zu schließen und ein Halten oder eine Verbesserung des Ernährungsstatus zu ermöglichen.

2

Das Beobachten des eigenen Ess- und Trinkverhaltens sowie der Lebensmittelaufnahme ergeben wichtige Hinweise zum Status der Versorgung von Menge und Art mit Inhaltstoffen wie Energie, Flüssigkeit, Ballaststoffe, Vitamine und Mineralstoffe.

Ein Ernährungsprotokoll über einen Zeitraum von einer Woche zu führen oder im Klinikalltag auch nur ein 3-Tage-Protokoll auszufüllen, gibt erste Daten des Ist-Zustandes. Außerdem sind ein regelmäßiges Wiegen (einmal wöchentlich) und das Notieren der Werte gute Möglichkeiten, auch geringere Veränderungszustände wahrzunehmen. Patienten oder Angehörige, die Auskunft über den Verlauf auch in schriftlicher Form vorlegen, unterstützen den Arzt und die Ernährungsfachkraft in den gemeinsamen Überlegungen zur ernährungstherapeutischen Betreuung.

Es gibt verschiedene Arten des Protokollierens der Nahrungsaufnahme: Im Internet stehen unter dem Stichwort "Ernährungsprotokolle zum Ausdrucken" verschiedene Formulare kostenfrei zur Verfügung. Ebenfalls bieten die Krankenkassen Muster zum Ausdrucken an. Auch die Diätassistentin, die Fachschwester für Onkologie oder auch die Servicekraft in der Klinik händigen diese aus. Verschiedene Apps können ebenfalls kostenlos genutzt werden.

Links
— Bundeszentrum für Ernährung (BZfE): ▶ https://www.bzfe.de/inhalt/app-was-ich-esse-987.html
— Deutsches Ernährungs- & Informationsnetz (DEBInet): ▶ https://www.ernaehrung.de/software/ernaehrungsassistent.php
— Freiburger Ernährungsprotokoll/Strichprotokoll: ▶ https://www.ernaehrung. de/static/pdf/freiburger-ernaehrungsprotokoll.pdf

2.7 Kosten der Ernährungsberatung

Die Ernährungstherapie richtet sich an Erkrankte und wird im Sinne der Ergänzenden Leistungen für die Rehabilitation (§ 43 Sozialgesetzbuch [SGB] V) von den Krankenkassen im ambulanten Bereich bezuschusst und bedarf einer ärztlichen **Notwendigkeitsbescheinigung,** die vom Arzt (Hausarzt, Onkologe, Gynäkologe etc.) ausgestellt werden kann. Die Bescheinigung ist für den Arzt **nicht budgetrelevant.** Die Schulungsmaßnahmen erfolgen nicht nur für Kranke, sondern auch für ihre Angehörigen oder die Betreuungspersonen, wenn dies aus medizinischen Gründen erforderlich ist.

Voraussetzungen/Ablauf
1. Ausstellung der Notwendigkeitsbescheinigung durch den Arzt
2. Kontaktaufnahme zu einer zertifizierten Ernährungsfachkraft (Krankenkasse oder Internet)
3. Beantragung der Kostenübernahme/Zuschuss mit Kostenvoranschlag
4. Je nach Bedarf 1–5 Beratungstermine nach § 43 SGB V
5. Private Vorauszahlung an Ernährungsfachkraft und anteilmäßige Rückerstattung durch die Krankenkasse (in der Regel 75 %)

Im stationären Aufenthalt sind die Kosten im Allgemeinen für die Beratungsleistung enthalten. Um die ernährungstherapeutischen Maßnahmen im ambulanten Bereich weiterführen zu können, sind die Empfehlungen dazu im Arztbrief bzw. im Schreiben der klinischen Ernährungsberatung zu dokumentieren.

Qualifizierte Ernährungsfachberatung
Die qualifizierte Ernährungsfachberatung, die von den Krankenkassen anerkannt ist, findet man unter den Fachgesellschaften:

- Deutsche Gesellschaft für Ernährung e. V. (DGE): ▶ www.dge.de/service/ernaehrungsberater-dge
- Verband für Ernährung und Diätetik e. V. (VFED): ▶ www.vfed.de/de/plz_00000__09999_82c76
- Verband der Diäatassistenten – Deutscher Bundesverband e.V. (VDD): ▶ www.vdd.de/diaetassistenten/umkreissuche/
- Berufsverband der Oecotrophologen e. V. (VDOe): ▶ www.vdoe.de/experten-suche.html

2.8 Mangelernährung

25–50 % der Tumorpatienten haben schon bei Diagnose ein bestehendes Risiko der Mangelernährung. Die Deutsche Krebsgesellschaft hat im Januar 2019 für die onkologischen Zentren gefordert, ein frühzeitiges Screening (Kontrup et al. 2003) innerhalb von 48 h nach Aufnahme in der Klinik zur Erkennung eines Risikos für Mangelernährung durchzuführen.

Faktoren zur Beurteilung eines Risikos für eine Mangelernährung

- Gering veränderte Nahrungsaufnahme oder allgemeine Ernährungsprobleme (zum Beispiel Appetitmangel, Kauprobleme, Durchfall, Verstopfung, Übelkeit, Schwäche)
- Eine ungewollte Gewichtsabnahme von mehr als 5–10 % innerhalb der letzten 3–6 Monate (zum Beispiel Körpergröße von 1,70 m, Ist-Gewicht

von 85 kg, Verlust von 4,25 kg $=5\,\%$ Gewichtsabnahme)
- Niedriger BMI von unter 20,5 kg/m^2 oder erhöhter BMI von über 30 kg/m^2
- Laborwerte: Protein/Albumin zu niedrig – regelmäßige Kontrollen
- Erhöhung des Laborwertes CRP (C-reaktives Protein $=$ Entzündungsparameter)
- Aktive Tumorerkrankung
- Bevorstehende Therapien wie zum Beispiel Chemotherapie, Operationen

2.9 Krebsdiäten

Verschiedene Kostformen – zum Beispiel nach Breuß, Budwig, Gerson, Kuhl, Moermann, Seeger – werden als Krebsdiäten bezeichnet, die dem Anwender eine Besserung oder Heilung von Tumorleiden durch spezielle Diäten in Aussicht stellen. Diese Diäten sind oft einseitig, haben strenge Speisepläne, empfehlen einseitige Lebensmittelauswahl mit gleichzeitiger Einnahme von Nahrungsergänzungsmitteln oder verfolgen bestimme Ernährungsweisen wie zum Beispiel die ketogene (strenge kohlenhydratarme/zuckerfreie) Diät, lange Fastenphasen mit dem Argument, dadurch den „Tumor auszuhungern".

Der Arbeitskreis Ernährung der Arbeitsgemeinschaft Prävention und Integrative Onkologie (PRIO) der Deutschen Krebsgesellschaft (DKG) hat dazu eine Stellungnahme verfasst (Erickson et al. 2017):

- Es liegen keine Humanstudien (Studien an Menschen) vor, die belegen, dass eine kohlenhydratarme bzw. ketogene Diät die Metastasierung eines Tumors beim Menschen verhindern bzw. zurückdrängen oder
- die Wirksamkeit einer Chemo- und/oder Strahlentherapie verbessern kann.

2.10 Nahrungsergänzungsmittel

Freiverkäufliche Nahrungsergänzungsmittel (NEM) sind im Gegensatz zu Arzneimitteln lediglich dazu gedacht, die Ernährung zu ergänzen. Sie sind einzelne Nährstoffe in konzentrierter Form verpackt – wie Tabletten, Pulver oder Kapseln – und ähneln somit echten Medikamenten. Für gesunde Erwachsene sind Nahrungsergänzungsmittel bei einer vollwertigen Ernährung in der Regel überflüssig, so das Bundesamt für Verbraucherschutz und Lebensmittelsicherheit (BVL). NEM müssen beim BVL lediglich zugelassen werden – deshalb gibt es große Unterschiede in der Zusammensetzung und Qualität dieser Produkte; sie sind keine Medikamente!

Für Krebsbetroffene geben das WCRF und des Deutsche Krebsforschungszentrum (DKFZ) ebenfalls eine Stellungnahme/Empfehlung heraus:

> ❯ Supplemente – Stoffe zur gezielten Ergänzung der Ernährung und Nahrungsergänzungsmittel – werden nicht empfohlen!

Dazu gehören unter anderem Präparate wie Vitamine, Mineralstoffe, Spurenelemente wie Selen, Omega-3-Fettsäuren, antioxidative Produkte, pflanzliche Mittel (Ingwer-Kurkuma-Pulver, Weißdorn-, Pilzextrakte). In verschiedenen Studie und Erhebungen zeigt sich jedoch, dass ca. 30–80 % der Krebsbetroffenen eigenständig NEM einnehmen. Aussagen der Befragten sind zum Beispiel: „Etwas für sich zu tun oder Kontrolle zu haben".

Die Einnahme von hoch dosierten NEM hat verschiedene Risiken und unerwünschte Wirkungen für Krebsbetroffene: Vitamin C, E und Beta-Carotin können die Wirkung der Chemo- oder Strahlentherapie schwächen. Die Interaktion mit anderen Medikamenten muss ebenfalls berücksichtigt werden, da die Ausnutzung und Bioverfügbarkeit sich verändern kann.

> ❯ Wenn Betroffene –aus welchen Gründen auch immer – NEM einnehmen möchten, sollte dies unbedingt immer mit den behandelnden Ärzten besprochen werden. Bei der Produktwahl ist nach Möglichkeit der Arzt oder Fachpersonal (Apotheker) hinzuzuziehen, statt selbstständig eine Auswahl über das Internet zu treffen.

Besteht ein Mangel an Mikronährstoffen, der zuvor von ärztlicher Seite diagnostiziert wurde (zum Beispiel Vitamin D, B12, Selen, Zink, Eisen, Kalzium, Magnesium), wird das entsprechende Medikament verordnet und medizinisch die Einnahme und Wirkung überwacht. Dies ergibt eine Patientensicherheit und adäquate Nutzung der Supplementation auf medizinisch-therapeutischem Niveau.

Die Deutsche Krebshilfe und die deutschen Landeskrebsfachgesellschaften informieren in Form von Broschüren sowie im Internet (zum Beispiel die Blauen Ratgeber „Ernährung bei Krebs" oder „Komplementäre Behandlungsmethoden bei Krebserkrankungen"), die regelmäßig aktualisiert werden und zu wissenschaftlichen Themen und aktuellen Trends informieren.

Tipp

Lesenswertes:
- ▸ https://www.krebsinformationsdienst.de/leben/alltag/ernaehrung/nahrungsergaenzungsmittel.php
- Hauner H (2000) Ernährungsformen und Einnahme von NME bei Patienten mit Tumorerkrankungen. Ernährungsumschau 3, M-148–15
- Leitlinienprogramm Onkologie (Deutsche Krebsgesellschaft, Deutsche Krebshilfe, AWMF): Komplementärmedizin in der Behandlung von onkologischen PatientInnen, Langversion 1.01, 2020, ▸ https://www.leitlinienprogramm-onkologie.de/leitlinien/komplementaermedizin/

2.11 Superfood

Für Superfood gibt es keine offizielle fachliche oder rechtlich bindende Definition. Im Allgemeinen bezieht sich der Begriff Superfood auf Lebensmittel, insbesondere Obst und Gemüse, die aufgrund ihres Nährstoffgehalts einen höheren gesundheitlichen Nutzen als andere Lebensmittel aufweisen. Häufig sind Superfoods verarbeitete Produkte wie gefriergetrocknete Pulver, Extrakte, Pürees, Säfte oder Öle. Sie kommen oft aus fernen Ländern. Inwiefern die Superfoods das Leben verlängern oder vor bestimmten Krankheiten schützen, lässt sich bislang nicht sagen. Außerdem sollte man nicht vergessen: Auch einheimische Obst- und Gemüsesorten haben einen hohen Nähr- und Wirkstoffgehalt und können als Superfood bezeichnet werden. Dazu gehören beispielsweise Kohlgemüse, insbesondere Grünkohl, Rote Beete sowie einheimische Beeren. Vollkornprodukte und Leinsamen sind gute Lieferanten für Ballaststoffe. Sie sind kostengünstig und leichter zu kaufen als so manches Produkt, das man über das Internet bestellen kann. Das Deutsche Krebsforschungszentrum empfiehlt statt Superfoods eine ausgewogene, abwechslungsreiche Ernährung mit täglich Obst und Gemüse sowie Vollkornprodukten. Zucker- und fettreiche Speisen sollten möglichst gemieden werden. Außerdem ist es empfehlenswert, möglichst regional und saisonal einzukaufen, um längere Lieferwege und die damit verbundene Nährstoffreduktion der Lebensmittel zu vermeiden.

> **Heimisches Superfood**
> - **Obst:** Brombeeren, Heidelbeeren, Sanddorn, Holunderbeeren
> - **Gemüse:** Weiß-, Rot-, Grünkohl, Feldsalat, Spinat, Karotten, Kürbis
> - **Nüsse und Samen:** Leinsamen, Haselnüsse, Walnüsse
> - **Kräuter:** Petersilie, Oregano, Basilikum
> - **Gewürze:** Senf, Meerrettich

2.12 Zusammenfassung

Auch eine noch so gesunde Lebensweise bietet keinen hundertprozentigen Schutz vor Krebs, da es verschiedene Einflussfaktoren bei der Krebsentstehung gibt. Das Risiko zu senken und/oder den Zeitpunkt einer Erkrankung/Neuerkrankung möglichst lange hinauszuzögern durch allgemeines gesundheitsbewusstes Verhalten, ist erstrebenswert. Aussagen von Studien beziehen sich auf größere Bevölkerungsgruppen und zeigen Wahrscheinlichkeiten, keine Gewissheiten auf.

Frühzeitig professionelle Hilfe in Anspruch zu nehmen und begleitende Ernährungsberatung zur Unterstützung aufzusuchen und somit wichtige Informationen zu bekommen, um Begleiterscheinungen (zum Beispiel Mangelernährung, Kraftverlust, Appetiteinschränkungen) entgegenzuwirken, sind gute Voraussetzungen, um die Tumortherapieverfahren zu ermöglichen und Lebensqualität zu erhalten.

Jeder kennt Einzelbeispiele von stark übergewichtigen Rauchern, die trotz ihrer ungesunden Lebensweise sehr alt geworden sind. Trotz allem ist es sinnvoll, gesund zu essen, Übergewicht zu vermeiden und sich viel zu bewegen – auch zur Vorbeugung anderer Erkrankungen.

Das Ernährungsdreieck und/oder die 10 Regeln der DGE – mit den Empfehlungen zur ausgewogenen Vollkost – dienen als Anhaltspunkt zur Umsetzung für die

2

Prävention und Tertiärprävention. In der Aktutphase der Krebsbehandlung (Operation, Chemo-und Strahlentherapie) können individuelle Modifikationen notwendig sein, um die Begleitsymptome zu vermeiden bzw. zu verringern und die Lebensqualität zu verbessern.

Seien Sie im Gespräch mit dem Arzt offen und sprechen Sie Wünsche/Informationen bezüglich Diäten, Nahrungsergänzungsmitteln oder auch die Ernährungsberatungsmöglichkeit an. Nehmen Sie frühzeitig den Kontakt zur Ernährungsberatung auf!

Bewegung – Wichtiger Teil der Heilung

Paula Kremer und Christoph Meyer

Inhaltsverzeichnis

© Springer-Verlag GmbH Deutschland, ein Teil von Springer Nature 2021
A. Petermann-Meyer et al. (Hrsg.), *Leben mit Krebs*,
https://doi.org/10.1007/978-3-662-59166-6_3

3

Bewegung ist Medizin

„Mit der Krebserkrankung, während der Chemo, da kann ich meinen Körper doch nicht noch zusätzlich mit Sport belasten!" – dieses Zitat spiegelt die auch heute noch vorliegenden Vorurteile wider, die im Rahmen einer Krebstherapie auftauchen.

3.1 Einleitung

Lange Zeit wurde von intensiver Trainings- und Bewegungstherapie oder gar Sport während einer Krebstherapie abgeraten. Inzwischen haben sich das Bild und die Einstellung allerdings gewandelt: Vielseitige Möglichkeiten und ausgiebige Forschungsbeiträge dokumentieren die positiven Veränderungen, die mit einer begleitenden onkologischen Trainings- und Bewegungstherapie einhergehen.

Tatsächlich weisen inzwischen viele wissenschaftliche Studien darauf hin, dass Bewegung und Training nachweisbar die Nebenwirkungen einer Krebserkrankung und ihrer Behandlung reduzieren sowie die Belastbarkeit, die Leistungsfähigkeit und insgesamt die Lebensqualität verbessern.

» Die Auswirkungen von Sport sind sehr vielfältig und können Körper, Geist und Seele beeinflussen. Dieses Wechselspiel kann sich gerade für Betroffene einer Krebserkrankung sehr positiv auswirken (Prof. Dr. rer. nat K. Steindorf, Leiterin der Abteilung Bewegung, Präventionsforschung und Krebs am Deutschen Krebsforschungszentrum und am Nationalen Centrum für Tumorerkrankungen in Heidelberg).

Inzwischen wird Sport und anderen supportiven Maßnahmen eine annähernd große Bedeutung wie den medikamentösen Behandlungen eingeräumt.

Auch zeigen erste Studien, dass körperliche Aktivität einen direkten Einfluss nicht nur auf das Wohlbefinden und die Psyche der Patienten, sondern auch ganz konkret auf den Verlauf einer Krebserkrankung selbst und deren Rückfallrisiko hat. So können Brustkrebspatientinnen ihr Rückfallrisiko durch sportliche Aktivität um ca. 30 % verringern, ähnliche Prognosen treffen auch für Patienten mit einem behandelten Dickdarmkarzinom zu.

Ärzte, Kliniken und Therapeuten sammeln langfristig klinische und trainingsrelevante Daten ihrer Patienten. Dadurch können mittlerweile eine Vielzahl standardisierter Trainingspläne erstellt werden, die anschließend auf die individuellen Bedürfnisse angepasst werden können.

Beispiele:
- Eine durch Operation oder Strahlentherapie bedingte Inkontinenz, zum Beispiel bei Prostatakrebs, kann durch Beckenboden-, Kraft- und Ausdauertraining über etwa ein Jahr gezielt behandelt, gemildert und oft behoben werden.
- Eine Brustkrebspatientin kann vor, während und nach der Krebstherapie ihre Lebensqualität dadurch verbessern, dass sie durch Krafttraining ihre Muskulatur stärkt und ihre Ausdauer verbessert – meist sorgt schon ein Sportprogramm über 8–12 Wochen für einen merklichen Unterschied.

Aber:

Mit der Diagnose Krebs und der anschließenden medizinischen Therapie schränken leider viele Patienten ihre körperlichen Aktivitäten ein. Rund 30 % aller onkologischen Patienten bewegen sich nach einer Krebstherapie weniger als vorher.

Durch diesen Bewegungsmangel kommt es bei Patienten zum Abbau und der Abnahme von Muskelmasse und dadurch zu einer weiteren Abnahme der bereits verminderten Leistungsfähigkeit. Daraus resultiert eine raschere und schneller einsetzende Erschöpfung bereits bei geringer Belastung, und dies führt wiederum dazu, sich noch mehr zu schonen, um sich zu erholen. Letzten Endes kann daraus eine Abwärtsspirale resultieren, in der sich das Bewegungsausmaß, die Mobilität und damit die psychische und physische Gesundheit immer weiter reduzieren.

Gründe für die mangelnde Bewegung während und nach einer Krebserkrankung könnten in einer großen Verunsicherung von Patienten, Angehörigen, Behandlern (zum Beispiel im Sinne einer fehlverstandenen „Schonung, um alle Kräfte auf das Überstehen der Krebserkrankung zu konzentrieren") sowie an fehlender Information liegen.

Aus diesem Grund soll dieses Kapitel mit den Vorurteilen gegenüber einer begleitenden Sporttherapie aufräumen und dazu animieren, mit betreuenden Ärzten über individuell angepasste Maßnahmen zu sprechen und zu überlegen, wie Sport und/oder Bewegung in das jeweilige Krebs-Behandlungskonzept proaktiv eingebunden werden kann.

Natürlich kann dieses Kapitel nicht die individuelle Beratung durch einen Arzt oder die angeleitete Bewegungstherapie durch einen qualifizierten Übungsleiter ersetzen.

3.2 Wirkung und Ziele der onkologischen Trainings- und Bewegungstherapie

Sport- und Bewegungstherapie werden in der Krebstherapie zu den sogenannten supportiven (also unterstützenden) und komplementären (ergänzenden) Therapieformen gezählt. Es versteht sich von selbst, dass eine vollständige Genesung **nicht** ausschließlich durch sportliche Aktivität herbeigeführt werden kann – vielmehr geht es um Vorbeugung und Linderung von Nebenwirkungen durch Krebstherapien, um eine Verbesserung des Gesamtzustandes, um eine allgemeine Optimierung der

Lebensumstände durch Anleitung zu eigener körperlicher Aktivität – dies alles führt bei vielen Patienten zunächst einmal zu einer messbaren Verbesserung der Lebensqualität.

Die Rehabilitation onkologischer Patienten ist sehr anspruchsvoll, da die Krebserkrankungen und die damit einhergehenden (Funktions-)Einschränkungen und Symptome sehr individuell sind und es daher selten möglich ist, pauschale vorgefertigte Trainingspläne zu nutzen.

Im Gegenteil, kein Tag im Leben der Patienten ist wie der andere, und häufig erfordern plötzliche Veränderungen eine spontane individuelle Anpassung an neue Situationen.

Grundsätzlich sind vier Faktoren bei der Therapieplanung zu berücksichtigen:

- **Krebsentität:** Welche Krebserkrankung liegt vor? Welche Organsysteme sind betroffen? Gibt es konkret körperliche Einschränkungen durch die Erkrankung, oder bestehen koordinative Beeinträchtigungen (zum Beispiel durch Befall des Zentralnervensystems?
- **Stadium der Erkrankung:** Ist die Erkrankung fortgeschritten oder nicht? Wie ist der weitere Verlauf einzuschätzen?
- **Behandlungsphase:** Vor einer anstehenden Therapie? Während einer Therapie? In der Nachsorge? Ist der Therapieansatz kurativ (auf Heilung ausgerichtet), palliativ (es stehen Lebensverlängerung und Lebensqualität im Vordergrund) oder gar rein supportiv (das heißt primär auf unmittelbare Symptomkontrolle konzentriert)?
- **Spezifische Therapienebenwirkungen** und körperliche Einschränkungen: Sind therapeutische Maßnahmen erfolgt, die das Bewegungsausmaß jetzt oder in zu erwartender Zukunft beinträchtigen werden? Zum Beispiel Folgen größerer Operationen, Zustand nach Bestrahlungstherapie, Osteoporose, künstlicher Darmausgang. Sicherlich braucht ein gerade operierter Patient eine spezielle

3

Beratung. Frische Wunden und Narben müssen entsprechend geschützt werden. Bestimmte Übungen, Muskelspannungen und Pressatmung und Ähnliches sollen vermieden werden.

3.3 Besser durch die Therapie – frühzeitig beginnen

Die größten Effekte kann eine Bewegungs- und Sporttherapie in der **Vorbeugung und Vermeidung zu erwartender Nebenwirkungen** der Krebstherapie erzielen.

Mögliche Nebenwirkungen von Chemotherapie, Bestrahlung, antihormoneller Therapie, Operation und Folgeerkrankungen können durch Sport und Bewegung vermieden werden. Übereinstimmend wird empfohlen, bereits bei Diagnosestellung Bewegungsprogramme zu beginnen, während der gesamten Therapiephase beizubehalten und im weiteren Verlauf in der Rehabilitationsphase unterstützende Maßnahmen zu optimieren. Danach empfiehlt sich die Integration regelmäßiger Bewegung in den Alltag (Baumann 2018).

Bei allen Bewegungskonzepten wird darauf geachtet, dass die Maßnahmen individuell unter Nutzung der vier üblichen motorischen Hauptbeanspruchungsformen auf die Patienten abgestimmt werden. Diese sind.
- Kraft,
- Ausdauer,
- Koordination und
- Flexibilität.

Patienten sollen hierbei weder unterfordert noch überfordert werden.

Ziele der Bewegungs- und Sporttherapie sind:
- Lebensqualität steigern
- Nebenwirkungen der Krebstherapie vermeiden und/oder mindern
- Rückfallrisiko senken
- Soziale Kontakte fördern und halten

3.4 Allgemeine Grundsätze

Allgemein kann man sich zum Beispiel an den Trainingsempfehlungen der Deutschen Gesellschaft für Sportmedizin und Prävention orientieren.

Hier werden 150 min Ausdauertraining mit moderater Belastung verteilt auf drei bis fünf Tage pro Woche empfohlen, zum Beispiel Laufen, Walken, Radfahren, Schwimmen, Skaten, Skilanglauf.

Moderate Belastung bezeichnet genau die Belastungsintensität, bei der Sie sich noch gut unterhalten können. Also „Bewegen ohne Schnaufen". Bei entsprechender Trainingsdauer reicht diese Belastung völlig aus und wirkt ausreichend effektiv. Man empfindet die Intensität als „so eben" anstrengend.

Alternativ werden 75 min verteilt auf drei Tage pro Woche mit hoher Intensität (schnelles Laufen, Radfahren) empfohlen.

❯ **Wichtig**

Stellen Sie sich körperliche Anstrengung auf einer Skala von 0–10 vor, 0 ist die geringste Belastung, die Sie kennen, und 10 ist die größte vorstellbare Anstrengung. Moderate Belastung meint auf dieser Skala eine Belastung von 3–4, hohe Intensität meint eine Belastung von über 5.

Krafttraining kann zusätzlich zum Beispiel an Geräten an zwei Tagen pro Woche oder alternativ können auch Übungen mit Eigenkörpergewicht oder Flexibändern durchgeführt werden.

Empfohlen werden für das Krafttraining Übungen an acht bis zehn Trainingsgeräten (Stationen) und acht bis zwölf ausgeführten Wiederholungen der einzelnen Übungen.

Zudem wird zu regelmäßigen Dehnübungen und regelmäßigem Gleichgewichtstraining geraten.

3.5 Nebenwirkungen der Krebstherapie vermeiden und mindern: Mögliche Therapieansätze

Häufige Symptome und Nebenwirkungen der Therapie bei einer onkologischen Erkrankung sind:
- Körperliche Probleme:
  - Verschlechterung der körperlichen Leistungsfähigkeit und Belastbarkeit
  - Abnahme der Muskelkraft
  - Sogenanntes Fatigue-Syndrom (krankheitsbedingte Müdigkeit und Erschöpfung)
  - Übelkeit, Appetitlosigkeit
  - Gewichtsabnahme, Kachexie
  - Schwächung der Immunabwehr
  - Verringerung der roten Blutkörperchen und des roten Blutfarbstoffs
  - Chemotherapie-induzierte Polyneuropathie (= CIPN; Schädigung der Nervenendigungen, zum Beispiel an Händen und Füßen)
  - Schlafstörungen
  - Verminderung der Knochendichte
- Psychische Probleme:
  - Depressive Verstimmungen
  - Ängste
  - Antriebsarmut
  - Vermindertes Selbstwertgefühl

Insgesamt können sich daraus auch soziale Einschränkungen wie Isolation, Rückzug und eine reduzierte Erwerbstätigkeit entwickeln. Folge ist insgesamt eine Abnahme der Lebensqualität. All diese Beeinträchtigungen lassen sich durch Bewegung beeinflussen und verbessern. Dabei geht man heute davon aus, dass die Bewegungstherapie schon mit dem Zeitpunkt der Diagnosestellung und auch während der gesamten Behandlung, das heißt auch während der Chemotherapie, während der Strahlentherapie und auch in einer palliativen Situation, wichtig ist.

Im Folgenden wird auf einzelne Nebenwirkungen der Therapie, spezielle Krankheitssituationen und die jeweiligen spezifischen Therapieansätze genauer eingegangen.

3.5.1 Minderung der Leistungsfähigkeit und Erschöpfungssyndrom (Fatigue)

Der Zustand, den der Begriff Fatigue (aus dem Französischen: Müdigkeit/Erschöpfung) treffend beschreibt, ist gekennzeichnet durch die aus einer (Krebs-)Erkrankung und Therapie resultierende belastende Erschöpfung. Auf Fatigue wird in weiteren Kapiteln ebenfalls eingegangen, an dieser Stelle soll vor allem die mögliche Wirkung von Bewegung auf Fatigue herausgestellt werden.

Schlaf oder längere Ruhephasen führen hier häufig nicht zu einer Besserung im Sinne einer Erholung. Minderung der Leistungsfähigkeit und Fatigue wirken sich fast immer auch wechselseitig auf die Psyche der Krebspatienten aus, da sie den Alltag stark einschränken und die Lebensqualität im Sinne einer Abwärtsspirale, eines „Teufelskreises", weiter verschlechtern.

Je früher Patienten mit dem Training beginnen, desto größer sind die Chancen, negative Auswirkungen der Fatigue wie zum Beispiel allgemeine Niedergeschlagenheit, Desinteresse an sozialen Kontakten und eine Überforderung durch jegliche Alltagssituationen erfolgreich zu bekämpfen. In der Onkologie gibt es im Grunde keinen „falschen" Zeitpunkt für eine Bewegungstherapie, denn positive Auswirkungen auf die Lebensqualität der Patienten ergeben sich in allen Phasen, auch in einer palliativen und sogar rein supportiven Therapiesituation.

Zu Beginn ermittelt der erfahrene Arzt oder Therapeut die aktuelle individuelle

3

Leistungsfähigkeit, zum Beispiel durch Einschätzung der Belastbarkeit bei alltäglicher Anstrengung und/oder auf dem Laufband, in Einzelfällen auch mittels Spiroergometrie. Das ist eine Untersuchung, bei der Stoffwechselprodukte in der Atemluft Auskunft über die Energieverbrennung im Körper und damit die Leistungsfähigkeit geben können.

Das Training besteht aus einer an die individuelle Leistungsfähigkeit angepassten moderaten Aktivität, idealerweise zwei- bis dreimal pro Woche. Effektiv wird die Bewegungstherapie durch eine individuelle Steigerung der Trainingsreize auf den Gebieten Kraft und Ausdauer.

Positive Ergebnisse können oftmals schon nach 14 Tagen verzeichnet werden.

3.5.2 Chemotherapie-induzierte Polyneuropathie (CIPN)

CIPN tritt etwa bei bis zu einem Drittel der Patienten auf, die eine Chemotherapie erhalten. Dabei stellt Polyneuropathie den Oberbegriff für bestimmte Erkrankungen des peripheren Nervensystems dar (man unterscheidet medizinisch zwischen dem zentralen Nervensystem – Gehirn und Rückenmark – und dem peripheren Nervensystem – die Nervenfasern, die Muskeln bewegen und zum Beispiel Schmerz oder Vibrationsempfinden leiten). Die Auswirkungen sind unterschiedlich, so können unabhängig von der Ursache motorische ([Muskel-]Bewegung betreffend), sensible (Tastsinn, Vibrationsempfinden, Schmerz etc.) oder auch vegetative Nerven (Nerven, die zum Beispiel Verdauungstrakt oder die Herzfrequenz beeinflussen) gemeinsam oder auch schwerpunktmäßig betroffen sein.

Bei den meisten Patienten äußert sich eine CIPN durch Kribbeln und Missempfindungen in Händen und Füßen, oft sind auch die Koordination und die Feinmotorik (zum Beispiel Knöpfe schließen, Geldmünzen aufnehmen) betroffen.

Bei CIPN ist vor allem der Zeitpunkt, zu dem onkologische Patienten mit dem Training beginnen, wichtig. Hier gilt: Je früher, desto besser! Spätestens mit dem Anfang der Chemotherapie sollte auch das Training aufgenommen werden.

Wirksam sind kurze Impulse für die betroffenen Regionen, die durch folgende Maßnahmen erreicht werden können. Sprechen Sie bitte alle Maßnahmen mit Ihren behandelnden Ärzten ab:

- Igelbälle für die Hände und die Füße
- Stimulationsringe (Vibrationsringe) für die Finger
- Bewegungsbad für Hände und Füße (kaltes und warmes Wasser im Wechsel)
- Schulung der Sensibilität: Greifen in Gefäße mit verschiedenen Hülsenfrüchten (Erbsen, Bohnen etc.)
- Barfußlaufen auf verschiedenen Untergründen unter Vermeidung von Verletzungen (Vorsicht, wenn das Empfinden eingeschränkt ist)
- Regelmäßiges Gleichgewichtstraining: zum Beispiel Einbandstand für 20–30 s, dann Seitenwechsel, mehrmals täglich; Steigerung durch Schließen der Augen und Versuch auf weichem Untergrund, zum Beispiel Kissen, möglich
- Ein sogenanntes **Sensomotoriktraining**, das vom Arzt verordnet und von Physiotherapeuten angeleitet wird
- Ein Vibrationstraining, zum Beispiel auf einer Rüttelplatte in einem medizinischen Trainingszentrum

> **Tipp**
>
> Weitere konkrete Anregungen finden Sie zum Beispiel in einer ausführlichen Broschüre vom Nationalen Centrum für Tumorerkrankungen in Heidelberg:
> - ▶ www.nct-heidelberg.de: Für Patienten → My NCT → Informationsmaterial → Broschüre: Polyneuropathie)

3.5.3 **Harninkontinenz**

Im Schnitt entwickeln ein Drittel bis die Hälfte der Patienten nach Behandlung eines Prostatakarzinoms eine Harninkontinenz, auch bei Frauen mit Gebärmutterhalskrebs oder anderen gynäkologischen Tumoren kann eine Harninkontinenz Folge der Therapie oder der Grunderkrankung sein.

Zu Beginn gilt es, das Ausmaß und den (Schwere-)Grad der Harninkontinenz festzustellen. Dafür eignet sich beispielsweise der Pad-Test (auch Vorlagentest genannt). Bei dieser Methode wird anhand des Vorher-/Nachher-Gewichts einer Inkontinenzeinlage der Urinverlust quantifiziert. Dies ermöglicht es, ein zu dem Schweregrad der Inkontinenz passendes Trainingsprogramm zu erstellen.

Zentrales Element zur Behandlung ist das Beckenbodentraining. Hierzu bedarf es definitiv professioneller Anleitung, zum Beispiel durch einen speziell geschulten Physiotherapeuten.

Beckenbodentraining kann durch die behandelnden Ärzte verordnet werden.

Zunächst wird die Wahrnehmung der Beckenbodenmuskulatur, die oft insbesondere für Männer unbekanntes Terrain ist, geschult. Danach erfolgt das gezielte „Ansprechen" der einzelnen Bestandteile der Beckenbodenmuskulatur in unterschiedlicher Intensität und Dauer.

Wichtig ist dabei, dass beim Training sich Anspannungs- und Entspannungsphasen regelmäßig abwechseln, da nur in den Entspannungsphasen der Beckenboden ausreichend durchblutet ist und mit Nährstoffen versorgt wird.

Im weiteren Verlauf werden dann gezielt kurze maximale Anspannungen am Beckenboden angeleitet und Patienten befähigt, diese Übungen auch im Alltag durchzuführen.

3.5.4 **Lymphödem**

Lymphödeme sind Schwellungen, die Haut und Unterhaut betreffen. Sie werden durch die eingeschränkte Transportkapazität von Lymphgefäßen verursacht und können während und bis hin zu Jahren nach einer abgeschlossenen Tumortherapie auftreten. Zu den Risikogruppen für die Entwicklung eines Lymphödems gehören Patienten, denen zum Beispiel mehrere Lymphknoten entnommen wurden oder die im Bereich von Lymphknoten oder einem Lymphknotengebiet operiert oder bestrahlt wurden (zum Beispiel bei der Behandlung von Brustkrebs). Dann kann der Lymphabfluss mechanisch gestört sein, und in der Folge lagert sich Gewebewasser in Haut und Unterhautgewebe in den dazu gehörigen Drainagegebieten ab.

Besteht ein Lymphödem, so muss regelmäßig eine professionelle Lymphdrainage verordnet und durchgeführt werden (ein- bis dreimal pro Woche). Außerdem sollte der Patient auch angeleitet werden, durch Nutzung der sogenannten Muskelpumpe und Hochlagerung und bewusste tiefe Atmung für eine Verbesserung der Situation zu sorgen. Bei der Nutzung der Muskel-/Venenpumpe spannt der Patient die Muskeln abwechselnd an und wieder ab, sodass die in der Tiefe verlaufenden Venen immer wieder komprimiert werden, wodurch Blut und Gewebewasser besser zurückfließen können.

Auch für das Lymphödem gilt: Moderate Bewegung und Belastung führen zu besseren Ergebnissen als dauerhafte Schonung. Allerdings sollte der Patient erst langsam an Krafttraining herangeführt werden, und betroffene Bereiche müssen zunächst stabilisiert werden. Anfangs bietet sich auch eine Kombination aus Lymphdrainage und Training an, um bestmögliche Ergebnisse zu erzielen. Dabei sollten jedoch keine langanhaltenden isometrischen Übungen (dauerhafte Muskelanspannungen) durchgeführt werden. Außerdem ist anfangs bei zu heftigen und ausladenden Bewegungen Vorsicht geboten.

Nach etwa zwölf Wochen der Stabilisierung kann oft schon auf die individuellen Wünsche des Patienten eingegangen werden. Falls dieser beispielsweise vor der Erkrankung sportlich sehr aktiv war, können gemeinsam Strategien entwickelt werden, wie bestimmte Ziele wieder ermöglicht werden können (zum Beispiel Ausübung von Rückschlagsportarten wie Tennis).

3.5.5 Osteoporose

Diese (häufig therapiebedingte) Nebenwirkung tritt bei einer Vielzahl von Krebspatienten auf, so zum Beispiel möglicherweise durch eine Antihormontherapie (bei Frauen und bei Männern) oder durch den intensiven Gebrauch von Kortison (zum Beispiel bei der Behandlung von bestimmten Lymphdrüsenkrebserkrankungen oder akuten Leukämien).

Unabhängig von einer Krebserkrankung stellen Frauen in der Postmenopause (nach den Wechseljahren) eine weitere Risikogruppe für diesen Krankheitszustand dar.

Mit Osteoporose ist beim Sport zwar Vorsicht geboten, es sollte jedoch kein Grund sein, nicht zu trainieren. Denn jede bewegungstherapeutische Chance sollte genutzt werden, eine Osteoporose zu vermeiden oder deren Fortschreiten aufzuhalten.

Um Gefahren im späteren Training zu minimieren, kann zu Beginn der angeleiteten Sporttherapie eine ärztliche Knochendichtemessung erfolgen. Dies kann durch einen onkologisch tätigen Arzt oder auch durch den Hausarzt verordnet werden.

Die Knochenfestigkeit kann gesteigert werden, indem Gewichts- und Kraftimpulse auf den Knochen wirken. Dies ist zum Beispiel beim Laufen, Krafttraining, Springen und Hüpfen der Fall, nicht aber beim Schwimmen.

Somit besteht ein angepasstes Training vor allem aus einer Mischung aus Muskelkraft- und Beweglichkeitsübungen. Um langfristig einer Sturzgefahr und somit möglichen Knochenbrüchen vorzubeugen, sollten diese Übungen durch Ausdauer- und Gleichgewichtsübungen ergänzt werden. Bei nachgewiesener Osteoporose sollte aber ein Maximalkrafttraining vermieden werden, um Frakturen zu vermeiden.

Zusätzlich zum Trainingsprogramm ist es sinnvoll, vor allem auch auf eine ausreichende Kalzium- und Vitamin-D-Versorgung zu achten (siehe ► Kap. 2 „Ernährung").

3.5.6 Knochenmetastasen

Knochenmetastasen stellen keine vermeidbare oder behandelbare Nebenwirkung einer Krebstherapie dar, sondern entstehen bei manchen Krebserkrankungen durch Absiedlung/Metastasierung von Krebszellen eines sogenannten Primärtumors (zum Beispiel häufig bei Lungenkrebs, Brustkrebs oder Prostatakrebs, kommend aber auch bei anderen Krebstypen vor). Solche durch Metastasierung entstandenen bösartigen Knochenherde sind die mit Abstand am häufigsten auftretenden Knochentumoren bei Erwachsenen, und da auch sie das Skelettsystem betreffen, soll an dieser Stelle auf diese besondere Situation eingegangen werden.

Das Wichtigste ist, zu Beginn einer Trainingstherapie festzustellen, ob eine erhöhte Bruchgefahr in dem betroffenen Knochen besteht oder nicht. Dies sollte von einem Arzt anhand einer Röntgenuntersuchung und klinischen Beurteilung festgestellt und berücksichtigt werden. Je nach Einschätzung kann anschließend ein angepasstes Basistraining begonnen werden, auf jeden Fall unter der Prämisse „low impact" (geringe Intensität). Die mit geringerer Belastung durchgeführten Übungen sind schonend für den Körper, und oft wird zum Beispiel in ihrer Ausführung darauf geachtet, dass immer mindestens ein Fuß den Boden berührt.

Der Patient hat für seinen Alltag auch trotz Knochenmetastasen die Auswahl zwischen einer Vielzahl an sportlichen Disziplinen wie Wandern, Nordic Walking, Step-Aerobic und leichtem Kardiotraining, sodass für jeden eine passende Sportart dabei sein sollte.

Es hält sich noch immer das Vorurteil, Gerätetraining sei bei Knochenmetastasen nicht angebracht, da es zu intensiv und somit nicht sinnvoll für Patienten ist. Dem ist nicht so – ganz im Gegenteil: da achsengerecht trainiert werden kann und keine unvorhergesehenen Bewegungen (wie im Alltag) geschehen, handelt es sich hierbei um eine ideale Möglichkeit, mit geringem Risiko Muskeln aufzubauen.

3.5.7 Kachexie und Sarkopenie (Gewichtsabnahme und Kräfteverfall)

Kachexie kann bei Krebspatienten im Verlauf der Erkrankung und im Zuge der Behandlung auftreten, die Ursachen sind vielfältig. Kräfte-, Gewichts- und Muskelschwund, der insbesondere initial durch die Tumor-induzierte katabole Stoffwechsellage (ungewollte Gewichtsabnahme ist ein häufiges Frühsymptom einer fortgeschrittenen Tumorerkrankung!), später dann durch Mangelernährung bedingt sein kann, betrifft vor allem Patienten, die an einer fortgeschrittenen Tumorerkrankung leiden, einen onkologischen Befund im Verdauungs- und Nahrungsaufnahmesystem aufweisen und/oder sich zum Beispiel im Rahmen von Krankheitsrückfällen bereits in einer lang andauernden Therapie über verschiedenen Therapieformen und -linien befinden. Zu bemerken ist hier, dass entgegen der landläufigen Annahme eine wirksame Chemotherapie gegen eine aggressive Erkrankung,

wie zum Beispiel aggressive (früher hoch maligne) Lymphome oder ein kleinzelliger Lungenkrebs, typischerweise zu einer Gewichtszunahme führen kann, weil der negative katabole Effekt der Tumorerkrankung durch dessen wirksame Eindämmung unterbunden werden kann.

Bei vorliegender Kachexie ist es ratsam, ein angepasstes Basistraining mit begleitendem moderaten Ausdauertraining durchzuführen. Es bietet sich zu Beginn des Trainings an, eine sogenannte bioelektrische Impedanzanalyse (BIA) durchzuführen, um eine detaillierte Körperzusammensetzung im Hinblick auf zum Beispiel Körperfett, -wasser und -muskelmasse bestimmen zu können. Unter Einbeziehung der Ergebnisse kann anschließend auf leichtes Krafttraining zur Förderung des Eiweißaufbaus und somit des Muskelgewichts umgestellt werden. Ist es mit dem geschwächten Energiehaushalt möglich, sollte parallel ein Ausdauertraining mit antientzündlicher (antiinflammatorischer) Wirkung durchgeführt werden.

Ausgesprochen wichtig ist es, im Falle einer drohenden oder bestehenden Kachexie die Ernährung anzupassen und dafür eine professionelle Ernährungsberatung in Anspruch zu nehmen, nicht zuletzt um einen Ausweg aus dem Teufelskreislauf von Appetitlosigkeit und Erschöpfung zu finden. Auch die Ernährungsberatung kann verordnet werden. Nähere Einzelheiten finden Sie im ▶ Kap. 2 „Ernährung".

3.6 Wichtige Faktoren, die es zu beachten gilt

So wie es für jede medikamentöse Behandlung im Rahmen einer Krebserkrankung allgemeine Hinweise gibt und sie doch individuell angepasst werden muss, verhält es sich auch mit der Sport- und Bewegungstherapie. Zur individuellen Planung ist eine ärztliche Beratung sinnvoll, denn

3

es ist wichtig, zunächst die jeweilige körperliche Verfassung des Patienten zu ermitteln. Insbesondere die Art des Tumors und die Behandlungsformen sind zu erfassen und zu beachten. Sicherlich braucht ein gerade operierter Patient eine spezielle Beratung. Frische Wunden und Narben müssen entsprechend geschützt werden. Bestimmte Übungen und Muskelspannungen und Pressatmung sollen vermieden werden.

Sicherlich ist es so, dass die begleitenden medikamentösen Behandlungen, seien es chemotherapeutische Verfahren, Immuntherapien oder antihormonelle Therapien, die Patienten immer wieder im Verlauf der Erkrankungen stark beeinträchtigen, schwächen können. In diesen Phasen muss die Trainingsbelastung dann jeweils angepasst werden.

Auch gibt es Krebsmedikamente, die das Herz schwächen. Während dieser Behandlung ist es wichtig, die Funktion und Leistungsfähigkeit des Herzens regelmäßig zu überprüfen und ein Trainingsprogramm daran anzupassen. Bis zu 48 h nach der Gabe von kardiotoxischen Chemotherapeutika (also Therapien, die grundsätzlich herzschädlich sein können) oder nach einer Chemotherapie in Kombination mit einer sogenannten Antikörpertherapie (zum Beispiel Herceptin, Antikörperbehandlung bei Brustkrebs) darf jedoch keine intensive körperliche Belastung stattfinden.

Die Risikofaktoren bei der Trainingsgestaltung während der Bestrahlung sind geringer, weshalb es möglich und sinnvoll ist, auch unmittelbar nach der Bestrahlung mit den Maßnahmen zu beginnen. Dabei sollte jedoch eine direkte Belastung der bestrahlten Stelle bzw. Struktur vermieden und die Haut/das Bindegewebe nicht zusätzlich gereizt werden.

Bei akuten Symptomen wie Durchfallerkrankungen, akuten Infekten, Übelkeit einer Körpertemperatur über 38 °C, Blutarmut und Gerinnungsstörung sollte keine belastende körperliche Aktivität erfolgen.

Bei einer Mitbeteiligung der Knochen, zum Beispiel bei Knochenmetastasen, muss man genau schauen, welche Übungen man durchführen darf, ohne die Gefahr eines Knochenbruchs einzugehen.

Aus all diesen Gründen ist gerade in der Akutphase einer Tumorerkrankung eine individuelle Betreuung sinnvoll. Hier sollte ein individuelles Bewegungsprogramm mit Ihrem behandelnden Arzt und geschultem Physiotherapeuten und Sporttherapeuten eingeleitet werden. Neben der Erfassung von objektiven Belastungskriterien ist immer die individuelle Einschätzung durch den Patienten selbst wichtig.

> In Phasen, in denen Sie das Gefühl haben, weniger belastbar zu sein, weisen Sie Ihren Trainer darauf hin.

3.7 Der Weg zu einem individuellen Sport- und Bewegungsprogramm

Erster Schritt: Sprechen Sie mit Ihrem behandelnden Arzt, und bitten Sie um Unterstützung bei der Durchführung von Bewegung und Sport während Ihrer Krankheit und der Therapiephasen.

Zweiter Schritt: Fragen Sie, ob er Ihnen dementsprechend Physiotherapie (Krankengymnastik), Lymphdrainage etc. verordnen oder Sie an einen Facharzt für Physikalische und Rehabilitative Medizin überweisen kann.

Dritter Schritt: Informieren Sie sich, ob es in Ihrer Umgebung spezielle Sport- und Bewegungsprogramme für Krebspatienten gibt. Auch die Krankenkassen können Ihnen helfen, qualifizierte Angebote und Therapeuten zu finden.

Vierter Schritt: Der behandelnde Arzt oder ein Facharzt für Physikalische und Rehabilitative Medizin oder der onkologisch geschulte Physiotherapeut/Sporttherapeut berät Sie und erstellt einen individuellen

Trainingsplan. Dieser sollte regelmäßig angepasst werden.

Fünfter Schritt oder alternativer Einstieg für Fortgeschrittene: Sie können an einem Gruppenangebot im Rahmen des Rehabilitationssports teilnehmen. Jeder Arzt kann Ihnen Rehabilitationssport verordnen. Dazu muss er das Formular M56 der gesetzlichen Krankenkasse ausstellen. Es beinhaltet 50 oder 120 Einheiten zur Teilnahme an einer Gruppe, ein- bis mehrmals wöchentlich. Sie müssen die Verordnung bei Ihrer Krankenkasse genehmigen lassen und erfahren dort auch, wer qualifizierte Angebote in Ihrer Umgebung anbietet. Sie zahlen lediglich eine geringe Unkostenbeteiligung. Privat Versicherte müssen bei Ihrer jeweiligen Krankenkasse anfragen, ob die Teilnahme an diesen Rehasportgruppen finanziell übernommen oder unterstützt wird.

Sechster Schritt: Regelmäßige Bewegung und Sport im Alltag entsprechend der eigenen Vorlieben und Fähigkeiten sollten dauerhaft in Eigenregie fortgesetzt werden.

Zusammenfassend lässt sich festhalten, dass Bewegungstherapie jedem Patienten mit einer Krebserkrankung so früh wie möglich angeboten werden sollte, um den bestmöglichen Nutzen einer solchen Therapie gewährleisten zu können. Dabei gilt: Je früher die Behandlungsphase und je spezifischer die Trainingsintervention ist, desto mehr profitieren die Patienten.

> Nebenwirkungen und Folgen der onkologischen Erkrankung und Therapie lassen sich effektiv vermeiden oder mindern, die Lebensqualität wächst und das Rückfallrisiko sinkt.

Viel Freude und Erfolg auf Ihrem Weg!

Angst und Angstbewältigung – eigene Möglichkeiten und Unterstützungsangebote

Andrea Petermann-Meyer

Inhaltsverzeichnis

© Springer-Verlag GmbH Deutschland, ein Teil von Springer Nature 2021
A. Petermann-Meyer et al. (Hrsg.), *Leben mit Krebs*,
https://doi.org/10.1007/978-3-662-59166-6_4

4

4.1 Krebs und Angst

Unweigerlich scheint eine Krebserkrankung mit Angst einherzugehen – bei den Erkrankten, bei den Angehörigen, aber offensichtlich auch bei Gesunden. 2018 wurden im Auftrag der Deutschen Angestellten Krankenkasse (DAK) 1000 Personen in Nordrhein-Westfalen (NRW) durch das Forsa-Institut befragt, vor welcher Krankheit sie sich am meisten fürchten. Wie schon in den Jahren zuvor gab die größte Gruppe der Befragten (67 %) an, sich am meisten vor einer Krebserkrankung zu fürchten. Krebs scheint unter allen Erkrankungen (zur Auswahl standen auch Alzheimer, Schlaganfall, Unfall etc.) das bedrohlichste Image zu haben.

4.2 Was sind die Ursachen?

Sicher hängt es mit dem zumindest potenziell lebensbedrohlichen Risiko zusammen, das von einer Krebserkrankung ausgeht. Auch heute sterben trotz deutlich besserer Heilungschancen Menschen an Krebserkrankungen. Noch immer stellen sie trotz aller Fortschritte der letzten Jahre nach Herz-Kreislauf-Erkrankungen die zweithäufigste Todesursache dar.

Dazu kommt sicher auch das sehr negativ empfundene Image der typischerweise mit Krebs verbundenen Behandlungsmöglichkeiten wie Operation, Chemo- und Strahlentherapie. Diese werden mit körperlichen Einschränkungen, Funktionsverlust, Haarverlust, einem langen Behandlungsverlauf und weiteren unangenehmen Nebenwirkungen assoziiert.

Zuletzt trägt auch zu diesem Bild bei, dass Krebs noch immer mit langem Leid, Siechtum, Isolation und Abhängigkeit in der letzten Krankheitsphase in Verbindung gebracht wird.

Gleichzeitig aber nehmen erfreulicherweise die erfolgreichen und schonenderen Behandlungsmöglichkeiten und die Überlebensquoten nach einer Krebserkrankung in den letzten Jahren deutlich zu. Immer mehr Menschen erleben ein „Leben mit und nach einer Krebserkrankung". Die Bewältigung der körperlichen Nebenwirkungen und der seelischen Folgezustände rückt damit immer mehr in den Fokus.

4.3 Angst bei der Übermittlung der Krebsdiagnose durch den Arzt

Eine Krebsdiagnose ist bei nahezu allen betroffenen Menschen mit großer, oft existenzieller Angst verbunden. Bei sogar etwa jedem zehnten Krebspatienten liegt eine regelrechte Angsterkrankung vor (Mehnert 2014). Auch Angehörige von Krebspatienten leiden unter einer erheblichen psychosozialen Belastung und entwickeln Ängste mit unterschiedlichen Inhalten. Bei Patienten selbst bezieht sich die Angst direkt nach der Diagnosestellung häufig auf folgende Fragen:

- Werde ich an dieser Krebserkrankung sterben?
- Wie lange werde ich noch leben, was kann ich noch erleben?
- Werde ich leiden?
- Werde ich körperlich entstellt sein?
- Wie soll ich meinem Partner, meinen Kindern, meinen Angehörigen sagen, dass ich krank bin?
- Wird sich meine Partnerschaft verändern?
- Werde ich meinen Beruf weiter ausüben können?
- Wird es finanzielle Einbußen geben?

Da zum Zeitpunkt der ersten Diagnosestellung häufig noch Informationen über die Einschätzung der Situation insgesamt und den weiteren Verlauf fehlen, können diese Fragen, selbst wenn sie gestellt würden, nicht zufriedenstellend beantwortet werden.

Das bedeutet für Patienten und ihre Angehörigen, die in dieser Phase wichtige medizinische (und persönliche) Entscheidungen fällen müssen, häufig eine erlebte Überforderung. Manchmal führt diese gefühlte Überforderung dazu, dass Patienten sich in einen sogenannten seelischen Notfallmodus bringen, indem sie davon ausgehen, dass nicht wirklich sie persönlich gemeint sind, dass eine Verwechslung vorliegen muss, oder sie entwickeln ein Gefühl, sich „wie in einem bösen Traum" zu befinden. Das mag vorübergehend eine sinnvolle Notfallreaktion sein, solange sie nicht zu irrationalen Entscheidung oder dem völligen Boykott medizinischer Maßnahmen führt. Häufig erfassen Patienten und Angehörige erst nach und nach die Bedeutung, die die Erkrankung für ihr Leben hat.

> **Tipp**
>
> Hilfreich: Alle Fragen notieren und für später zur Seite legen.
> Selbstverständlich dürfen Sie alle Fragen, die Ihnen durch den Kopf gehen, auch Ihren behandelnden Ärzten stellen. Wenn diese aber (noch) keine klaren Antworten darauf haben, notieren Sie die Fragen, damit Sie sie nicht immer im Kopf haben müssen. Oft kann so ein lästiges Gedankenkarussell gestoppt werden.

4.4 Angst während der Behandlung

Die Therapie einer Krebserkrankung unterscheidet sich wesentlich von Therapieerfahrungen in anderen medizinischen Bereichen. Bei vielen Erkrankungen, die zum Beispiel Schmerzzustände bewirken, oder auch bei Infektionen fühlt der Betroffene, dass etwas nicht in Ordnung ist, sucht freiwillig einen Arzt auf und ist in der Regel erleichtert über die angebotene Therapie,

bringt sie ihm doch sehr bald eine Linderung der unangenehmen Symptome.

Bei einer Krebserkrankung hingegen ist es mitunter genau umgekehrt: Häufig spürt der Betroffene nichts von seiner Erkrankung, sie wird möglicherweise im Rahmen einer Routineuntersuchung entdeckt und erst die dann anstehende Therapie ist mit erheblichen Nebenwirkungen verbunden und führt nicht direkt zu einer Linderung. Auch das ängstigt viele Patienten. Die schon vor langer Zeit in uns Menschen angelegten Kontrollmechanismen zur Einschätzung des eigenen körperlichen Zustands stimmen nicht mit der erhaltenen Information und der Wirksamkeit der Maßnahmen überein. Auch wenn Patienten vernünftigerweise einer Chemotherapie zustimmen, weil sie mit einer deutlich erhöhten Überlebensrate verbunden ist, kann es schwer werden, angesichts der erlebten Nebenwirkungen weiterhin zu spüren und zu glauben, dass diese Therapie hilft. Insofern sprechen wir von paradoxen Therapien. Dies gilt in ganz besonderem Maße in einer sogenannten adjuvanten Therapiesituation, in der zum Zeitpunkt des Therapiebeginns kein eigentlich messbarer Tumor mehr vorliegt, weil er zum Beispiel operativ entfernt wurde. Die adjuvante Therapie wird ausschließlich zur Verminderung eines Rückfallrisikos eingesetzt. Bei manchen Patienten führt diese paradoxe Situation ebenfalls zu Unwohlsein, Unruhe und Ängsten nicht nur während, sondern manchmal auch schon vor jeder erneuten Gabe eines Chemotherapeutikums.

> Hilfreich: Frühzeitig für gute Verträglichkeit sorgen und gegen aufkommenden Widerwillen angehen. Bitte teilen Sie jegliche Art von Nebenwirkungen und unangenehmen Begleiterscheinungen Ihrem behandelnden Arzt mit. Je früher gegengesteuert werden kann und je besser Sie die Therapie vertragen, desto leichter

werden Sie in der Lage sein, sie durchzuhalten. Inzwischen gibt es eine Vielzahl von sehr wirksamen Medikamenten und Maßnahmen, um gut durch diese Therapien zu kommen. Für die verbleibenden Beschwerden gilt: Möglichst viel Erleichterung verschaffen, Unterstützung, Ablenkung und kleine Belohnungen für überstandene Therapieschritte einplanen.

4.5 Angst am Übergang zum Alltag

Am Ende der Erstbehandlung und/oder nach dem Abschluss der Rehabehandlung fühlen sich viele Patienten allein gelassen. Ärzte und Umfeld gehen jetzt davon aus, dass der Patient wieder gesund in seinen Alltag zurückkehrt. Für viele Patienten ist aber noch nicht klar, wie weit die körperlichen Einschränkungen den Alltag bestimmen werden, ob die Leistungsfähigkeit vollständig zurückkehren wird und wie die unterschwellige Angst, die immer noch vorhanden ist, bewältigt werden soll. Nach Abschluss der Erstbehandlung (Primärtherapie) geben noch etwa 50 % eine mittlere bis hohe Angst vor Wiederauftreten der Krankheit an (Dinkel 2018).

Außerdem ist es nicht selten während der langen Behandlungsphase zu einer inneren Neuorientierung gekommen: Es werden andere Prioritäten gesetzt; es werden neue Rollen in Familie und beruflichem Umfeld eingenommen; vormals wichtige Dinge werden unwichtig und umgekehrt. Auch wenn die Therapie als lästiges Übel wahrgenommen worden ist, hat sie für viele Patienten doch auch eine große Sicherheit bedeutet (verbunden mit dem Gefühl, konkret und aktiv gegen die bedrohliche Erkrankung vorzugehen), die jetzt wegfällt.

Nicht zuletzt fällt diese Phase der Erkrankung häufig mit einem Behandlerwechsel, zum Beispiel vom Onkologen zum Hausarzt bzw. von der Klinik in die Praxis, vom Expertenzentrum in die wohnortnahe Versorgung zusammen, der den betroffenen Patienten in einer unsicheren Lebensphase zum Wechsel seines wichtigen medizinischen Ansprechpartners zwingt.

> Hilfreich: Offene Kommunikation. Die jetzt anstehende Krankheitsbewältigung und die (Neu-)Strukturierung des Alltags bedürfen der Kommunikation mit Partner, Angehörigen und dem weiteren Umfeld. Es besteht für alle ein erhöhter Kommunikationsbedarf, um Bedürfnisse auf allen Seiten zu erkennen und neue Lösungen zu finden.

Bevor mögliche Strategien zur Angstbewältigung erläutert werden, soll zunächst das Phänomen der Angst im Allgemeinen näher beleuchtet werden.

4.6 Was ist Angst?

Zunächst einmal ist Angst ein lebensrettendes Gefühl. Angst soll uns vor Gefahr warnen und Angst bereitet alle körperlichen Funktionen auf Höchstleistungen vor. Angst führte in der Menschheitsgeschichte zur sinnvollen Flucht vor wilden Tieren, zum Rückzug in Höhlen oder zu Höchstleistungen in kriegerischen Auseinandersetzungen. Angst sichert unser Überleben, auch heute noch. Ohne Angst im Straßenverkehr, ohne Angst in tatsächlich gefährlicher Situation würden Menschen ständig ihr Leben aufs Spiel setzen und frühzeitig sterben. Diese Form von Angst ist also zunächst einmal sehr hilfreich.

Angst wird erst dann zur unnötigen Belastung, wenn die empfundene Gefahr nicht mehr vorhanden ist, wenn die empfundene Gefahr weder durch Flucht noch durch Rückzug verändert werden kann oder wenn Angst sich verselbstständigt, lähmend wirkt und nicht mehr angemessen erscheint.

❯ Angst wird dann zur Angsterkrankung, wenn sie Menschen erheblich einschränkt und in ihrem Alltag behindert.

4.7 Körperliche Symptome einer Angstattacke

Angst geht mit einer erheblichen Stressreaktion des Körpers einher. Das ist dann sinnvoll, wenn körperliche Höchstleistungen erforderlich sind, um das Leben zu schützen. Es kommt zu einem erhöhten Puls, empfunden als Herzklopfen, erhöhtem Blutdruck und zu schneller Atmung, die als Luftnot empfunden wird. Die Aktivierung des vegetativen Nervensystems, das ohne unseren bewussten Einfluss unsere Körperfunktionen steuert, führt zu Muskelzittern, Schwitzen und dem Gefühl, nicht mehr klar denken zu können.

4.7.1 Der Angstkreis

Gleichzeitig führen diese körperlichen Symptome bei vielen Menschen zu weiterer Angst, die Angst dann zu weiteren körperlichen Symptomen und diese wiederum zu weiterer Angst (◘ Abb. 4.1). Somit verstärken sich bei dem Gefühl der Angst oft die körperliche Reaktion und das psychische Befinden gegenseitig. Das kann sich so weit steigern, dass Menschen, die in diesen Angstkreislauf geraten, glauben, dass sie innerhalb kürzester Zeit sterben könnten. Üblicherweise limitiert sich eine solche Angstreaktion nach spätestens 20–30 min von selbst, da körperlich erfahrbar wird, dass keine unmittelbare Gefahr für das Leben besteht. Dann beruhigt sich der Puls, der Blutdruck geht zurück, die Atmung wird langsamer, das Schwitzen lässt nach und das Gefühl von Lebensbedrohung verschwindet.

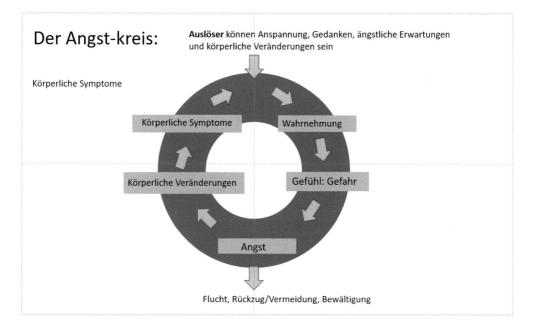

Der Angst-kreis: **Auslöser** können Anspannung, Gedanken, ängstliche Erwartungen und körperliche Veränderungen sein

Körperliche Symptome

Körperliche Symptome

Wahrnehmung

Körperliche Veränderungen

Gefühl: Gefahr

Angst

Flucht, Rückzug/Vermeidung, Bewältigung

◘ **Abb. 4.1**   Angstkreis. (Adaptiert nach Wittchen 1993)

Zur Bewältigung von Angst ist es wichtig, diesen Kreislauf zu kennen, denn es ist möglich, an verschiedenen Stellen in den Angstkreislauf einzugreifen und ihn zu stoppen. Sowohl auf körperlicher Ebene mit Selbstbeeinflussung (Autosuggestion) als auch auf psychischer Ebene mit Überprüfung der Realität ist es möglich, diesen Kreislauf zu unterbrechen.

Selbstbeeinflussung geschieht, indem man sich zum Beispiel zu ganz ruhigem tiefem Ein- und Ausatmen zwingt, sich hinsetzt, etwas Warmes isst oder sich in den Arm nehmen lässt. Dann wird auf körperlicher Ebene dieser Kreislauf unterbrochen.

Auf psychischer Ebene bedeutet die Überprüfung der Realität, dass man sich fragt: Befinde ich mich in akuter Gefahr? Besteht jetzt im Moment Lebensgefahr? Muss ich fliehen oder mich schützen? All diese Fragen können in der Regel mit Nein beantwortet werden und führen auf psychischer Ebene zum Ausstieg aus dem Angstkreislauf (siehe auch weiter unten: Kurzfristige Maßnahmen gegen Angst).

4.8 Stress-Verletzbarkeits-Modell

Ein weiteres Modell, das die Angstreaktion auf verschiedene Reize sehr gut erklärt, ist das Stress-Verletzbarkeits-Modell (modifiziert nach dem Stress-Vulnerabilitäts-Modell von Wittchen und Hoyer 2011). Dieses Modell geht davon aus, dass bei einem niedrigen Level allgemeiner Anspannung kleinere Stresssituationen die Angstschwelle nicht erreichen, wir also keine Angst verspüren. Wenn aber die allgemeine Anspannung hoch ist, reichen in der Regel Kleinigkeiten, um die Angstschwelle zu durchbrechen und heftige Angst zu empfinden (◘ Abb. 4.2).

Durch dieses Modell wird deutlich, warum Entspannungstechniken helfen können, auch dauerhaft Angst und Angstzustände zu reduzieren. Wenn die Anspannung insgesamt sinkt und von den Betroffenen bewusst reduziert werden kann, indem sie Entspannungstechniken anwenden, werden Angstzustände seltener und weniger heftig. Mehr zu Entspannungstechniken erfahren Sie in dem Kapitel zu Entspannung und zu Achtsamkeit.

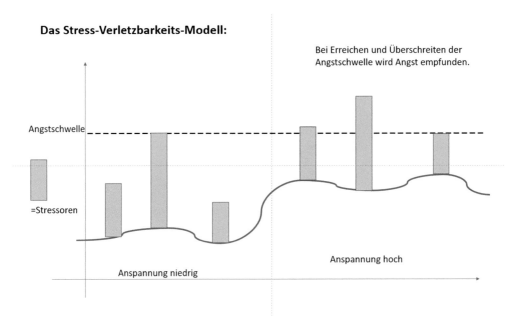

◘ **Abb. 4.2**   Stress-Verletzbarkeits-Modell. (Modifiziert nach Wittchen und Hoyer 2011)

4.9 Angstbewältigung

4.9.1 Krankheitsbewältigung und Angstbewältigung gehen Hand in Hand

Grundsätzlich benötigen Menschen Zeit, sich in einer neuen Lebenssituation zurechtzufinden. Das gilt ganz besonders dann, wenn diese neue Lebenssituation plötzlich, unerwartet und ungeplant in ihr Leben getreten ist und gleich mehrere Dimensionen des Lebens, den Körper, die Seele, die sozialen Kontakte, die berufliche und die finanzielle Situation betrifft. Häufig verläuft dieser Anpassungsprozess sprunghaft und holprig und ist geprägt von Fort- und Rückschritten. So kann es durchaus sein, dass nach einem Tag voller Angst und Trauer ein nächster Tag subjektiv gut empfunden wird, man glaubt, sich mit der neuen Situation abgefunden zu haben, und wenig später überwiegen dann doch wieder Gefühle von Ohnmacht, Wut, Angst und Trauer. Dieser Prozess ist ganz normal und dauert in der Regel für jede neue belastende Situation einige Wochen bis Monate.

Der weitere Verlauf und die Bewältigung hängen insbesondere davon ab, ob die Menge der Veränderungen und die damit einhergehenden Gefühle bei den Betroffenen und Angehörigen prinzipiell auf Möglichkeiten zur Bewältigung stoßen (◘ Abb. 4.3).

Halten sich die anstehenden Belastungen und die Möglichkeiten (Ressourcen) zur Bewältigung die Waage, kommt es auf Dauer zu Akzeptanz und zu einem neuen seelischen Gleichgewicht. Überwiegen aber die Herausforderungen und die Belastungen und stehen andererseits nur wenige Möglichkeiten zur Bewältigung zur Verfügung, so kann es zu anhaltenden seelischen Krisen kommen (◘ Abb. 4.4).

Prozess der Bewältigung

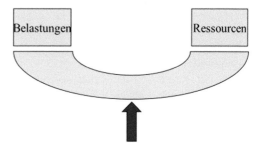

◘ **Abb. 4.3** Prozess der Bewältigung: Gleichgewicht zwischen Belastungen und Ressourcen

Seelische Krisen

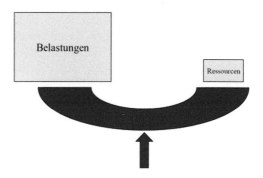

◘ **Abb. 4.4** Seelische Krisen: Ungleichgewicht zwischen Belastungen und Ressourcen

4.9.2 Bewältigungsstrategien

In diesem Abschnitt soll es um den weiteren Ausbau der Möglichkeiten und der Strategien zur Bewältigung gehen. Was sind hilfreiche Strategien zum Umgang mit der Krankheit, der Therapie und vor allem zum Umgang mit der Angst? Was sind typische Bewältigungsstrategien?

Informationssuche

Stellen Sie sich im bildhaften Vergleich eine Krebserkrankung einmal so vor: Sie wachen

4

in einem fremden Land auf, Sie sprechen die Sprache nicht, Sie wissen nicht, wie Sie von A nach B kommen, Sie kennen die Fortbewegungsmöglichkeiten nicht, Sie wissen nicht, wie Sie in dieses Land gekommen sind, und Sie wissen schon gar nicht, wie Sie das Land wieder verlassen können.

In der Regel ist es in einer solchen Situation hilfreich, sich zu informieren: über das fremde Land, über die Sprache, Fremdenführer zu fragen, Fortbewegungsmöglichkeiten kennenzulernen, sich das Fremde vertraut zu machen.

Ähnlich verhält es sich für die meisten Menschen mit einer Krebserkrankung. Möglichst viel von der eigenen Erkrankung zu verstehen, bedeutet, ein wenig Kontrolle über die Situation zurückzugewinnen. Dabei geht es in der Regel nicht darum, sich medizinisches Detailwissen anzueignen, sondern viel wichtiger ist es, etwas über die Auswirkungen der Erkrankung auf den Alltag, auf die Zukunft und die Bedeutung der Erkrankung für die eigene Situation zu verstehen. Dazu helfen in der Regel Gespräche mit Ärzten und medizinischem Personal, mit anderen Patienten, die dieselbe oder ähnliche Erkrankungen haben, das Lesen von Ratgebern oder Broschüren, zum Beispiel der Selbsthilfegruppen, Organisationen oder Stiftungen, die in diesem Bereich aktiv sind. Die Suche im Internet ist häufig nur dann hilfreich, wenn qualitativ hochwertige Seiten aufgesucht werden (siehe auch unter ▶ Abschn. 19.17 „Hilfreiche Internetadressen" am Ende dieses Buches), die für Laien mitunter schwer von weniger seriösen, teils sogar kommerziell ausgerichteten Seiten zu unterscheiden sind. Inzwischen stehen auch für viele Erkrankungen geeignete und (pharma-)unabhängige Informationsfilme zur Verfügung, die oft medizinisches Wissen und Aussagen von Patienten verknüpfen. Sie können Ihren behandelnden Arzt fragen, ob er Ihnen einen solchen Film zur Verfügung stellen kann.

Auswahl des behandelnden Arztes

Ausgesprochen hilfreich und sicher angstmindernd ist ein vertrauensvolles Verhältnis zum behandelnden Arzt. Deswegen ist es wichtig, von Beginn an mitzuwirken an einer guten Beziehung und ausreichend Vertrauen zum behandelnden Arzt. Dazu gehören von Patientenseite auf jeden Fall das Sich-Öffnen und das Mitteilen eigener Gedanken gegenüber dem Arzt. Tauchen Missverständnisse oder Vorbehalte gegenüber dem Arzt auf, gilt es, diese offen anzusprechen. Häufig ist es für die Vertrauensbildung auch hilfreich, einen Angehörigen zu den anstehenden Gesprächen mitzunehmen und auch ihn anschließend nach seinem Eindruck zu dem behandelnden Arzt zu befragen.

Viele Patienten holen sich gerade bei den ersten Entscheidungen zur Behandlung einer neu aufgetretenen bzw. diagnostizierten Krebserkrankung eine sogenannte zweite Meinung. Was auf den ersten Blick vielleicht ungewöhnlich erscheint, wird zunehmend zur Routine: Sie können ihren behandelnden Arzt fragen, wo Sie eine kompetente zweite Meinung erhalten können. Dies erhöht in der Regel die Chance, eine seriöse und für Ihre Fragestellung medizinisch passende und in der Thematik ausgewiesene Person genannt zu bekommen. Darüber hinaus informieren Sie Ihren Arzt damit in transparenter und selbstbewusster Weise darüber, dass Sie vorhaben, sich eine zweite Meinung einzuholen, was der Arzt sinnvollerweise als Vertrauensbeweis betrachten kann. Sowohl die gesetzlichen als auch die privaten Krankenversicherer finanzieren das Einholen einer zweiten Meinung routinemäßig.

Für viele Betroffene und auch für viele Angehörige sind der gemeinsame Besuch des Arztes und das gemeinsame Gespräch hilfreich für die Bewältigung der anstehenden Veränderung. Zum einen „hören vier Ohren mehr als zwei, erinnern zwei Köpfe mehr als einer", und zum anderen sind

Patient und Angehörige nach den Arztgesprächen auf demselben Informationsstand. Häufig gibt es schwierige Entscheidungen zu fällen, die dann gemeinsam nachberaten und schlussendlich auch besser getragen werden können.

> In der Regel sind auch die Mitnahme eines Angehörigen zu Arztgesprächen und die gemeinsame Entscheidung über anstehende Untersuchung und Behandlung hilfreich bei der Minderung von Angst.

Körperorientierter Ansatz zur Angstreduktion

Beim körperorientierten Ansatz zur Angstreduktion geht es zum einen um Entspannungstechniken (siehe ► Kap. 5 „Entspannung" und 6 „Achtsamkeit") und zum anderen um aktive Bewegung und Sport zum Abbau von Stress, Angst, Anspannung und um die Möglichkeit, sich als gesund zu erleben.

Den Entspannungstechniken haben wir ein eigenes Kapitel (► Kap. 5) gewidmet. Deswegen beschäftigt sich der folgende Absatz mit den Auswirkungen von aktiver Bewegung und Sport auf die Krankheitsbewältigung: Die Krebserkrankung kann einerseits zu einem erhöhten Anspannungslevel führen, gleichzeitig aber häufig auch zu einem Gefühl von Erschöpfung, Leistungsminderung und Müdigkeit. Durch regelmäßige Bewegung, wie zum Beispiel Spazierengehen, Radfahren oder Schwimmen, erhalten sich Betroffene eine gewisse Grundkondition und die Vergewisserung, nicht ausschließlich krank zu sein. Bewegung führt auf körperlicher Ebene zu einer Verminderung der Nebenwirkungen der Therapie (zum Beispiel der Chemotherapie) und auf psychischer Ebene hat regelmäßige Bewegung nachgewiesenermaßen einen antidepressiven Effekt. Außerdem steigert regelmäßige Bewegung die Abwehrkräfte. Viele Patienten berichten, dass sie sich durch die Krebstherapie geschwächt, durch regelmäßige Bewegung und Sport aber gestärkt fühlen.

> Wenn Sie feststellen, dass Sie beim Spazierengehen jeden Tag Ihren persönlichen Bewegungsradius um einige Meter erhöhen können, spüren Sie, dass Sie selbst etwas zum Aufbau ihrer Kräfte beitragen können. Sie spüren, dass Sie selbst etwas für sich und zum Genesungsprozess beitragen können. Auch das hat einen positiven Effekt.

Insbesondere zur Angstreduktion kann Sport einen wertvollen Beitrag leisten: Wenn prinzipiell Angst überlebenswichtig ist und auf körperlicher Ebene auf Flucht und Kampf vorbereiten soll, dann ist der Körper in Angstsituationen auf große körperliche Aktivität vorbereitet. Findet dann aber diese körperliche Aktivität nicht statt, bleibt der Körper fortgesetzt unter großer Anspannung. Wenn Sie demgegenüber beim Aufflammen von Angst körperlich aktiv werden, laufen, spazieren gehen oder Rad fahren, bauen Sie viele dieser angesammelten Stresshormone zeitnah ab und können zu einem ruhigen Ausgangsniveau zurückkehren. Viele Patienten berichten, dass sie Angst bewältigen, indem sie körperlich aktiv sind und dass sie spüren, wie die „Angst aus ihrem Körper weicht". Weitere Einzelheiten können Sie im ► Kap. 3 über Krebs und Bewegung nachlesen.

Nicht problemorientierter Ansatz – Verdrängung und Ablenkung

Kommt es zu einem Auftauchen aus dem ersten Diagnoseschock, entscheiden viele Patienten, sich nicht mit allen auftauchenden Fragen und Sorgen zeitgleich zu beschäftigen, sondern zunächst Alltagsprobleme zu bewältigen und die eher grundsätzlichen Fragen nach der weiteren Prognose, nach der Sorge um die Zukunft, der Angst vor Tod und Sterben erst einmal zur Seite zu legen und eventuell später zu

4

bearbeiten. Sie fühlen sich überfordert, sich mit allen Dingen gleichzeitig zu beschäftigen und nach Lösungen zu suchen. Also sortieren Sie ganz bewusst Fragen, die auch später beantwortet werden können, aus. Diese Art der Verdrängung ist ein durchaus reifer Bewältigungsprozess und sollte nicht verwechselt werden mit dem, was in der traditionellen Psychoanalyse unter Verdrängung oder Verschiebung verstanden wird.

Mit der bewussten Entscheidung, diese Fragestellungen gar nicht oder zu einem späteren Zeitpunkt zu bearbeiten, werden Menschen oft erst wieder handlungsfähig und können ihren Alltag sehr viel besser in den Griff bekommen. Von daher kann es sich bei dieser Art der Verdrängung um eine hilfreiche Strategie handeln. Häufig führen Ablenkung und das Erleben von positiven Ereignissen dazu, die grundsätzlichen Sorgen weniger bis gar nicht mehr wahrzunehmen. Daher zählt auch Ablenkung zu einer wichtigen und guten Bewältigungsstrategie.

> Grundsätzlich gilt: Es gibt nicht die richtige oder gute, die überlebensfördernde oder schlechte Bewältigungsstrategie. Im Umgang mit der Angst, die eine Krebserkrankung auslöst, sind alle Strategien erlaubt – auch Verdrängung und Ablenkung.

Verdrängung wird nur dann problematisch, wenn dadurch wichtige Entscheidungen verpasst werden. Wenn Patienten komplett verdrängen, erkrankt zu sein und sich deswegen nicht behandeln lassen, dann kann sich Verdrängung negativ auf die Lebensqualität und sogar das Überleben selbst auswirken. Wenn betroffene Patienten sich in einer weit fortgeschrittenen Erkrankungsphase befinden und unter Umständen nur begrenzt Zeit bleibt, um sich beispielsweise von Angehörigen verabschieden zu können, den Nachlass geordnet zu regeln oder wichtige Gespräche zu führen, dann kann eine rein verdrängende Bewältigungsstrategie sich nachteilig

für den betroffenen Patienten, aber ganz besonders auch für die Familie und die Angehörigen auswirken. Von daher ist es hilfreich für Menschen, die Verdrängung als ihre Hauptbewältigungsstrategie wählen, dass sie von Zeit zu Zeit mit einem Außenstehenden über ihre Strategie nachdenken und gemeinsam ein Auge darauf halten, ob wichtige Entscheidungen oder wichtige Gespräche anstehen.

Ablenkung hat noch einen weiteren positiven Aspekt. In Phasen, in denen viele Belastungen auf seelischer Ebene und viele schmerzhafte körperliche Erfahrungen anstehen, hilft Ablenkung und das Erleben positiver Momente im seelischen Gleichgewicht zu bleiben. Sich abzulenken und die Aufmerksamkeit auf positive Erlebnisse zu richten, bedeutet für viele Betroffene und Angehörige, eine kleine Pause von der Belastung zu erleben, eine kleine Auszeit aus einer schwierigen Situation zu erleben. Das ist wichtig, um für die anstehenden Herausforderungen Kraft zu tanken.

> Von daher ist es hilfreich, wenn Betroffene, Angehörige und das Umfeld immer wieder dafür Sorge tragen, dass freudige Momente erlebt werden können und der Blick auch in der Krankheitssituation bewusst auch auf all das gerichtet wird, was gut, intakt, stabil und gesund ist.

Medikamentöser Ansatz

In der Bewältigung von Angst, die durch eine Krebserkrankung ausgelöst wird, haben auch angstlösende Medikamente ihre Berechtigung. Dabei unterscheiden wir zwischen drei großen Gruppen von Medikamenten:

- Kurzfristig wirksame angstlösende Medikamente
- Lang wirksame angstlösende Medikamente
- Schlaffördernde Medikamente

Kurzfristig wirksame angstlösende Medikamente

Diese Medikamente werden eingesetzt, um Angst über einen kurzen Zeitraum zu behandeln; sie wirken rasch, und die Wirkung ist nicht lange anhaltend. Sie können auch vorsorglich eingesetzt werden, wenn angstauslösende Situationen wie zum Beispiel Untersuchungen oder unangenehme Therapien durchgestanden werden müssen. Ein typisches Beispiel für kurzfristig wirksame angstlösende Medikamente sind Substanzen aus der Benzodiazepin-Reihe, zum Beispiel Lorazepam. Diese Medikamente sollten nicht regelmäßig über einen längeren Zeitraum, sondern immer nur bei Bedarf und über kurze Zeit eingesetzt werden, denn diese Medikamente haben bei dauerhaftem Einsatz ein gewisses Suchtpotenzial.

Ist dauerhaft die Reduktion von Angst durch Medikamente notwendig, werden lang wirksame angstlösende Medikamente eingesetzt.

Lang wirksame angstlösende Medikamente

Dies sind in der Regel modernere Antidepressiva, die regelmäßig eingenommen werden müssen, damit es zu einem ausreichenden Wirkspiegel kommt. Bis zum endgültigen Eintritt der Wirkung werden etwa zwei Wochen benötigt.

> Diese Medikamente haben kein Suchtpotenzial und sie verändern die Persönlichkeit nicht.

In der Regel wird aus der Gruppe der Antidepressiva bei Krebspatienten eine Substanz ausgesucht, die möglichst wenige Wechselwirkungen mit anderen Medikamenten hat. Die modernen Antidepressiva sorgen dafür, dass im Gehirn das Glückshormon Serotonin wieder länger zur Verfügung steht und dass insgesamt die Anspannung nachlässt, weniger häufig Angst auftaucht und Menschen sich eher wieder handlungsfähig fühlen. Patienten

beschreiben, dass sie verspüren, „wieder Boden unter den Füßen zu haben". Diese Art Medikamente wird über einen längeren Zeitraum, mehrere Monate bis Jahre, gegeben und sollten erst abgesetzt werden, wenn ein Patient sich mindestens sechs Monate durchgehend gut gefühlt hat. Zu Beginn müssen sie langsam ansteigend eindosiert, am Ende ausschleichend abgesetzt werden.

Schlaffördernde Medikamente

Viele Krebspatienten und ihre Angehörigen klagen über Schlafstörungen. Sie beschreiben, dass sie die anstehenden Herausforderungen tagsüber gut bewältigt bekommen, sie nachts aber oft wach liegen und grübeln und Angst empfinden. Die verabreichten Medikamente zur Behandlung der Krebserkrankung tun oft das Übrige dazu. Insbesondere in Phasen der Chemotherapie und unter der antihormonellen Therapie können vermehrt Schlafstörungen auftreten. Je nachdem wie belastend diese Schlafstörungen empfunden werden, sollte immer auch über einen Einsatz von Schlafmedikamenten nachgedacht werden. Für diese Substanzklasse gilt dasselbe wie für die kurzwirksamen Angstlöser: Sie sollten nicht regelmäßig und über längere Zeiträume eingesetzt werden, da sie ein gewisses Suchtpotenzial haben.

Gleichwohl kann es sinnvoll sein, kurzfristig Schlafmittel einzusetzen, um das Schlafen wieder zu erlernen. Darüber hinaus helfen Maßnahmen zur Unterstützung einer Schlafhygiene: regelmäßiger Lebensrhythmus, Aktivität am frühen Morgen, schlaffördernde Rituale am Abend.

Gesprächsorientierter Ansatz zur Angstreduktion

Verstehen ist die Grundlage für Bewältigung

In vielen belastenden Situationen kann es hilfreich sein, sich in Ruhe darüber klar zu werden, wodurch genau diese Belastung ausgelöst wird. Für die Angst bedeutet das, sich zu fragen:

- Wovor genau habe ich eigentlich Angst?
- Wann taucht diese Angst auf?
- Was liegt der Angst zugrunde?

Im Gegensatz zum nicht problemorientierten Ansatz geht es hier um Konfrontation mit den zugrunde liegenden Gefühlen und Gedanken. Wenn Menschen sich diese Fragen stellen und ihre ganz eigenen Antworten darauf finden, wird es häufig möglich, die darunterliegenden Gefühle genauer zu betrachten: Oft schildern Menschen Angst, meinen aber neben der Angst auch Trauer, Wut und Ohnmacht. Diese Gefühle besser zu verstehen und zu sortieren, bedeutet auch, sie besser bewältigbar zu machen.

In Gesprächen kann genau unterschieden werden zwischen realitätsbezogener Angst, also einer Angst, die tatsächlich auf einer realen Gefahr und Bedrohung zum Beispiel durch die Erkrankung beruht, und einer irrationalen Angst, die meist andere Ursachen und weiter zurückliegende Quellen hat. Dadurch kann im nächsten Schritt die Bewältigung der realitätsbezogenen Angst getrennt werden von der Bewältigung der irrationalen Angst, die üblicherweise andere Herangehensweisen benötigt.

Realitätsbezogene Angst

Bei der genaueren Betrachtung der realitätsbezogenen Angst geht es häufig um die Frage: Was genau passiert, wenn meine Krankheit weiter fortschreitet, wenn keine Heilung mehr möglich wäre und ein Leben im Angesicht des Todes gestaltet werden muss? Patienten und Angehörige fragen sich, welche Herausforderungen dann auf sie zukommen, und ob sie schon heute Vorbereitungen treffen müssen, um eine solche Phase später bewältigen zu können. Unter der so präsentierten Angst liegen also wichtige und hilfreiche Fragen, deren unmittel-

bare Beantwortung durchaus sinnvoll erscheint. Zum einen kommt es nach Klärung wichtiger Vorbereitungen häufig zur inneren Ruhe und die gedankliche Vorwegnahme einer späteren Situation lässt Patienten und Angehörige deutlich besser vorbereitet in die dann anstehende Veränderungen eintreten. Wenn ein ängstlicher Patient fragt, ob es beim Fortschreiten seiner Erkrankung in der letzten Lebensphase möglich werden könnte, dass er zu Hause bleibt, dann ist es höchst sinnvoll, ihn zu ermutigen, diese Frage mit seinen Angehörigen zu besprechen. In der Regel führen allein das Ansprechen dieser Sorge bzw. deren Enttabuisierung und das gemeinsame Bemühen um eine Lösung schon zu einer erheblichen Erleichterung bei allen Beteiligten.

Irrationale Ängste

Anders verhält es sich mit irrationalen Ängsten, die darauf beruhen, dass Menschen nicht ausreichend informiert sind, falsche Zuschreibungen und Vorstellungen haben oder in ihrer Angst verschiedene Aspekte zusammenführen, die inhaltlich gar nicht zusammengehören. Ein sehr früher Krankenhausaufenthalt als Kleinkind (damals noch unter strikter Trennung von den Eltern) kann zum Beispiel zu einer lebenslangen Angst vor Krankenhausaufenthalten führen, obwohl die damalige Situation (abhängiges Kleinkind) in der Erwachsenensituation längst nicht mehr gegeben ist. Bei irrationalen Ängsten lohnt es sich oft, mit den Betroffenen die versteckte Quelle der irrationalen Angst aufzusuchen und von der gegenwärtigen Situation zu trennen. Hierfür ist in der Regel fachliche Unterstützung notwendig.

Das Ziel des gesprächsorientierten Ansatzes ist immer, dass Menschen in die Lage versetzt werden, eine eigene Position, eine eigene Haltung der potenziellen oder der realen Gefahr gegenüber zu entwickeln. Es geht darum, in Gedanken der potenziellen Bedrohung entgegenzutreten und eine Idee zu entwickeln, wie man sich zu dieser Bedrohung stellt. Einige Patientenbeispiele sollen das im Folgenden verdeutlichen. Es sind Aussagen von Patienten, die am Ende einer Reihe von Gesprächen für sich zu folgendem Ergebnis gekommen sind:

- Patient M.: „Es war schwierig, aber ja, ich habe mich entschieden, noch einmal ins Leben zu vertrauen, auch wenn ich weiß, dass noch mal ein Rezidiv meiner Erkrankung kommen kann."
- Patientin K.: „Einerseits lebe ich von Tag zu Tag, und gleichzeitig lasse ich die langfristige Perspektive nicht aus dem Auge."
- Patientin Sch.: „Ich mache mir keine Gedanken mehr, ob ich noch drei Monate oder drei Jahre lebe. Wichtig ist mir, dass ich gut lebe."
- Patientin B.: „Ich möchte mich so lange mit dem Thema Tod und Sterben auseinandersetzen, bis ich Frieden schließen kann mit der Vorstellung, sterben zu müssen und mich von meinen Kindern und meinem Mann verabschieden zu müssen."
- Patientin W.: „Ich möchte einfach hoffen, und für die nächsten zwei Monate tue ich das auch, danach kann ich mich innerlich vorbereiten auf die nächste Nachsorge und ein mögliches nächstes Rezidiv."

Die Aussagen sollen verdeutlichen, dass es ganz unterschiedliche Wege gibt, der Angst entgegenzutreten und sie auf die eine oder andere Art so gut wie möglich zu bewältigen.

Leider werden Krebspatienten immer wieder aufgefordert, „positiv zu denken". Es wird gesagt, dass sie kämpfen **müssen** und keine Angst haben **dürfen**. Beides ist nicht wahr!

„Positives Denken" führt nicht zu einer verlängerten Überlebenszeit!

Krebserkrankte und deren Angehörige haben Angst und dürfen Angst haben. Wenn es ihnen gelingt, die Angst in Schach zu halten, sie vielleicht sogar zu bewältigen und positive Erkenntnisse für ihren Alltag daraus zu gewinnen, dann ist ein großer Schritt getan, an deren Ende vielleicht eine positive Grundhaltung stehen kann. Die Aufforderung, positiv denken zu müssen, führt aber im Gegenteil häufig zu sehr viel Druck oder gar einem schlechten Gewissen, weil man nicht „kämpferisch genug mit der eigenen Situation umgeht" und schlussendlich zu dem Gefühl, nicht über die Angst sprechen zu dürfen. Die Aufforderung hilft also nicht, die Angst zu bewältigen, sondern behindert den Prozess der Bewältigung.

Zwei Perspektiven gleichzeitig ins Auge fassen

Da häufig im Verlauf einer Krebserkrankung der weitere Verlauf unklar bzw. nicht vorherzusehen ist, ob noch viel oder eher weniger Zeit zur Verfügung steht, fragen sich Menschen, für welche Lebensrahmenbedingungen sie einen Plan schmieden sollen: Sollen sie ihr Leben so gestalten, dass sie davon ausgehen, nur noch kurze Zeit zur Verfügung zu haben und jeden Tag für sich zu genießen („carpe diem"), oder sollen sie lieber eine langfristige hoffnungsvolle Position einnehmen und Lebensentscheidungen dementsprechend fällen? Zur Beantwortung dieser Frage ist es hilfreich, ganz offen über beide Perspektiven zu sprechen, sich beide Lebensentwürfe genauer anzuschauen und die Gemeinsamkeiten und Unterschiede herauszuarbeiten.

4

Eine junge Patientin, Frau W. äußert sich zur Bewältigung ihrer weit fortgeschrittenen Brustkrebserkrankung drei Monate vor ihrem Tod folgendermaßen:

„Das letzte Gespräch bei Ihnen, indem wir über meinen Tod gesprochen haben, ihn sozusagen vorbereitet haben, hat dazu geführt, dass ich mit meinem Partner gesprochen habe und ich jetzt weiß, dass sich, wenn es soweit sein sollte, zu Hause sterben kann.

Es hat mich sehr beruhigt, und weil es mir auch körperlich wieder besser geht, glaube ich schon wieder, dass ich es doch schaffen kann …" ◀

Dieses Zitat ist ein typisches Beispiel dafür, dass Menschen dann Hoffnung schöpfen, wenn wir uns mit ihnen über ihre Angst unterhalten.

Kurzfristige Maßnahmen gegen Angst

Erlebte Angst grundsätzlich zu begreifen als eine wichtige Reaktion auf Gefahr, als Vorbereitung von Flucht und Kampf, macht verständlich, dass mit „gegenteiligen" körperlichen Maßnahmen Körper und Seele davon überzeugen werden können, nicht in Gefahr zu sein. „Gegenteilige" Maßnahmen meint in diesem Falle vor allem das Gegenteil von Flucht:

- Etwas Warmes essen oder trinken
- Oder auch Kaugummi kauen
- Körperliche Nähe suchen
- Angst aussprechen
- In Ruhe einen Plan entwickeln

All diese Verhaltensweisen können bewusst eingesetzt werden, um deutlich zu signalisieren: Es besteht keine akute Gefahr!

Insbesondere bei Menschen mit und nach einer Krebserkrankung führen kleine körperliche Symptome schnell zu einer generellen Verunsicherung und der Frage, ob die Krebserkrankung sich hinter diesen Symptomen versteckt. Kopfschmerzen, die auch früher schon einmal auftraten, werden jetzt als bedrohliches Symptom wahrgenommen. Selbst der Schmerz im Fuß erscheint verdächtig auf eine Metastase der Krebserkrankung zu sein. Hier hilft es häufig, einen klaren Plan zu entwickeln, wie lange Symptome als vorübergehend betrachtet und wann ein Arzt aufgesucht werden sollte.

❯ Als Faustregel könnte folgende Idee dienen: Bei milden Symptomen, die bekannt sind und die man von früher kennt, können drei Tage abgewartet werden. Bei länger anhaltenden Symptomen und bei Beschwerden, die noch unbekannt sind, wird ein Arzt aufgesucht und explizit danach gefragt, ob diese Beschwerden im Zusammenhang mit der Krebserkrankung stehen können.

4.10 Professionelle Unterstützung – psychoonkologische Angebote

Viele der oben angesprochenen Bewältigungsstrategien können eigenständig umgesetzt werden. Inzwischen gibt es aber auch eine ganze Reihe von Unterstützungsangeboten, die bei der Krankheitsbewältigung und bei der Angstbewältigung für Patienten und Angehörige hilfreich sind.

Wann ist es sinnvoll, über professionelle Unterstützung nachzudenken?

- Wenn Ihre Belastungen und Ihre Ängste größer sind als Ihre eigenen Bewältigungsmöglichkeiten
- Wenn Sie das Gefühl haben, mit der Erkrankung und deren Therapie nicht wirklich gut zurechtzukommen
- Wenn Sie das Gefühl haben, mehr Unterstützung zu benötigen
- Oder wenn Sie einfach wissen möchten, ob es Ihnen mit Unterstützung noch besser gehen könnte

Professionelle Unterstützungsangebote während des Krankenhausaufenthaltes Sollte die Behandlung Ihrer Krebserkrankung mit einem Krankenhausaufenthalt einhergehen, können Sie schon während des stationären Aufenthaltes um professionelle Unterstützung bitten. In der Regel stehen dort neben dem ärztlichen und pflegenden Personal sowohl der Sozialdienst, die Seelsorge, das Case Management und Psychoonkologen zur Unterstützung bereit. Fragen Sie Ihren behandelnden Arzt, welche Art der Unterstützung er Ihnen empfehlen würde und bitten Sie ihn, diese Kontakte herzustellen.

Häufig können Ihnen die Kollegen aus dem Sozialdienst und die Psychoonkologen auch für die Zeit nach der Entlassung Empfehlung für die weitere Unterstützung geben.

Professionelle Unterstützungsangebote im ambulanten Bereich Nach der Entlassung aus dem Krankenhaus und auch nach der Entlassung aus der Erstbehandlung fühlen sich Patienten und Angehörige häufig allein gelassen. Dabei stehen im ambulanten Bereich viele Unterstützungsangebote zur Verfügung:

- Krebsberatungsstellen
- Selbsthilfegruppen
- Psychoonkologen

4.10.1 Krebsberatungsstellen

In vielen Städten und Regionen gibt es eine Krebsberatungsstelle, deren Personal Ihnen sowohl mit psychosozialen Beratungen als auch mit sozialrechtlichen Informationen zur Seite stehen. Die Krebsberatungsstelle in Ihrer Nähe finden Sie auf der Internetseite ▶ www.krebsinformationsdienst. de unter der Rubrik Krebsberatungsstellen und unter Eingabe Ihrer Postleitzahl.

4.10.2 Selbsthilfegruppen

Für viele Patienten ist der Austausch mit Menschen, die die gleiche oder eine ähnliche Erkrankung haben, ausgesprochen hilfreich. Dort finden sie genau den Raum zur Auseinandersetzung, den sie benötigen, um sich über die Konsequenzen und Auswirkungen auf das eigene Leben bewusst zu werden, und sie finden ausreichend Ermutigung, die notwendigen Schritte in die Wege zu leiten. Selbsthilfegruppen sind häufig krankheitsbezogen (zum Beispiel Brustkrebs, Darmkrebs), manchmal altersbezogen (zum Beispiel „Jung und Krebs") und manchmal auch therapiebezogen (zum Beispiel Stammzelltransplantationsgruppe). Erfreulicherweise gibt es in vielen Städten inzwischen auch Gruppen für Angehörige von Krebserkrankten. Welche Gruppe zu Ihnen passt, hängt nicht zuletzt davon ab, wie sich die Gruppen bei Ihnen vor Ort zusammensetzen und mit welchen Teilnehmern Sie Lust und Interesse an einem Austausch haben. Probieren Sie also bei Möglichkeit ruhig verschiedene Gruppen aus. Informationen über die vorhandenen regionalen und überregionalen Selbsthilfegruppen erhalten Sie entweder in der Krebsberatungsstelle oder ebenfalls unter ▶ www. krebsinformationsdienst.de.

4.10.3 Psychoonkologen

Eine ganze Reihe Patienten und auch Angehörige sind skeptisch, wenn es um Psychoonkologie geht. Für sie ist psychologische Unterstützung gleichbedeutend mit einer psychischen Erkrankung, Instabilität oder Depression. Das ist nicht richtig. Psychoonkologie ist eher wie ein individuelles Seminar zum Thema „Wie gehe ich mit meiner Krebserkrankung und deren Folgen um?" zu verstehen.

Psychoonkologen sind Experten aus verschiedenen medizinischen Bereichen, die es sich zur Aufgabe gemacht haben, Krebserkrankte und ihre Angehörigen bei der Bewältigung der Erkrankung und all den damit einhergehenden Herausforderungen zu unterstützen. Das können Heilpraktiker mit einer speziellen Fortbildung, psychologische und ärztliche Psychotherapeuten oder auch Fachärzte für psychosomatische Medizin oder Psychiatrie sein. In der Regel absolvieren sie eine über 100-stündige Fortbildung im Bereich Psychoonkologie.

Die Unterstützung durch einen Psychoonkologen wird entweder von Ihrer Krankenkasse übernommen, von einem Verein finanziert oder muss von Ihnen selbst bezahlt werden. Das hängt insbesondere mit der Frage zusammen, ob der Psychoonkologe eine Zulassung zur Behandlung im Rahmen der gesetzlichen und privaten Krankenkassen hat oder nicht. Bei der Terminvereinbarung sollten Sie also genau danach fragen. Auf der Suche nach professioneller Unterstützung durch einen Psychoonkologen können Sie Ihren behandelnden Onkologen oder in der Krebsberatungsstelle fragen oder sie können ebenfalls auf der Seite ▶ www.krebsinformationdienst.de unter der Rubrik Psychoonkologen Ihre Postleitzahl angeben. Dann erscheinen alle Psychoonkologen in Ihrer Umgebung, die die qualifizierte Fortbildung absolviert haben.

Es mag immer noch vorkommen, dass es eine gewisse Hürde darstellt oder auch eine gewisse Scham mit sich bringt, um professionelle psychologische Hilfe zu bitten. Tagtäglich erleben wir, dass Patienten sehr erleichtert sind, wenn sie diese Hürde genommen haben und feststellen, dass sie nicht als psychisch krank oder gar „verrückt" gelten, sondern dass es Verständnis gibt für eine außergewöhnlich schwierigen Herausforderung im Lebensverlauf, die es bestmöglich zu bewältigen gilt. In der Psychoonkologie begegnen wir in der Regel psychisch gesun-

den Menschen, deren Lebensrahmenbedingungen „verrückt" sind. Häufig dauern psychoonkologische Begleitungen deutlich kürzer als eine übliche Psychotherapie.

Mit dem Psychoonkologen als neutraler Person fällt das Gespräch über die erlebten Belastungen und die zugrunde liegenden Ängste in der Regel viel leichter als mit Angehörigen, die man nicht zusätzlich belasten möchte. Oft wird im Gespräch mit dem Psychoonkologen auch ein Gespräch mit den Angehörigen vorbereitet, sodass es leichter fällt, in der Familie offen zu sprechen.

Psychoonkologen bieten Gespräche mit Einzelpersonen, mit Paaren, mit der ganzen Familie oder auch in Gruppen an. Es hängt nicht zuletzt von Ihren Vorstellungen und Wünschen ab, von Ihrem Anliegen und Ihren Sorgen, welche Art der Unterstützung die passendste für Sie ist. Das können Sie in einem ersten Probegespräch bei dem Psychoonkologen klären.

Auch hier gilt: Probieren Sie ruhig zu Beginn verschiedene Psychoonkologen aus, bis sie das Gefühl haben, gut aufgehoben und verstanden zu sein.

All das an Sorgen und Belastungen, was ausgesprochen werden kann, was verstanden wird, kann besser bewältigt werden. Hilfe in Anspruch zu nehmen, ist kein Zeichen von Schwäche. Stattdessen ist das psychoonkologische Beratungsangebot eine zusätzliche Chance.

Das folgende Zitat von Gerald Hüther (2005) soll Sie auf Ihrem Weg zur Bewältigung ermutigen:

» Angst erzeugt Veränderungsdruck. Die Angst ist kein angenehmes Gefühl, und der Rückfall in archaische Notfallmuster der Verhaltenssteuerung ist kein beglückender Zustand. Deshalb sucht jeder Mensch, wenn er die Not und Angst überstanden hat, nach Lösungen, die dazu beitragen, ihm diese Erfahrung künftig zu ersparen. Meist wird dann eine der beiden Möglichkeiten gewählt:

entweder man verändert die Verhältnisse, die die Angst auslösen, und versucht so, die Welt und die anderen Menschen an sich selbst und seine eigenen Bedürfnisse anzupassen.

Oder man verändert sich selbst und versucht, sich und seine eigenen Bedürfnisse an die jeweils herrschenden Verhältnisse so anzupassen, dass es künftig nicht mehr zu diesen angstauslösenden Diskrepanzen zwischen der eigenen Erwartungshaltung und den eigenen Kompetenzen und der realen Welt kommt.

Nur wenigen Menschen gelingt eine dritte Form der Veränderung, die sich als Bewusstseinswandel manifestiert. Auf dieser Stufe wird weder eine Veränderung der Verhältnisse noch des eigenen Verhaltens als wichtigste Voraussetzung zur Überwindung der Angst betrachtet, sondern eine andere Bewertung des Geschehens im Außen und im eigenen Inneren angestrebt. Grundlage dieser neuen Bewertung ist eine veränderte Haltung, eine andere Einstellung der betreffenden Personen gegenüber dem Leben und dem, worauf es im eigenen Leben wirklich ankommt.

» Ein Leben mit oder nach einer Krebserkrankung ganz oder ohne Angst ist kaum vorstellbar. Die Patientin N. bringt es auf den Punkt:

„Die Angst ist nicht weg, aber ich habe gelernt, mit ihr umzugehen!"

Entspannung

Alexandra Wilkenhöner

Inhaltsverzeichnis

© Springer-Verlag GmbH Deutschland, ein Teil von Springer Nature 2021
A. Petermann-Meyer et al. (Hrsg.), *Leben mit Krebs*,
https://doi.org/10.1007/978-3-662-59166-6_5

5.1 Einleitung

Eine Krebserkrankung kann zu erhöhter Anspannung, zu Ängsten, innerer Unruhe und Stress führen. Entspannungsverfahren stellen eine Möglichkeit dar, diese Gefühle zu reduzieren. In diesem Kapitel erhalten Sie einen kleinen Einblick in die Grundlagen der Entspannung und in verschiedene Entspannungsverfahren: in die progressive Muskelrelaxation (PMR), das autogene Training, imaginative Verfahren und die Hypnotherapie. Das Achtsamkeitstraining („mindfulness-based stress reduction", MBSR) wird in ► Kap. 6 erläutert.

Entspannungsverfahren können bei einer Vielzahl von Beschwerden helfen: Nervosität, Angststörungen, Schmerzen, Schlafstörungen, Anspannung, manchen Herz-Kreislauf-Erkrankungen (zum Beispiel Bluthochdruck), Depression und bei körperlichen Beschwerden, die eine psychische Ursache haben (somatoforme Störungen). Bei der Krebsbehandlung können Entspannungsverfahren dazu beitragen, krankheits- und therapieassoziierte Symptome, wie zum Beispiel depressive Verstimmungen, Angst, Feindseligkeit, Übelkeit und Schmerz zu reduzieren und somit Ihr Wohlbefinden und Ihre Lebensqualität zu verbessern Alle genannten psychischen und körperlichen Symptome können durch Anspannung entstehen oder verstärkt werden. Daher können Entspannungsverfahren dabei helfen, diese zu bekämpfen.

Sie als Patienten und Angehörige können daher von Entspannungsverfahren profitieren. Entspannungsverfahren und Hypnotherapie haben für sich jedoch keinen Effekt auf die Entstehung oder den Verlauf von Krebserkrankungen.

Um zu verstehen, warum Entspannungsverfahren helfen, wenden wir uns zunächst dem Teil unseres Nervensystems zu, der sich unserem Bewusstsein entzieht und ganz eigenständig reagiert (das autonome Nervensystem) zu. Es sorgt für eine Verbindung des Gehirns mit den Organen (im Gegensatz zum somatischen Nervensystem, das für die Verbindung zur Außenwelt zuständig ist) und passt zum Beispiel unsere Atemfrequenz aktuellen Bedürfnissen an.

Das autonome Nervensystem besteht, etwas vereinfacht, aus zwei Gegenspielern (Antagonisten): Sympathikus und Parasympathikus. Der Sympathikus sorgt für eine Leistungssteigerung, der Parasympathikus ist für die Regeneration und den Aufbau von Energiereserven zuständig. Zu einer Leistungssteigerung kommt es in gefährlichen Situationen, dabei spielt es keine Rolle, ob es sich um eine körperliche oder psychische Bedrohung handelt. Besteht eine Bedrohung, dann bereitet der Sympathikus uns auf eine Kampf- oder Fluchtreaktion vor und löst dazu eine Vielzahl an leistungssteigernden Veränderungen in unserem Körper aus. Sollten Sie zum Beispiel (außerhalb eines Zoos) auf einen Tiger treffen, wird der Sympathikus Ihnen zur Seite stehen und eine Reihe körperlicher Reaktionen in Gang setzen. Er wird dafür sorgen, dass Sie besser wegrennen können (oder den Tiger bekämpfen können, falls Ihnen danach ist). Dazu wird er Blutdruck und Herzschlag erhöhen und die Versorgung des Gewebes und der Muskulatur mit Sauerstoff und Glukose (also Energie) verbessern. Zudem erweitern sich die Bronchien zur verbesserten Sauerstoffversorgung. Der Muskeltonus (der Spannungszustand des Muskels) wird erhöht, und wir beginnen zu schwitzen, um einem Überhitzen vorzubeugen. Die Magen- und Darmtätigkeit wird herabgesetzt. Die Verdauung Ihres Frühstücks hat nun wirklich keine Priorität mehr. Manchmal kommt es zudem zu einer Entleerung der Blase und des Darms, um unnötigen Ballast loszuwerden. Ein Teil dieser Reaktion wird direkt über die Nervenbahnen ausgelöst, der andere Teil geschieht über die Freisetzung von Botenstoffen wie zum Beispiel Adrenalin und Noradrenalin aus dem Nebennierenmark. Zusätzlich werden bei Stress auch weitere Hormone freigesetzt, zum Beispiel Kortisol.

Diese Vorgänge werden in einem Teil unseres Gehirns gesteuert, der Hypothalamus genannt wird (der Hypothalamus ist eine Art Kommandozentrale unseres Gehirns und regelt unter anderem auch die Aktivierung von Sympathikus und Parasympathikus). Kortisol sorgt zum Beispiel für eine Erhöhung des Blutzuckerspiegels, und es hat eine entzündungshemmende Wirkung.

Wenn Sie es geschafft haben, vor dem Tiger davonzulaufen (oder ihn zu bekämpfen), kommt der Parasympathikus zum Einsatz. Er senkt den Blutdruck, verlangsamt Atemfrequenz, Herzfrequenz und Puls. Die Bronchien ziehen sich zusammen, und die Magen-Darm-Tätigkeit wird gesteigert. Sie können sich von den Strapazen der Begegnung mit dem Tiger erholen und neue Reserven bereitstellen. Sie entspannen sich.

Die gleiche Reaktion kann hervorgerufen werden, wenn Sie beim Auto- oder Fahrradfahren in eine brenzlige Situation kommen, Sie nachts in einer gefährlichen Gegend plötzlich jemand hinter sich wahrnehmen, Sie Ihr Kind in einer Menschenmenge verlieren, Sie einen Vortrag halten müssen oder ein erstes Date haben. Und natürlich auch, wenn Ihnen jemand mitteilt, dass Sie Krebs haben. Das autonome Nervensystem unterscheidet nicht zwischen körperlichen und psychischen Bedrohungen. Bei psychischem Stress kann sich die beschriebene normale körperliche Reaktion unangenehm und bedrohlich anfühlen. So kann die Verringerung der Magen- und Darmaktivität zu einem flauen Gefühl im Magen und Übelkeit führen, die Erhöhung des Muskeltonus zu Zittern und Unruhe.

Wenn es sich nicht, wie bei der Begegnung mit dem Tiger, um ein einmaliges stressreiches Ereignis handelt, sondern um einen anhaltenden Stressor, wie eine Krebserkrankung, kann das Zusammenspiel von Sympathikus und Parasympathikus aus dem Gleichgewicht geraten. Überwiegt der Sympathikus über einen längeren Zeitraum, fehlen dem Körper die notwendigen Ruhephasen. Der anhaltende Stress kann Schlafstörungen, Bluthochdruck, eine Gewichtszunahme, eine Hemmung des Immunsystems, eine verminderte Leistungsfähigkeit und Depressionen zur Folge haben.

Wir können den Parasympathikus und die einhergehenden körperlichen Veränderungen nicht bewusst steuern, jedoch durch unser Verhalten Einfluss darauf nehmen. Hier kommen die Entspannungsverfahren ins Spiel. Sie führen zu einer Aktivierung des Parasympathikus und tragen somit zu einer körperlichen und psychischen Entspannung bei. Schon eine einmalige Anwendung eines Entspannungsverfahrens kann Linderung schaffen, ihre vollständige Wirksamkeit entfalten sie jedoch erst bei regelmäßiger Anwendung.

Bei der Wahl des Entspannungsverfahrens sollte man vor allem darauf achten, welches Verfahren den eigenen Vorlieben entspricht. Zudem kann es hilfreich sein sich zu überlegen, wann und wo man das Verfahren anwenden möchte. Ist es zum Beispiel wichtig, das Verfahren auch ohne Therapeutenanleitung anwenden zu können? Oder ist es wichtig, dass man das Verfahren auch unauffällig anwenden kann, wenn man von anderen Menschen umgeben ist? Innerhalb der verschiedenen Entspannungsverfahren gibt es nur geringe Unterschiede in der Wirksamkeit. Die progressive Muskelrelaxation (PMR) hat eine etwas höhere Wirksamkeit bei Anspannung und Nervosität als das autogene Training. PMR und autogenes Training können auch zur Vorbeugung bei Migräne angewendet werden. Bei großer körperlicher und psychischer Unruhe ist PMR vorteilhaft, da es weniger Konzentration benötigt als andere Entspannungsverfahren. Imaginative Verfahren (Phantasievorstellungen) sind besonders gut geeignet, um die emotionale Reaktion (zum Beispiel Angst), die durch Chemotherapie oder andere belastende Krankheitsphasen entsteht, zu verringern und das Wohlbefinden zu steigern. Auch postoperative Schmerzen können mit imaginativen Verfahren verringert werden.

Hypnotherapie kann nicht nur zur Entspannung, sondern auch zur Behandlung psychischer Erkrankungen hilfreich sein.

5.2 Kontraindikationen

Es gibt eine Reihe von Erkrankungen, bei denen von Entspannungsverfahren abzuraten bzw. besondere Vorsicht geboten ist und eine Anwendung nur in Absprache mit den behandelnden Ärzten oder Psychotherapeuten stattfinden sollte. Dies ist der Fall bei akuten Psychosen, akuter Migräne (die Gefäßerweiterung durch die Entspannungsverfahren kann die Beschwerden verstärken; wie oben dargestellt, kommen Entspannungsverfahren aber zur Vorbeugung von Migräneanfällen zur Anwendung), Herzfunktionsstörungen, Hypotonie (niedriger Blutdruck), Atemwegserkrankungen, manchen neurologischen Störungen, Zwangsstörungen, Hypochondrie, schweren Depressionen, Demenz und schweren Intelligenzminderungen.

5.3 Nebenwirkungen

Bei Entspannungsverfahren treten selten Nebenwirkungen auf, diese sind in der Regel gering ausgeprägt und mit dem Beenden der Entspannungsübung wieder verschwunden. Mögliche Nebenwirkungen sind vermehrte Selbstbeobachtung und eine veränderte Wahrnehmung der Umgebung (Derealisation) oder der eigenen Person (Depersonalisation), zum Beispiel kann es sich anfühlen, als würde sich alles in Zeitlupe abspielen. In ganz seltenen Fällen kann es vorübergehend auch zu einer Steigerung der inneren Unruhe oder zur Angst vor einem Kontrollverlust kommen. Das tritt aber in der Regel schon zu Beginn einer Entspannungsübung auf und diese sollte dann sofort abgewandelt oder unterbrochen werden.

5.4 Progressive Muskelrelaxation

Die progressive Muskelrelaxation (PMR) wurde in den 1930er-Jahren von Edmund Jacobson entwickelt. Diese ursprüngliche Form wird nur noch selten angewandt. Es gibt inzwischen eine Vielzahl von Abwandlungen, die vor allem in der Dauer und der Anzahl der einbezogenen Muskelgruppen variieren.

Bei der PMR wird eine Entspannung erreicht, indem verschiedene Muskelgruppen abwechselnd angespannt und entspannt werden. Der Ausführende lernt auf diese Art, den Unterschied zwischen den beiden Zuständen wahrzunehmen und zu beeinflussen. Ziel dabei ist es, nicht nur während der Durchführung der Übung zu entspannen, sondern auch im Alltag Anspannungszustände besser wahrzunehmen.

PMR können Sie sowohl im Sitzen als auch im Liegen durchführen. Wer viel Erfahrung hat, kann einzelne Schritte auch im Stehen durchführen. Zu Beginn sollten möglichst wenig äußere Reize (zum Beispiel Lärm) existieren, später sollten Sie auch unter ungünstigeren Bedingungen üben, um das Verfahren auch in akuten Stresssituationen gut anwenden zu können. In der Regel werden die Augen geschlossen gehalten, es ist aber auch möglich einen Punkt vor sich zu fixieren, falls es Ihnen unangenehm sein sollte, die Augen zu schließen.

Je nach Abwandlung kann die Aufmerksamkeit zunächst auf die Atmung gelenkt werden. Im Anschluss rücken die unterschiedlichen Muskelgruppen nacheinander in den Mittelpunkt der Aufmerksamkeit. Dazu beginnt man mit der rechten Hand und dem Unterarm (Linkshänder starten mit links). Um diese Muskelgruppe anzuspannen wird die Hand zu einer Faust geballt (die Anspannung soll dabei spürbar, aber nicht unangenehm sein). Währenddessen konzentriert man sich auf das Gefühl der Anspannung. Die Hand wird dann wieder entspannt. Die Entspannung der

Muskulatur kann gleichzeitig mit dem Ausatmen vollzogen werden. Nach dem Öffnen der Faust wird auf das Gefühl der Entspannung und auf den Unterschied zum Gefühl der Anspannung geachtet. Generell gilt, dass die Muskeln nur für wenige Sekunden (ca. 10 s) angespannt werden, die Entspannungsphase sollte dagegen ca. 30 s andauern.

Im Anschluss werden die Muskelgruppen von Armen, Gesicht, Hals, Oberkörper, Gesäß, Beinen und Füßen an- und entspannt. Ein Effekt stellt sich bereits ein, wenn die einzelnen Muskelgruppen einmalig angespannt und entspannt werden, eine Wiederholung kann den Effekt verstärken. Mit zunehmender Übung kann die Durchführung auch verkürzt werden, indem mehrere Muskelgruppen gleichzeitig angespannt und entspannt werden.

Es ist sinnvoll, diese Übung zunächst unter Anleitung durchzuführen. Zwischen den Sitzungen sollte täglich geübt werden. Mit der Zeit kann die PMR dann selbstständig durchgeführt werden.

5.5 Autogenes Training

Das autogene Training wurde 1928 von J. H. Schultz entwickelt. Es besteht aus sechs Schritten. Die Entspannung wird durch Autosuggestion, der Beeinflussung des eigenen Empfindens, Handelns und Denkens hervorgerufen. Autogenes Training wird am besten im Sitzen durchgeführt. Genau wie bei der PMR ist ein Üben zwischen den Sitzungen sinnvoll. Das autogene Training besteht aus sechs Übungen: den zwei Grundübungen, das sind die Schwereübung und die Wärmeübung, und den vier Organübungen, der Atemübung, der Herzübung, der Bauch- oder Sonnengeflechtsübung und der Stirnübung.

Bei der Schwere- und Wärmeübung wird die Aufmerksamkeit zunächst auf den Arm gelenkt. Dabei sagt man sich

wiederholt beruhigende Sätze wie „Mein Arm wird/ist schwer" und „Mein Arm wird/ist warm" (dies stellt eine Autosuggestion dar). Dabei wird die Veränderung, die entsteht, aufmerksam beobachtet.

Sollte man vor allem die Schwere fühlen, richtet man seine Aufmerksamkeit primär auf dieses Gefühl. Ist das Wärmegefühl dominant, richtet man seine Aufmerksamkeit hierauf. Es ist nicht notwendig, beides gleichermaßen intensiv zu empfinden.

Auf die Grundübungen folgen die verschiedenen organbezogenen Übungen, wobei es nicht notwendig ist, bei jeder Einheit alle Organübungen einzubeziehen. Bei den Organübungen erfolgt die Autosuggestion über Sätze wie „Die Atmung ist ruhig", „Das Herz schlägt regelmäßig und ruhig", „Der Leib ist strömend warm" und „Die Stirn ist angenehm kühl".

Am Ende des autogenen Trainings erfolgt eine reaktivierende Beendigung der Entspannungsübung (zum Beispiel „Arme strecken, tief durchatmen, Augen öffnen"). Wenn das autogene Training zum Einschlafen verwendet wird, sollte auf die Stirnübung und den Abschluss verzichtet werden.

Insbesondere die Wärmeübung zeigt deutlich, dass wir mithilfe unserer Vorstellung das autonome Nervensystem beeinflussen können. Durch die Übung verbessert sich die Durchblutung in den Extremitäten, und Arme und Hände können somit tatsächlich wärmer werden.

5.6 Imaginative Verfahren

Bei der Anwendung imaginativer Verfahren werden positive innere Bilder hervorgerufen und genutzt oder Abstandstechniken (Distanzierungstechniken) angewendet, um eine Entspannung herbeizuführen und von belastenden Gedanken und Gefühlen Abstand nehmen zu können. Um eine lebhafte

Imagination hervorzurufen, ist es hilfreich, alle Sinne mit einzubeziehen (Sehen, Hören, Riechen, Schmecken und Tasten). Hierzu gibt es zahlreiche Übungen, von denen hier einige erläutert werden:

5.6.1 Fantasiereisen

Fantasiereisen werden wie eine Geschichte erzählt. Dabei entstehen Bilder, die Ruhe, Geborgenheit, Kraft, Zuversicht oder andere positive Eindrücke hervorrufen können. Häufig werden dabei Bilder aus der Natur symbolhaft verarbeitet.

5.6.2 Sicherer Ort

Der sichere Ort ist eine imaginative Technik, bei der man sich einen realen oder imaginären Ort vorstellt, an dem man sich sicher und geborgen fühlt. Um diesen Ort in der Fantasie lebhaft werden zu lassen, ist es wichtig, sich ein genaues Bild zu machen. Dabei können Fragen wie „Was sehe ich?", „Was höre ich?", „Was fühle ich (auf meiner Haut)?", „Was rieche ich?" und „Was schmecke ich?" helfen.

Idealerweise ist man an diesem Ort alleine. Bezieht man eine weitere Person in diese Imagination mit ein, kann das zu Ablenkung und zum Abschweifen der Gedanken führen.

5.6.3 Tresorübung

Bei der Tresorübung werden nicht aushaltbare Gedanken oder Gefühle in der Vorstellung in einem Tresor eingeschlossen. Um diese Imagination lebhaft werden zu lassen, können Fragen wie „Welche Farbe hat der Tresor?", „Wie groß oder klein ist er?", „Um welche Art von Schloss oder Schlössern handelt es sich?" helfen. Diese Übung ist auch geeignet bei Gedanken und Gefühlen, die man zu einem späteren Zeitpunkt wieder hervorholen möchte.

5.7 Hypnotherapie

Hypnotherapie kann zur Entspannung führen, ist jedoch mehr als ein reines Entspannungsverfahren. Unter Hypnose ist unsere Vorstellungskraft erhöht, was hilfreich zur Erinnerung von früheren Ereignissen und zum Entdecken von individuellen Bewältigungsstrategien und Fähigkeiten sein kann. Die Hypnotherapie wird zum Beispiel beim Umgang mit chronischen Schmerzen, Ängsten und Erschöpfungszuständen eingesetzt.

In Film, Fernsehen und Literatur wird Hypnose oft als eine Technik dargestellt, die es Therapeuten ermöglicht, die Gedanken und das Verhalten des Hypnotisierten zu steuern. Der Hypnotisierte folgt den Anweisungen des Therapeuten und kann, auch nach der eigentlichen Hypnose, durch Signale schlagartig in den Trancezustand zurückversetzt und dazu gebracht werden, eine bestimmte Handlung zu vollziehen. Dies hat wenig mit tatsächlicher Hypnotherapie zu tun. Im Gegensatz zu der Darstellung in vielen Filmen, führt Hypnose nicht dazu, dass der Therapeut Sie dazu bewegen kann, eine Handlung durchzuführen, die Sie nicht durchführen möchten. Die Kontrolle über das eigene Handeln bleibt stets bei Ihnen.

Der tranceähnliche Zustand der Hypnotherapie ist mit dem Zustand kurz vor dem Einschlafen vergleichbar: Wir denken primär in Bildern, unser Körper und unsere Umgebung kann verändert wahrgenommen werden. So kann sich durch Hypnose ein Körperteil sehr schwer oder leicht anfühlen oder die Stimme des Therapeuten einen veränderten Klang erhalten.

Eine Hypnose beginnt stets mit einer Technik, die den Trancezustand hervorruft. Beispielsweise zählt der Therapeut von 100 rückwärts, und der Patient soll bei jeder Zahl abwechselnd die Augen schließen und wieder öffnen. Auch die bekannte Pendeltechnik kann hierfür genutzt werden, dazu wird ein schwingendes Pendel mit den Augen fixiert.

Eine Technik der Hypnotherapie ist die indirekte Suggestion. Dabei wird dem Patienten eine Auswahl von zwei Möglichkeiten gegeben, die beide zu dem gewünschten Resultat führen. Dabei kann es sich zum Beispiel im Rahmen der Einleitung der Trance um den Satz „Vielleicht merken Sie, dass Ihre Augen langsam schwer werden und Sie diese früher oder später schließen möchten" handeln. Diese Vorgehensweise verleitet den Patienten dazu, seine Augen, früher oder später, zu schließen. Möchte ein Patient jedoch nicht die Augen schließen, kann er den gestellten Vorschlag einfach ignorieren oder protestieren. Eine Suggestion funktioniert nur, wenn sie vom Gegenüber akzeptiert wird.

Die gestellten Suggestionen können dabei so lebhaft wie physische Reize wahrgenommen werden. Während der Hypnose sind wir eher geneigt eine Äußerung des Therapeuten als zutreffend wahrzunehmen. Wenn der Therapeut zum Beispiel sagt „vielleicht fühlt sich ihre Hand allmählich kalt an", so ist der Patient eher geneigt, dem zu glauben und ein Gefühl von Kälte zu empfinden. Ist die Hypnose ausreichend tief, ist es möglich, durch derartige Suggestionen Körperempfindungen so stark zu verändern, dass zum Beispiel ein Zahn ohne Narkose gezogen werden kann.

Die Hypnotherapie kann nur durch einen erfahrenen und in Hypnotherapie ausgebildeten Therapeuten angeleitet werden.

5.8 Zusammenfassung

Wir hoffen mit dieser Einführung in die Entspannungsverfahren und die Hypnotherapie ein wenig Neugierde auf diese Verfahren bei Ihnen ausgelöst zu haben. Sollten Sie gerade erfahren haben, dass Sie eine Krebserkrankung haben oder sollten Sie Angst oder Schmerzen haben oder unter den Nebenwirkungen der Behandlung leiden, möchten wir Sie dazu ermutigen, eines der beschriebenen Verfahren auszuprobieren.

> **Übersicht**
>
> Entspannungsverfahren werden als Einzel- und Gruppensitzungen angeboten. Die Eigenbeteiligung an den Kosten für Entspannungsverfahren variiert je nach Krankenkasse, daher sollten Sie sich am besten direkt bei Ihrer Krankenkasse darüber informieren. Die Krankenkasse ist ebenfalls ein guter Ansprechpartner um zu erfahren, welche Entspannungsangebote es bei Ihnen in der Nähe gibt. Für die spätere Anwendung zu Hause gibt es zahlreiche CDs und Youtube-Videos, manche Krankenkassen stellen auch einen kostenlosen Download auf ihren Internetseiten zur Verfügung.
>
> Hypnotherapie ist eine Leistung, die von den gesetzlichen Krankenkassen übernommen wird, sofern sie bei einem Arzt oder einem psychologischen Psychotherapeuten mit einer Weiterbildung in Hypnotherapie durchgeführt wird.

Achtsamkeit

Elisabeth Brügmann

Inhaltsverzeichnis

© Springer-Verlag GmbH Deutschland, ein Teil von Springer Nature 2021
A. Petermann-Meyer et al. (Hrsg.), *Leben mit Krebs,*
https://doi.org/10.1007/978-3-662-59166-6_6

Ein bekanntes Trainingsprogramm um Achtsamkeit zu üben, wird MBSR (**m**indfulness-**b**ased **s**tress **r**eduction) genannt und heißt übersetzt: Stressabbau durch Achtsamkeit. Hier erhält man einen guten Einblick, was Achtsamkeit ist. Zudem werden verschiedene Achtsamkeitsübungen vorgestellt, die jeder in seinen Alltag einbauen kann. Das Augenmerk liegt dabei stets auf dem gegenwärtigen Augenblick.

6.1 Den Augenblick beachten

Die meisten Menschen kennen sich mit schwierigen Situationen aus. Wir alle geraten früher oder später in Krisen. In den meisten Fällen stellen wir nach einer Weile fest, dass die Situation nicht von Dauer ist und wir wieder Freude, Leichtigkeit und Glück erfahren können.

Was ist aber, wenn es sich um eine Situation handelt, die einfach das ganze Leben verändert? Wenn plötzlich der Boden unter unseren Füßen sich wie Luft anfühlt? Wenn völlig klar ist, dass nichts mehr so sein wird, wie es vorher war? Der Zustand der Hilflosigkeit und Ungewissheit verunsichert uns. Solche Übergänge bringen die bisherige Ordnung durcheinander; manchmal können sie jedoch auch hilfreich sein und etwas Neues entstehen lassen.

Ich möchte Ihnen Mut machen, gerade in unsicheren Zeiten kreative Möglichkeiten zu sehen. Wir können Vieles nicht im Voraus wissen, zum Beispiel welche Auswirkungen eine Entscheidung, die einmal getroffen ist, haben wird. Wir können es nicht wissen. Das ist auch gut so, denn dadurch entsteht etwas Neues mit neuen Möglichkeiten, und es besteht Hoffnung.

Oft sind wir sehr aufmerksam und achtsam, wenn es darum geht, unsere täglichen Aufgaben zu erfüllen oder den Erwartungen unserer Familie zu entsprechen. Wir bekommen sehr gut mit, wenn sich etwas Neues bei den Kindern, Freunden oder dem Partner ereignet. Schwieriger wird es, die eigenen Veränderungen wahrzunehmen. Wenn wir uns in einer neuen Situation wiederfinden, ist es möglicherweise nötig, uns neu kennenzulernen.

Hier kann die Praxis der Achtsamkeit hilfreich sein. Bei der Durchführung von Achtsamkeitsübungen geht es darum, die eigenen gedanklichen, emotionalen (mit Gefühlen verbundenen) und körperlichen Prozesse zu beobachten. Hierbei sollten alle Prozesse beachtet werden, angenehme wie auch die unangenehmen. Bei der Beobachtung sollte es keine Unterscheidung geben. Es geht um eine Begegnung mit sich selbst. In der achtsamen Stille kommen Sie in Kontakt mit Ihrem denkenden Gehirn, das glaubt, immer etwas tun zu müssen, zum Beispiel beurteilen, verändern, bewerten, einordnen, in Worte fassen und Lösungen finden. Wenden Sie sich diesen geistigen Aktivitäten achtsam, freundlich und mitfühlend zu. Entwickeln Sie für sich selbst und für andere Menschen eine Haltung der Achtung, der Freundlichkeit und der Wertschätzung. Es ist hilfreich, sich selbst und anderen gegenüber eine freundliche und gütige Haltung zu entwickeln. Dadurch machen sie sich unabhängig. Gefühle und Gedanken werden immer da sein, sie verschwinden ja nicht. Jedoch werden Sie sich, mit einer inneren Haltung der Freundlichkeit und Güte, frei fühlen inmitten aller Gedanken und Gefühle. Probieren Sie es aus, und Sie werden erstaunt sein.

Es fällt dem Geist nicht leicht, still zu sein. Genau an diesem Punkt fängt das Üben an. Konzentrieren Sie sich auf Ihre Atmung, und lassen Sie die Gedanken still werden. Das ist zu Beginn ungewohnt und nicht immer einfach. Streben Sie geduldig nach der Stille. Der ständig denkende Geist hört irgendwann auf, immer neue Gedanken zu produzieren. Nach einer Weile des Übens verändert sich die Qualität des Denkens und Fühlens. Versuchen Sie es. Hören sie sich eine Weile selbst zu und seien sie sich ein guter, wohlwollender Freund bzw. eine gute wohlwollende Freundin.

Während einer solchen Übung ist es hilfreich, auf die Atmung zu achten. Wenn sie bemerken, dass sie abgelenkt werden, kehren sie wieder zur Atmung zurück. Die Atmung ist Ihr Surfbrett, auf dem Sie wie auf einer Welle reiten können. Wenn Sie runterfallen, steigen Sie wieder auf. Stellen Sie sich einen hübschen, friedlichen Strand vor, auf den die Welle zurollt. Je öfter Sie üben, umso leichter wird es. Entwickeln Sie für sich eine Haltung der Freundlichkeit und Fürsorge, sodass Sie sich selbst wünschen können, sicher und beschützt in der Welt zu sein, Glück und Freude empfinden zu können und zufrieden zu sein, so wie es jetzt gerade ist. Das zentrale Wesen der Achtsamkeit ist Freundlichkeit, Güte und Mitgefühl für sich selbst und für alle fühlenden Wesen.

Sie können alleine üben, sich ein Buch oder eine CD zu diesem Thema kaufen, einen Kurs im Netz herunterladen oder einen Kurs besuchen, in dem Sie Achtsamkeitstraining in einer Gruppe üben. Das macht es oft einfacher, so eine neue Technik zu erlernen. Solche Kurse werden vor Ort über mehrere Wochen oder auch im Rahmen einer Woche oder eines Wochenendes kompakt angeboten. Sie bestehen in der Regel jedoch aus acht Einheiten mit einem Umfang von jeweils zwei bis drei Stunden, und manchmal kommt ein zusätzlicher Übungstag hinzu. Sie finden diese Kurse, indem Sie entweder im Internet in die Suchmaschine „MBSR-Kurse" eingeben, bei Ihrer Krankenkasse oder in der örtlichen Krebsberatungsstelle nachfragen.

Die Kosten werden immer häufiger anteilig auch von den Krankenkassen mitfinanziert. Es lohnt sich also, bei Ihrer Krankenkasse anzurufen!

Sexualität – gehört dazu

Annette Schwarte

Inhaltsverzeichnis

© Springer-Verlag GmbH Deutschland, ein Teil von Springer Nature 2021
A. Petermann-Meyer et al. (Hrsg.), *Leben mit Krebs*,
https://doi.org/10.1007/978-3-662-59166-6_7

7.1 Einleitung

Es gibt gute Gründe, über Sexualität nach einer Krebserkrankung zu sprechen, und offensichtlich auch gute Gründe, es nicht zu tun. Wenn durch die Krebserkrankung die Funktion der Genitalorgane beeinträchtigt ist, mag es naheliegend für die Betroffenen und die behandelnden Ärzte sein, Sexualität zu thematisieren. Aber auch in diesen Situationen scheint dies schwierig zu sein und es oft nicht zu erfolgen.

In unserer aufgeklärten Gesellschaft können wir uns, nicht zuletzt durch das Internet, mit allen Spielarten und Varianten sexuellen Verhaltens und Erlebens beschäftigen. Das hat zu einem deutlich verbesserten Wissen über Sexualität und zur Enttabuisierung auch der Variationen sexuellen Verhaltens geführt. Über ihr ganz persönliches sexuelles Erleben sprechen viele Paare nach wie vor nur selten. Mit professionellen Helfern wird das Thema noch seltener angesprochen. Die Tabuisierung sexueller Themen hat kulturelle Gründe: Wenn Sexualität Jahrhunderte lang als sündhaft und gefährlich vermittelt wurde, ändert sich die Fähigkeit, detailreich darüber zu sprechen, nicht innerhalb von wenigen Jahrzehnten.

Nicht über die persönliche Sexualität sprechen zu wollen, hat auch mit dem Bedürfnis zu tun, Intimität zu wahren. Intimität kommt aus dem Lateinischen „intimus" und bedeutet „dem Rand am fernsten, am weitesten innen". Wenn Intimität gewahrt wird, bedeutet das, wir können etwas für uns behalten. Wir schützen es vor dem Blick von außen. Und das ermöglicht uns Sicherheit und Vertrautheit. Diesen Schutz benötigen die meisten Menschen, um Sexualität leben zu können.

Wie offen und selbstverständlich über sexuelle Themen gesprochen werden kann, hat nicht zuletzt mit den Erfahrungen zu tun, die wir damit in unserer Familie, in der Schule und in unseren Freundschaften und Beziehungen gemacht haben.

Vielleicht gehören Sie zu den Menschen, denen es leicht fällt über Ihr sexuelles Erleben, über Ihre Wünsche und Grenzen mit Ihrem Partner zu sprechen. Dann werden Sie wahrscheinlich auch irgendwann nach Diagnosestellung das Wort ergriffen haben und mit Ihrem Partner über die Veränderungen, die Begrenzungen, die Verunsicherungen gesprochen haben, die die Krebserkrankung mit sich gebracht hat. Vielleicht waren Sie auch mutig und haben die behandelnden Ärzte gefragt. Vielleicht haben Sie hilfreiche Antworten bekommen und für sich und mit Ihrem Partner Wege gefunden, trotz der krankheitsbedingten Veränderungen Sexualität zu leben. Vielleicht haben Sie sich auch als Paar von gemeinsamer Sexualität verabschiedet, haben dies betrauert, ohne dass Sie beide Ihre Partnerschaft infrage stellen.

Vielleicht sind Sie es nicht gewohnt, über so intime Themen miteinander zu sprechen. Vielleicht war Sexualität auch vor der Erkrankung schon ein schwieriges Thema in Ihrer Partnerschaft. Vielleicht vermeiden Sie es, weil Sie Angst haben, Ihrem Partner oder sich selber zu viel zuzumuten. Vielleicht haben Sie mit Ärzten zu tun, die auch froh sind, dass Sie dieses Thema nicht ansprechen.

Und vielleicht leiden Sie darunter, dass Sie nicht genau wissen, was sexuell eigentlich möglich ist. Vielleicht leiden Sie, weil Sie nicht genau wissen, wie Ihr Partner die Veränderungen erlebt. Vielleicht fehlt Ihnen die Nähe zu Ihrem Partner. Und vielleicht sind Sie verunsichert, weil Sie keine Lust mehr spüren und sich nicht mehr richtig männlich oder nicht mehr richtig weiblich fühlen …

All dies wären gute Gründe, über die Veränderungen der Sexualität durch die Erkrankung zu sprechen. Professionellen Helfern (Ärzten, Therapeuten etc.) fällt es leider oft ebenfalls schwer, Sexualität mit ihren Patienten zu thematisieren. Neben den persönlichen oder kulturell bedingten Hemmungen und der Sorge, die Intimität der

Patienten zu verletzen, gibt es zudem in den regulären Ausbildungen als Mediziner kaum Schulungen, in denen das Ansprechen sexueller Themen gelehrt und erlernt wird.

7.2 Was verändert sich durch eine Krebserkrankung?

Die Diagnose einer Krebserkrankung und ihre Behandlung sind in unterschiedlichem Ausmaß mit körperlichen, sozialen und seelischen Veränderungen verbunden. Durch Operationen, medikamentöse, chemotherapeutische und strahlentherapeutische Behandlung verändert sich vorübergehend oder dauerhaft der eigene Körper. Damit verbunden sind Schmerzen, Veränderungen der Leistungsfähigkeit, chronische Müdigkeit („chronic fatigue") und oft auch eine veränderte Beziehung zum eigenen Körper. Wut und die Enttäuschung, vom eigenen Körper im Stich gelassen worden zu sein, mischen sich mit der Angst vor einem Rezidiv. Längere Krankenhausaufenthalte und Krankheitsphasen führen zu beruflichen, oftmals auch finanziellen Veränderungen. Häufig verändert sich die eigene soziale Rolle in Beruf, Freundeskreis, der Familie und eben auch in der Partnerschaft. Die aufzubringenden psychischen Anpassungsleistungen sind enorm und führen nicht selten zu depressiven Verstimmungen und Ängsten.

7.3 Wie verändern sich sexuelles Erleben und die sexuelle Funktion durch eine Krebserkrankung?

Für viele Betroffene ist in der akuten Behandlungsphase die körperliche Beeinträchtigung so groß, dass Begehren nicht empfunden wird. Auch körperliche Nähe, wie Kuscheln, Streicheln oder im Arm gehalten werden, kann als unangenehm erlebt werden. Die Stimmungen und Bedürfnisse wechseln. In einem Moment kann es sich hilfreich und richtig anfühlen, sich in sich zurückzuziehen und auch emotionale Nähe zu meiden. In anderen Momenten besteht möglicherweise eine große Sehnsucht nach körperlichem Kontakt und emotionaler Nähe. Körperliche Empfindungen und Stimmungen sind im hohen Ausmaß abhängig von der körperlichen Gesamtsituation. Sexualität wird von vielen Betroffenen in der akuten Krankheitsphase nicht gewollt und kann oftmals aufgrund der körperlichen und emotionalen Anforderungen nicht gelebt werden. Von den allermeisten Partnern wird das ohne Probleme mitgetragen. Trotzdem ist die Frage „Wie geht es mit mir, mit uns als Paar sexuell weiter?" häufig wichtig; je nachdem, welche Bedeutung Sexualität in der Vergangenheit hatte und in der Zukunft haben sollte. Deshalb kann es auch in der akuten Krankheitsphase sinnvoll sein zu klären, wie Sexualität nach der Operation, nach der antihormonellen Behandlung oder nach der Bestrahlung gelebt werden kann. Daher scheuen Sie sich nicht, Ihre Behandler darauf anzusprechen!

Im weiteren Verlauf der Erkrankung können die mittel- und langfristigen körperlichen und psychischen Veränderungen unterschiedliche Auswirkungen auf das sexuelle Erleben und die sexuelle Funktion haben. Von den körperlichen Ursachen sind dabei Erkrankungen an den inneren und äußeren Geschlechtsorganen, Erkrankungen, die zu einem veränderten Körperbild führen, und die Behandlungen, die Einfluss auf den Hormonhaushalt haben, von besonderer Bedeutung. Neben der sexuellen Lustlosigkeit können Störungen der Erregung, Störungen des Geschlechtsverkehrs, Orgasmusstörungen und Schmerzen die Folge sein.

Die Bedeutung, die Veränderungen der Sexualität für Betroffene und Paare haben, ist sehr unterschiedlich und abhängig von der persönlichen und partnerschaftlichen Biografie. Welche Bedeutung hat Sexualität für Ihre weibliche oder männliche Identität? Welche Bedeutung hatte Sexualität für Ihre Partnerschaft vor der Erkrankung? Sind Zärtlichkeiten und Kuscheln von Bedeutung, um sich partnerschaftlich verbunden zu fühlen?

Nicht für alle Betroffenen und Paare stellen Veränderungen der Sexualität eine Belastung oder Bedrohung dar. Für viele Menschen ist Sexualität jedoch ein Aspekt ihres Lebens, ihrer Paarbeziehung, der ihnen ermöglicht, sich lebendig, attraktiv zu fühlen und sich emotional nah zu sein. Wenn Sie spüren, dass krankheitsbedingte Veränderungen der Sexualität, Sie oder Ihren Partner belasten und verunsichern, nehmen Sie diese Gefühle ernst, lesen Sie weiter und suchen Sie sich gegebenenfalls Unterstützung.

7.4 Erregungsstörungen und ihre Folgen

7.4.1 Ein paar Anmerkungen zur sexuellen Erregung vorab

Sexuelle Erregung ist ein komplexer körperlicher und psychischer Vorgang, der körperliche und emotionale Auslöser (Reize) benötigt und sich auf körperlicher und emotionaler Ebene abspielt. Erregend können Bilder, Gerüche, Gedanken und Berührungen, Geräusche und Worte sein. Erregend können große emotionale Nähe und Vertrautheit, aber auch Fremdheit und ängstliche Aufgeregtheit sein. Unsere Körper können darauf mit Erhöhung der Herz- und Atemfrequenz und mit der Durchblutungssteigerung der Genitalorgane reagieren. Erregung kann auch empfunden werden, wenn die Sexualorgane nicht reagieren, oder es kann sein, dass die Genitalien reagieren, ohne dass wir Erregung erleben.

Unsere Empfindlichkeit für erregende Reize und für Störfaktoren, also für Reize, die uns von der Erregung weg bringen, ist unterschiedlich. Eine Krebserkrankung kann auf körperlicher und emotionaler Ebene ein Störfaktor sein, sodass sexuelle Reize nicht mehr zu sexueller Erregung führen. Dies ist zum Beispiel der Fall, wenn eine Krebserkrankung zu Nervenschädigungen führt und eine stimulierende Berührung nicht mehr wahrgenommen werden kann. Es passiert auch, wenn erogene Zonen, wie zum Beispiel die Brustwarze, operativ infolge einer Brustkrebserkrankung entfernt werden muss. Oder der Körper insgesamt reagiert nicht mehr so wie gewohnt auf sexuelle Stimulation.

Die Folge sind körperliche Erregungsstörungen, die bei den Männern als Erektionsstörung und bei den Frauen als Lubrikationsstörung (fehlendes Feuchtwerden der Scheide) bezeichnet werden. Häufige Folge der Lubrikationsstörung sind Schmerzen beim Geschlechtsverkehr (Dyspareunie).

7.4.2 Erektionsstörungen bei Männern

Viele Erkrankungen und auch altersbedingte Veränderungen haben Störungen der Erregung zur Folge. Männer leiden insbesondere nach Prostatakrebsoperation häufig darunter, dass der Penis nicht mehr steif wird (Erektionsstörung). Die drei Schwellkörper, die um die Harnröhre im Penisschaft liegen, werden nicht mehr ausreichend mit Blut gefüllt, sodass der Penis nicht oder nicht ausreichend steif wird, um in die Scheide der Frau eingeführt zu werden. Durch die Entfernung der Prostata kommt es immer zu einem Verlust des Samenergusses (Ejakulationsstörung). Eine Erektionsstörung ist besonders wahrscheinlich, wenn keine nervenschonende Operationsmethode möglich ist. Falls die für die Erektionsfähigkeit notwendigen Nervenfasern erhalten werden können, kann es sein, dass die Erektion trotzdem ausbleibt, nur schwer zu erzeugen ist oder nicht so fest ist wie gewohnt. Dafür gibt es operationsbedingte (das erhaltene Nervengewebe muss sich von den Operationsfolgen „erholen") , aber auch psychische Gründe. Von sexuellem Funktionieren abhängige Männlichkeitsvorstellungen und hoher sexueller Leistungsdruck sind häufig mitverantwortlich für Verunsicherung und in der Folge für sexuelles „Versagen".

Für viele Männer ist es hilfreich, in diesen Situationen medikamentöse Unterstützung durch sogenannte PDE5-Hemmer (zum Beispiel Viagra®, Cialis®) in Anspruch zu nehmen. Diese Medikamente sorgen dafür, dass die Schwellkörper des Penis sich ausreichend mit Blut füllen, falls stimulierende Nervenreize am Penis ankommen.

Wenn die Nervenleitung durch eine Operation, Verletzung oder Bestrahlung unterbrochen ist, kann ein Hormon (Prostaglandin), das zur Gefäßerweiterung in den Schwellkörpern führt, direkt über ein Stäbchen oder eine dünne Nadel in den Penis gespritzt werden (SKAT).

> **Tipp**
>
> Video zu Potenzstäbchen: ▶ https://www.youtube.com/watch?v=3_U7hMvonhI
> Video zu SKAT: ▶ https://www.youtube.com/watch?v=dOLhQDHT2FI

Neben medikamentösen Behandlungsmöglichkeiten gibt es auch sogenannte mechanische Behandlungsmöglichkeiten. Der Penisring wird im schlaffen oder leicht erigierten Zustand über den Penis gestülpt. Dann füllen sich durch Stimulation, wenn noch leichte Erektionen möglich sind, oder durch den Einsatz einer Vakuumpumpe die Schwellkörper mit Blut.

> **Tipp**
>
> Video zum Penisring: ▶ https://www.maennergesundheit.info/erektionsstoerungen/therapie/penisring.html
> Video zur Vakuumpumpe: ▶ https://www.maennergesundheit.info/erektionsstoerungen/therapie/vakuumpumpen.html

Die Vakuumpumpe sorgt durch Unterdruck dafür, dass Blut in den Penis fließt, und der Penisring bewirkt, dass die Venen im Penis ausreichend komprimiert werden, sodass das Blut nicht abfließen kann und so eine Erektion möglich ist. Wichtig ist, die richtige Größe des Penisrings zu wählen. Für alle Behandlungsmethoden, ob medikamentös oder mechanisch, ist der Urologe wichtiger Berater.

Nach einer Erkrankung, die die Erektionsfunktion verändert, ist es hilfreich, durch Berührung, durch stimulierendes Streicheln die veränderten Reaktionen des Penis kennenzulernen. Beckenbodenübungen und auch Wechselduschen regen die Durchblutung des Beckenbodens an und fördern die Reaktionsfähigkeit der Schwellkörper.

Große Entlastung erleben die meisten Männer, wenn sie über die Veränderungen der Sexualität, die Versagensgefühle und -ängste und die unterschiedlichen Behandlungsmöglichkeiten mit der Partnerin sprechen. Da in der partnerschaftlichen Sexualität beide Partner von den Veränderungen betroffen sind, macht es Sinn, gemeinsam nach Lösungen zu suchen. Unterschiedliche Studien zeigen, dass für weniger Frauen als Männer der Geschlechtsverkehr notwendig ist, um erfüllte Sexualität zu leben, was damit zu tun hat, dass viele Frauen nicht durch Geschlechtsverkehr zum Höhepunkt kommen. Männer, die unter einer

7

operationsbedingten Erektionsstörung leiden, können auch ohne Erektion und Ejakulation einen Orgasmus erleben. Um die
Erregung steigern zu können und einen Orgasmus zu erleben, ist besonders die Emp-
findsamkeit am Penis und hier insbesondere
an der Eichel notwendig. Diese sensiblen
Nervenfasern des Penis werden durch die
Prostataoperation nicht verletzt. Wenn das
Einführen des Penis weniger wichtig wird,
verzichten viele Paare auf medikamentöse
oder mechanische Hilfestellung und nutzen vorwiegend manuelle und orale Stimulation, um lustvolle Sexualität zu leben.

7.4.3 Lubrikationsstörungen und Dyspareunie bei Frauen

Genauso wie Männer haben Frauen
Schwellköper, die sich bei Erregung mit
Blut füllen und anschwellen. Sie liegen wie
zwei längliche Schwämme unter den äußeren Schamlippen (im Folgenden: Vulvalippen). Von außen sichtbar ist die zwischen
den inneren Vulvalippen liegende Klitoris-
spitze (Kitzler). Das übrige Klitorisgewebe
liegt schenkelförmig unter den Vulvalippen.

> **Tipp**
>
> Videos zur Klitoris:
> - ▶ https://www.refinery29.com/de-de/
>   2017/06/160976/lehrfilm-ueber-klitoris
> - ▶ https://www.youtube.com/watch?-
>   v=L8WzyolRgU4

Klitorisgewebe und Schwellkörper sind
miteinander verbunden. Unterhalb der
Schwellkörper liegt beidseits das Drüsen-
gewebe der Bartholin-Drüsen, die im Er-
regungszustand ein Sekret absondern.
Die Ausführungsgänge der Drüsen mün-
den an den inneren Schamlippen nahe

dem Scheideneingang. Es gibt noch weitere Drüsen, die Skene-Drüsen oder Paraurethraldrüsen, auch weibliche Prostata
genannt, die wie die männliche Prostata
die Harnröhre umschließen und ebenfalls
bei Erregung und beim Orgasmus ein Sekret absondern. Die sexuelle Erregung
führt bei Frauen somit zum Feuchtwerden
der Scheide (Lubrikation) und zum äußer-
lich sichtbaren Anschwellen der Vulvalippen. Die Erregung erfolgt genauso wie bei
den Männern über Nervenfasern im kleinen Becken. Allerdings gibt es kaum Untersuchungen, wie sich das Anschwellen der
weiblichen Schwellkörper durch Operationen im kleinen Becken verändert. Da Geschlechtsverkehr unabhängig davon möglich ist, wird das fehlende Anschwellen der
Schwellkörper häufig nicht als Störung der
Funktion erlebt. Allerdings berichten viele
Frauen, dass sich durch Operationen ihre
sexuelle Erregung anders, manchmal weniger intensiv anfühlt.

Häufiger beklagen Frauen das fehlende
Feuchtwerden der Scheide. Dafür sind allerdings weniger die Zerstörung der Nervenfasern durch Operationen als vielmehr
hormonelle Veränderungen verantwortlich. Der Stoffwechsel der Schleimhautzel-
len der Scheide ist östrogenabhängig. Sinkt
der Östrogenspiegel durch die Wechseljahre
der Frau oder durch eine antihormonelle
Behandlung im Rahmen der Krebstherapie, wird die Haut der Scheide trockener,
dünner und meistens auch berührungs-
empfindlicher (vulvovaginale Atrophie). In
Untersuchungen hat man allerdings festgestellt, dass die Funktion der Skene- und
Bartholin-Drüsen auch bei Frauen nach
den Wechseljahren weiterhin funktioniert.
Das heißt, bei Erregung sondern diese Drüsen auch bei Östrogenmangel ein Sekret
ab und sorgen für das Feuchtwerden der
Scheide. Da die Haut der Scheide allerdings
bei Östrogenmangel viel empfindlicher ist,

führen Berührungen mit der Hand oder mit dem Penis häufig zu Missempfindungen. Das bedeutet auch, dass über diese Berührungen Erregung eher verhindert wird und die Scheide nicht feucht wird (Lubrikationsstörung). Problematisch wird es für viele Frauen, wenn der Penis trotz trockener Scheide aufgenommen wird. Die Reizung der Scheidenschleimhaut durch die Reibung mit dem Penis führt zu Schmerzen. Wenn die Muskulatur des Beckenbodens mit Anspannung auf die Schmerzen reagiert, verengt sich die Scheide und das Einführen des Penis ist gar nicht (Vaginismus) oder nur unter starken Schmerzen (Dyspareunie) möglich. Deshalb ist es wichtig, dass bei Lubrikationsstörungen Frauen (und ihre Partner) dafür sorgen, dass mithilfe von Gleitmitteln die Schleimhaut der inneren Vulvalippen und der Scheide ausreichend feucht ist. Salben und Zäpfchen können helfen, die Atrophie zu verbessern. Ob es möglich ist, trotz antiöstrogener Therapie eine lokale Östrogenbehandlung im Scheidenbereich durchzuführen, wird in Fachkreisen sehr unterschiedlich bewertet. Grundsätzlich ist diese Behandlungsmethode für Frauen nach hormonabhängiger Brustkrebserkrankung kontraindiziert und nur nach Rücksprache mit dem behandelnden Gynäkologen in Erwägung zu ziehen.

Es ist für viele Frauen hilfreich, durch Berührung und stimulierendes Streicheln herauszufinden, was sich durch die Erkrankung geändert hat und wie die Haut und Drüsen auf Berührung reagieren und ob und wie sie sich stimulieren können.

Wenn Schmerzen beim Geschlechtsverkehr bestehen, kann es hilfreich sein, mithilfe sogenannter Vaginaltrainer den Kreislauf aus Schmerz, Angst und Anspannung zu durchbrechen. Die Stäbe aus Kunststoff haben Durchmesser zwischen 1,2 und 3,5 cm und ermöglichen schrittweise auszuprobieren, wie die Scheidenschleimhaut und der Beckenboden auf das Einführen reagieren.

> **Tipp**
>
> Ihr Gynäkologe wird Sie bezüglich der Behandlung der Scheidentrockenheit, der Dyspareunie und auch bezüglich des Umgangs mit den Vaginaltrainern gerne beraten. Vielleicht hat dieser Abschnitt Sie ermutigt, den ersten Schritt zu tun und gezielt danach zu fragen.

7.5 Veränderungen des Hormonhaushalts

Antiöstrogene Therapien haben nicht nur Auswirkungen auf die Zellen der Scheide, sondern auf den gesamten Organismus. Viele Frauen beschreiben, dass mit den Wechseljahren und unter antihormoneller Therapie auch die sexuelle Lust, die Erregungsfähigkeit und Orgasmusfähigkeit abnimmt. Es ist bisher nicht eindeutig geklärt, welche Rolle das Östrogen genau dabei spielt. Eine Östrogensubstitution führt bei den meisten Frauen nicht zu mehr sexueller Lust. Auch weiß man, dass für Lustgefühle primär Androgene (Testosteron), die ebenfalls im weiblichen Körper gebildet werden, zuständig sind. Allgemeine körperliche Faktoren, wie Leistungsverminderung, die veränderte Körperwahrnehmung, psychische Veränderungen und Schlafstörungen sind häufig ursächlich für die sexuelle Lustlosigkeit infolge der hormonellen Veränderungen. Wenn die Wechseljahre vorzeitig und plötzlich durch eine antiöstrogene Therapie verursacht werden, ist dies für Körper und Psyche mit einer weitaus größeren Anpassungsleistung verbunden. In dieser Situation muss nicht nur die Krebserkrankung, sondern auch die Hormonumstellung des Körpers emotional bewältigt werden. Dies führt nicht selten zu psychischen Symptomen wie depressiven Verstimmungen und Ängsten, die dann ursächlich für die sexuelle Lustlosigkeit sind.

Ist bei Männern eine antiandrogene Therapie, zum Beispiel im Rahmen der Behandlung eines Prostatakrebses, notwendig, führt dies mit sehr hoher Wahrscheinlichkeit zur Abnahme der sexuellen Lust. Androgene (Testosteron) sind bei Männern und Frauen wichtige Botenstoffe, die im Gehirn die Motivation für sexuelle Handlungen fördern. Viele Männer beschreiben, dass durch eine antiandrogene Therapie die Erektionsfähigkeit nachlässt. Auch hier ist die Rolle des Testosterons nicht ganz geklärt. Vermutet wird aber, dass Testosteron den für die Erregung notwendigen Stoffwechsel mit beeinflusst. Sicher weiß man jedoch, dass auch bei sehr niedrigen Testosteronspiegeln grundsätzlich weiterhin Erektionen möglich sind. Ejakulation und Orgasmus sind vom Testosteron unabhängig. Neben der Abnahme der sexuellen Lust kann eine antiandrogene Therapie ebenfalls zur Abnahme der Leistungsfähigkeit, Antriebsstörungen und depressiven Verstimmungen führen.

7.6 Veränderungen des Körperbildes und der Beziehung zum Körper

Viele Krebserkrankungen haben vorübergehende oder dauerhafte Veränderungen des körperlichen Erscheinungsbildes zur Folge: Haarausfall, Gewichtsveränderungen, Operationsnarben, der Verlust von Körperteilen, künstliche Darm- oder Blasenausgänge, vorzeitige Alterungsprozesse, aber auch Leistungseinbußen oder chronische Müdigkeit erfordern körperliche und emotionale Anpassungsleistungen. Der Körper steht plötzlich nicht mehr wie gewohnt zur Verfügung und hat sich häufig innerhalb kürzester Zeit verändert, sodass es für viele Betroffene schwieriger wird, eine positive Haltung zu ihrem Körper zu entwickeln und sich mit dem eigenen Körper als attraktiv und begehrenswert zu erleben.

Scham und Verunsicherung führen häufig dazu, sich nicht mehr nackt zu zeigen. Der Partner muss ähnliche Anpassungsleistungen erbringen, sich an den veränderten Körper des von der Krebserkrankung Betroffenen gewöhnen und reagiert nicht selten mit Rückzug aus Rücksicht. Wenn über die Verunsicherungen nicht gesprochen wird, besteht die Gefahr, dass sich ein Teufelskreis aus gegenseitiger Verunsicherung, Missverständnis und Rückzug entwickelt (◘ Abb. 7.1).

Wenn es um Belastungen geht, die uns extrem herausfordern, verfügen wir über häufig sehr hilfreiche Bewältigungsstrategien. Wir sind in der Lage, die Belastungen so weit zur Seite zu schieben, dass wir sie nicht mehr fühlen, wir verdrängen. Der Vorteil dieser Strategien ist meistens, dass Schmerz und Trauer über diese Veränderungen nicht so spürbar sind. Bei extrem belastenden körperlichen Veränderungen kann das dazu führen, dass wir auch diese gar nicht mehr wahrnehmen, wir spalten ab.

Bei vielen körperlichen Veränderungen nach einer Krebserkrankung ist das aber gar nicht möglich, weil sie tägliche Pflege erfordern, wie beispielsweise ein künstlicher Darmausgang (Stoma). In anderen Situationen ist das durchaus möglich, hat aber häufig nicht nur emotionale Entlastung zur Folge. Es kann auch dazu führen, dass Maßnahmen ergriffen werden müssen, um das Verdrängen aufrechtzuerhalten. Jede Konfrontation mit der Veränderung wird vermieden. Das kann bedeuten, dass körperliche Nähe und sexuelle Interaktion vermieden werden, um beispielsweise nicht mit einer Operationsnarbe oder dem Verlust der Brust konfrontiert werden zu müssen. Das mag auf der einen Seite helfen, andererseits führt es jedoch auch leider dazu, dass die vielleicht hilfreiche körperliche und die damit oft verbundene emotionale Nähe fehlen. Um aus diesem Teufelskreis heraus zu kommen, kann es sinnvoll sein, sich in kleinen Schritten mit dem veränderten Körperteil zu konfrontieren. Dies kann

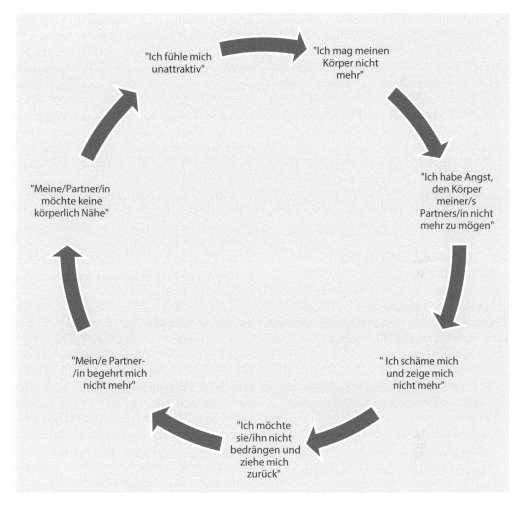

"Ich fühle mich unattraktiv"

"Ich mag meinen Körper nicht mehr"

"Ich habe Angst, den Körper meiner/s Partners/in nicht mehr zu mögen"

"Meine/Partner/in möchte keine körperlich Nähe"

"Mein/e Partner-/in begehrt mich nicht mehr"

" Ich schäme mich und zeige mich nicht mehr"

"Ich möchte sie/ihn nicht bedrängen und ziehe mich zurück"

◘ **Abb. 7.1**   Beziehung zum Körper

durch Hinschauen oder Berührung geschehen. Für manche Betroffene ist es leichter, sich erst einmal alleine mit den Veränderungen zu konfrontieren. Andere nutzen die Unterstützung von dem Partner oder auch vom medizinischen Fachpersonal. Manchmal ist es leichter, zunächst nur zu fühlen, ohne zu schauen. Manchmal hilft es, zunächst durch Blicke sich an die Veränderungen zu gewöhnen. Der hilfreichste Weg ist individuell unterschiedlich, es gibt keine Patentrezepte. Wenn Sie merken, dass Sie den Kontakt mit dem veränderten Körperteil vermeiden, wenn es sich so anfühlt, als

gehöre dieser Teil des Körpers nicht mehr zu Ihnen, und wenn Sie daran etwas ändern möchten, empfiehlt es sich, möglichst täglich, für ein paar Minuten durch Berührung oder Blicke Kontakt zu dem veränderten Körperteil aufzunehmen. Letztlich geht es darum, einen Verlust zu betrauern und die Veränderung anzunehmen. Das ist oft – wie alle Trauerprozesse – mit Wut, Verzweiflung und eben Trauer verbunden. Um damit nicht überfordert zu sein, hilft es, die Aufmerksamkeit auch immer wieder auf etwas zu lenken, was immer noch gut ist, sich gut anfühlt, gut aussieht oder gut funktioniert. Die Zeit ist bei all diesen Prozessen eigentlich der wichtigste Faktor. Es ist uns mithilfe der Zeit möglich, uns an schwerwiegende Verluste und Veränderungen zu gewöhnen. Dass der Schmerz weniger wird, ist in der akuten Situation schwer vorstellbar, aber es ist so. Trauern und Ablenkung helfen dabei, dass der Schmerz geringer wird.

Vielleicht ist es Ihnen möglich, Ihren Partner in diese Prozesse mit einzubeziehen. Auch für sie oder ihn ist es notwendig, die Veränderungen zu betrauern.

7.7 Sexuelle Lustlosigkeit

Sexuelle Lustlosigkeit ist eine sehr häufige Folge der Veränderungen durch eine Krebserkrankung, hat verschiedene Ursachen und stellt für viele Partnerschaften eine große Herausforderung dar.

Ursachen sexueller Lustlosigkeit nach einer Krebserkrankung

- Krankheitsgefühl
- Schmerzen
- Chronische Müdigkeit
- Verlust sexueller Funktionen
- Schmerzen beim Geschlechtsverkehr
- Anpassungsprobleme an den veränderten Körper
- Psychische Erkrankungen (Depressionen, Ängste)
- Partnerschaftliche Probleme

Meistens gibt es nicht nur einen, sondern mehrere Gründe für die Lustlosigkeit, und auch nicht immer geht die Lustlosigkeit von dem Betroffenen aus, sondern manchmal auch von dem Partner. Neben den bereits beschriebenen allgemeinen körperlichen Veränderungen infolge einer Krebserkrankung, den Veränderungen der Sexualorgane und den Anpassungsleistungen an den veränderten Körper können auch psychische

Erkrankungen und partnerschaftliche Probleme ursächlich sein. Falls Sie unter Depressionen und Ängsten leiden, sollten Sie psychoonkologische, psychotherapeutische und gegebenenfalls auch medikamentöse Unterstützung in Anspruch nehmen. Sprechen Sie in diesem Fall von sich aus auch Ihre sexuelle Lustlosigkeit an, insbesondere wenn Sie spüren, dass diese für Sie und Ihre Partnerschaft eine besondere Herausforderung darstellt.

Viele Paare warten lange, bevor die Unzufriedenheit oder Verunsicherung aufgrund der sexuellen Lustlosigkeit thematisiert wird. Nicht selten insbesondere dann, wenn schon vor der Erkrankung, Spannungen aufgrund unterschiedlicher sexueller Bedürfnisse bestanden.

Falls die Krebserkrankung in eine Lebensphase gefallen ist, in der Sie bereits schwerwiegende partnerschaftliche Probleme hatten, sollten Sie sich möglichst zeitnah Unterstützung durch eine Paarberatung oder Paartherapie suchen. Die Bewältigung der Erkrankung und gleichzeitig die Überwindung der partnerschaftlichen Probleme stellen mit großer Wahrscheinlichkeit eine Überforderung dar. Sexuelle Lustlosigkeit ist in diesen Situationen in hohem Maße auch Ausdruck des Paarkonfliktes.

Immer wieder beschreiben Betroffene, dass die Erkrankung zu mehr emotionaler Nähe, Verbundenheit und gegenseitiger Wertschätzung geführt hat. Nicht immer geht das mit sexuellem Begehren einher. Auch in stabilen Beziehungen kann es für das Vermeiden intimer sexueller Begegnungen gute Gründe geben. Um das zu verdeutlichen, möchte ich mit Ihnen einen kleinen Ausflug in die allgemeine Dynamik von Paaren machen:

In jeder Partnerschaft haben wir eine ganz grundsätzliche Herausforderung zu meistern: Wir wünschen uns Nähe, Angenommensein, Verständnis, Vertrautheit. Auf der anderen Seite möchten wir unsere Individualität, unsere Autonomie wahren, möchten „wir selbst bleiben". Wie groß das Bedürfnis nach Gemeinsamkeit ist, wie groß die Möglichkeit, Nähe zu leben, ist von vielen Faktoren wie zum Beispiel der Persönlichkeitsstruktur der jeweiligen Partner oder der Dauer der Beziehung abhängig. Es gibt dafür kein richtiges oder falsches Maß. Gemeinsamkeit, Zusammengehörigkeitsgefühle und emotionale Nähe können unter anderem durch Gespräche, gemeinsame Interessen oder Ansichten, Hobbys oder eben auch durch Sexualität entstehen. Das Bedürfnis jedes Einzelnen, durch Unabhängigkeit und Grenzsetzung die Autonomie zu wahren, ist ebenfalls sehr unterschiedlich, und auch hier gibt es kein Richtig oder Falsch. Problematisch wird meistens erlebt, dass die Bedürfnisse nach Nähe und Distanz oder nach Verschmelzung und Autonomie bei den beteiligten Partnern nicht immer zueinander passen. Aber auch das ist vollkommen normal. In den meisten Partnerschaften erfordert es Verhandlungsbereitschaft und -kompetenz sowie die Fähigkeit auszuhalten, dass die eigenen Bedürfnisse nach Nähe und Geborgenheit oder Autonomie nicht immer erfüllt werden können.

Durch eine Krebserkrankung kommt es häufig zu einer Erschütterung des Identitätserlebens der Betroffenen und manchmal auch der Angehörigen. Bisherige identitätsstiftende Funktionen fallen vorübergehend oder dauerhaft weg. Soziale Rollen in der Familie und im Beruf stehen plötzlich nicht mehr so zur Verfügung wie bisher. Das kann zu einem besonders großen Bedürfnis nach Nähe führen („Da ich mit mir selbst so verunsichert bin, benötige ich besonders viel Nähe mit dir") oder zu emotionalem Rückzug („Ich muss erst einmal mit mir selbst klar kommen, bevor ich mich auf Nähe mit dir einlassen kann"). Der emotionale Rückzug verstärkt sich, wenn der Partner fordert oder bedrängt. Häufig ist der Rückzug mit Scham und Schuldgefühlen verbunden, und nicht nur körperliche Begegnungen, sondern auch das Gespräch darüber werden vermieden.

Auch für diese Situationen gilt: Je unklarer die Dynamik zwischen den Partnern ist, je weniger „man weiß, wie man dran ist", desto schwieriger ist die Situation zu bewältigen. Deshalb helfen klärende Gespräche miteinander. Nicht immer erwachsen daraus sofort Lösungen, aber manchmal hilft es schon, wenn das Problem klarer wird und so auch mehr gegenseitiges Verständnis möglich ist. Wenn die Verunsicherungen und Spannungen so groß sind, dass kein klärendes Gespräch mehr möglich ist oder der Leidensdruck aufgrund der fehlenden Sexualität zu einer Überforderung für die Partnerschaft wird, sollten Sie nach Unterstützung durch Sexualberatung oder Sexualtherapie suchen.

Vielen Paaren gelingt es, sich gegenseitig durch Klärung und der Suche nach Lösungen zu entlasten. In der folgenden Übersicht finden Sie Fragen, die Ihnen möglicherweise dabei weiterhelfen können.

Fragen zur sexuellen Lustlosigkeit
- Benötige ich Kontakt oder Rückzug, um mit Herausforderungen zurechtzukommen?
- Benötigt mein Partner Kontakt oder Rückzug, um mit Herausforderungen zurechtzukommen?
- Habe ich den Wunsch nach körperlicher Nähe (Kuscheln, nichterregendem Streicheln)?
- Vermute ich den Wunsch nach körperlicher Nähe (Kuscheln, nichterregendem Streicheln) bei meinem Partner?
- Gibt es Berührungen, die sich angenehm anfühlen?
- Wovor habe ich Angst, wenn ich an sexuelle Begegnungen denke?
- Welche Ängste vermute ich bei meinem Partner, wenn er an sexuelle Begegnungen denkt?
- Welche guten Gründe habe ich, Sexualität zu vermeiden?

- Welche guten Gründe vermute ich bei meinem Partner, Sex zu vermeiden?
- Was sind gute Methoden, um sexuelle Situationen zu verhindern? Was davon kann ich lassen?
- Welche Veränderungen benötige ich, um mich sexuell einlassen zu können?

Lösungswege sind oftmals Veränderungen des Kontextes. Sexualität findet nicht im „luftleeren Raum" statt. Unsere Empfindlichkeiten für erregende und störende Faktoren der Sexualität sind unterschiedlich. Eine Krebserkrankung ist für viele Paare ein herausfordernder und ungewollter Störfaktor, der häufig verhindert, „einfach so weiterzumachen wie bisher". Nun erfordert die Erkrankung, gemeinsam stimulierende Faktoren zu suchen und Störfaktoren auszuschalten. Das kann bedeuten, sich zunächst einmal ohne das Ziel der Erregung wieder zu berühren, nackt wieder Hautkontakt zu ermöglichen, um sich miteinander nach den Veränderungen durch die Erkrankung wieder vertraut zu werden. Für andere Paare ist hilfreich, zunächst nur stimulierend zu streicheln und Orgasmus und Geschlechtsverkehr nicht zum Ziel zu haben. Ebenso kann die Nutzung von Hilfsmitteln (Gleitgel, Penisring) Störfaktoren verringern. Je genauer Sie Ihre Störfaktoren kennen, umso besser können Sie auf die Suche nach Veränderungen gehen. Dies klappt am besten, wenn Sie die Veränderungen möglichst klar kommunizieren. Beispiel: Es hilft gar nicht, wenn Sie für sich alleine entscheiden, dass Geschlechtsverkehr nicht sein soll. Sie geraten sofort unter Druck, wenn Sie in einer sexuellen Situation den Wunsch des Partners nach Koitus spüren, und werden die gesamte Situation möglichst vermeiden. Nur wenn Sie vor einer körperlich intimen Situation Ihren Wunsch ansprechen, sind solche Kontextveränderungen möglich.

7.8 Sexualität nach einer Krebserkrankung ohne feste Partnerschaft

Wenn es nach einer Krebserkrankung zu einer Trennung von dem Partner kam oder zurzeit der Diagnose keine feste Beziehung bestand, besteht oft besonders große Unsicherheit, sich auf eine neue sexuelle Beziehung einzulassen. Hilfreich ist zunächst, die veränderten sexuellen Reaktionen und auch die veränderten Bedingungen, die Sexualität für Sie möglich machen, gut zu kennen. Dafür kann es sinnvoll sein, den eigenen Körper, die veränderten Körperregionen, zu berühren, anzuschauen und auch mit dem Genitalbereich über Berührung immer wieder im Kontakt zu sein. Das kann ohne oder mit stimulierenden Bewegungen erfolgen, mit Gleitmitteln oder Vibratoren, so wie es für Sie passt. Wichtig ist der Kontakt!

Es gibt auch hier kein Richtig oder Falsch, ob und wann Sie mit einem potenziellen neuen Partner über die Veränderungen Ihrer Sexualität durch Ihre Krebserkrankung sprechen. Einige Betroffene neigen jedoch dazu, die Möglichkeit, dass sich eine nahe Beziehung entwickelt, ganz zu vermeiden, um das Thema Krebs nicht ansprechen zu müssen und (weiteren) Verletzungen zu entgehen. In der eigenen Vorstellung wird die eigene Krebserkrankung zu einem übergroßen Problem für einen potenziellen Partner. Die Möglichkeit, dass dieser mit der Erkrankung und den daraus resultierenden Veränderungen zurechtkommen könnte, wird nicht mehr gesehen. Gleichzeitig besteht womöglich ein großer Leidensdruck aufgrund der Beziehungslosigkeit. Der Austausch mit anderen Betroffenen in vergleichbarer Lebenssituation und gegebenenfalls mit Psychoonkologen kann helfen, den eigenen Blickwinkel zu verändern.

Die eigene Verunsicherung und die Frage „Was kann ich meinem neuen Partner zumuten?" führt manchmal auch dazu, die eigenen Grenzen nicht zu wahren, zum Beispiel Geschlechtsverkehr trotz Schmerzen zu praktizieren. Dies resultiert sehr häufig in weiteren sexuellen Problemen, und der Start in eine neue sexuelle Beziehung wird komplizierter als notwendig.

Es ist sicherlich nicht leicht in einer Gesellschaft, die Bilder perfekter Körper und unkompliziert leidenschaftliche Sexualität suggeriert, die eigenen Grenzen zu kommunizieren. Die Offenheit darüber macht verletzlich, und die Angst davor ist verständlich. Diese Offenheit ermöglicht aber auch das Gefühl, verstanden und angenommen zu werden, emotionale Nähe und Intimität. Um uns öffnen zu können, benötigen wir inneren und äußeren Halt, nicht zuletzt, um gegebenenfalls Unverständnis oder Zurückweisung aushalten zu können. Halt können Freundschaften, Hobbys, Spiritualität oder positive Erinnerungen geben. Wenn wir glauben, nicht genügend Halt zu haben, ist Rückzug häufig die Folge. Hier kann professionelle Hilfe, zum Beispiel eine psychotherapeutische Behandlung, sehr sinnvoll sein. Oft hilft die Unterstützung von außen, eigene Kraftquellen wieder zu erkennen und zu aktivieren.

Also …

Viele Krebserkrankungen verändern sexuelles Erleben und sexuelle Reaktionen. Diese Veränderungen müssen aber nicht bedeuten, dass Sexualität gar nicht mehr zur Verfügung steht, um partnerschaftliche Intimität und weibliche und männliche Identität zu spüren. Informieren Sie sich über die konkreten Folgen Ihrer Erkrankung bzw. der Erkrankung Ihres Partners bei Ihren professionellen Helfern. Sprechen Sie konkret miteinander über Ihre Grenzen und Wünsche. Suchen Sie nach Veränderungsmöglichkeiten und kreativen, neuen Möglichkeiten, körperliche Nähe und Sexualität zu leben. Und scheuen Sie sich nicht, sich Unterstützung und Hilfe zu suchen.

Folgende Unterstützungsmöglichkeiten gibt es:

- Behandelnde Ärzte
- Beratungsstellen für Ehe-, Familien- und Lebensfragen (finden Sie im Internet oder Telefonbuch)
- Psychotherapeuten (finden Sie über die Kassenärztliche Vereinigung Ihrer Region)
- Psychoonkologen (finden Sie über den Krebsinformationsdienst – ▶ www.krebsinformationsdienst.de, Stichwort Psychoonkologen nach Postleitzahl)
- Paartherapeuten (finden Sie im Internet)
- Sexualmediziner (finden Sie im Internet – ▶ https://dgfs.info/sexualtherapeutinnen, ▶ https://www.dgsmtw.de/behandler-finden).

Spiritualität – Ermutigung zum eigenen Weg

Dirk Puder

Inhaltsverzeichnis

© Springer-Verlag GmbH Deutschland, ein Teil von Springer Nature 2021
A. Petermann-Meyer et al. (Hrsg.), *Leben mit Krebs*,
https://doi.org/10.1007/978-3-662-59166-6_8

8.1 Einleitung

Doch, der Arzt war freundlich. Hat sich Zeit genommen. Hat gesagt, was man jetzt alles machen könne. Die Medizin hätte in den letzten Jahren Fortschritte gemacht. Eine Erkrankung, mit der nicht zu spaßen sei, aber jetzt würden wir erst mal auf die genauen Werte warten und dann diese und jene Untersuchung anschließen. Ob ich noch Fragen hätte?

Es fiel mir schwer hinzuhören. Das K-Wort stand im Raum. Bei mir. Der Schock ist da. Wie beschreibt man: „In ein tiefes Loch fallen"?

Jetzt, eine ganze Zeit später, überlege ich, was da mit mir passiert ist. Rückblickend habe ich immer ein bestimmtes Bild vor Augen. Eine schmelzende Uhr, so wie Salvador Dali sie oft gemalt hat. Die Zeit zerfließt. Da stand ich nun in diesen Momenten, Stunden und Tagen. Und die Zeit zerrann in meinem Kopf. Habe ich überhaupt noch eine Zukunft? Wie hat die Vergangenheit mich eigentlich hierhin geführt? Wo stehe ich denn auf einmal? Mein Leben, meine Familie, mein Gewohntes – nie brauchte ich das alles näher. Nie war es mir fremder. Und irgendwann schlichen sie sich ein. Die „großen" Fragen. Die, die im Alltag oft keinen Platz haben. Die, die man so leicht wegschieben kann. Jetzt nicht. Später. Aber jetzt ist später. Eigentlich will ich nur, dass alles so wie bisher weitergeht. Aber: Die Zeit zerfließt. Ich muss einiges ertragen. Wenn mir der Boden unter den Füßen wankt, wird die Frage dringlich, worauf ich eigentlich stehe: „Was trägt *mich*? Was *kann* mich überhaupt tragen?"

Es sind diese Fragen, die irgendwann auftauchen – jenseits von medizinischer Behandlung und Pflege – die das Feld der Spiritualität im weitesten Sinne ausmachen. Sie tauchen in vielen Spielarten und Variationen auf. Einige seien hier genannt, ohne Anspruch auf Vollständigkeit:

Was ändert sich durch die Diagnose meiner Erkrankung? Was brauche ich jetzt mehr? Was brauche ich nicht mehr so sehr? Wie blicke ich auf mein Leben bisher? Was ist gelungen, was nicht? Was bedeutet Unabhängigkeit für mich und wo bin ich eingebunden? Gehöre ich irgendwo zu – und wenn ja, wie zeigt sich das?

Die große Überfrage: „Was ist der Sinn eines Lebens? Was ist der Sinn *meines* Lebens?" lässt sich nicht ein für alle Mal beantworten. Sie ist viel zu groß für meine Situation jetzt in meinem Leben mit Krebs. Vielleicht blitzt ab und zu ein Element einer möglichen Antwort auf, für einen Moment, einen Augenblick – aber dann klingen die Worte schon wieder fremd und sprechen mich nicht an. Meine Gefühle schwanken hin und her. Spiritualität bedeutet für ein „Leben mit Krebs" eher ein Antworten in kleiner Münze. Mehr ein Suchen als ein Finden. Aber dann doch das Entdecken von Elementen, die mir etwas sagen, die mich einen Augenblick tragen. Eine Empfindung von Sinn, Geborgenheit und Zugehörigkeit. Zumindest für jetzt. Was morgen sein wird, wird sich zeigen.

8.2 Was bedeutet das Wort Spiritualität?

Das Wort Spiritualität kommt aus dem Lateinischen. Dort bedeutet „spiritus" einfach „Geist". In der Philosophie und anderen Wissenschaften unterscheidet man zwischen Geist und Materie und meint mit Geist alles das, was nicht messbar, nicht greifbar ist. Gedanken, Vorstellungen, Gefühle, Berührtsein und auch der Verstand, die Seele, das Bewusstsein zählen – mit je etwas anderem Zungenschlag – dazu.

In den christlich geprägten Vorstellungswelten unterscheidet man, zum Teil noch heute, zwischen „geistlich" und „weltlich" und verarbeitet darin ein Konzept, das deutlich zwischen Gott und dem von ihm Geschaffenen unterscheidet. Auf der „weltlichen" Seite entwickelte sich daraus in den vergangenen Jahrhunderten eine empirische Anschauungsweise der Welt, die Sicht der Naturwissenschaften. Spiritualität bedeutete bis ins vorletzte Jahrhundert so viel wie Frömmigkeit, also ein persönlicher Bezug zu den Inhalten der großen Konfessionen, gekoppelt an ein positives Verhältnis zu ihren Ritualen und Verhaltensweisen. Mit zunehmendem Kontakt zu den anderen großen Weltreligionen, aber auch mit der Entwicklung alternativer Vorstellungen über die Beschaffenheit der Welt und des Kosmos weitete sich der Begriff. Spiritualität konnte nun für alle Bezüge zu einer nicht messbaren Sphäre verwendet werden (griechisch: „das über das Physische Hinausgehende", die „Metaphysik"). Im alltäglichen Sprachgebrauch findet man bis heute Anklänge an diesen Bereich, wenn man etwa zwischen Geist und Buchstaben eines Gesetzes unterscheidet oder vom Geist der Demokratie spricht.

> ❯ Empirische Anschauungsweise: Es gilt nur das als wahr, was durch Messungen nachweisbar und jederzeit überprüfbar ist.

Eine erstaunliche Entwicklung kann man in der klassischen Medizin beobachten. Obwohl das Thema Gesundheit und Heilung jahrhundertelang immer schon von – zum Teil schwer nachvollziehbaren – Theorien über Körper, Geist und Seele begleitet war, ging die klassische Medizin im Wesentlichen von einem evidenzbasierten Ansatz aus. Anamnese, also Krankengeschichte, Diagnose und Therapie konzentrierten sich auf Messbares und jederzeit unter gleichen Bedingungen Nachweisbares. Psychologie, Psychotherapie und andere Felder gingen ihre eigenen Wege, natürlich mit mannigfachen Überschneidungen oder auch Ausweitungen in die esoterische Szene. In den letzten einhundert Jahren aber ändert sich die

Einstellung in manchen Bereichen der klassischen Medizin. Mit dem Aufkommen einer umfassenden Blickweise auf den Menschen, die den Körper nicht isoliert, wendet man sich nun auch den beschreibbaren, aber oft nicht direkt messbaren Faktoren von Gesundheit zu.

> ❯ Evidenzbasiert: Nur das, was mit Messdaten nachgewiesen werden kann, gilt als Fakt.

Erwähnt seien nur zwei Punkte in diesem Entwicklungsprozess. Die Weltgesundheitsorganisation (WHO) definierte 1946 den Begriff Gesundheit nicht mehr statisch, sondern als einen Prozess, dessen Ziel in einem völligen körperlichen, geistigen, seelischen und sozialen Wohlbefinden liegt. Die erwähnte seelische Gesundheit umfasst hier auch eine spirituelle Dimension im weitesten Sinne. In der Palliativmedizin, die mit dem Aufschwung der Hospizbewegung (siehe ▶ Kap. 16) ebenfalls zur Blüte kam, wurde der Mensch schon sehr früh ganzheitlich betrachtet. Dass die innere Welt eines Menschen, seine Werte, Ängste, Hoffnungen und Überzeugungen für sein Wohlbefinden eine wichtige Rolle spielt, ist heute unbestritten.

Langsam fasst der Gedanke auch in anderen medizinischen Feldern Fuß. „Was hält einen Menschen gesund?" (Salutogenese; Antonovsky 1997) und „Warum kommt die eine besser durch eine Krise als der andere?" (Resilienz; Welter-Enderlin und Hildenbrand 2016) sind dabei Fragestellungen, die auch die spirituelle Dimension umfassen. In ihrem Zusammenhang hat sich das Feld der Spiritual Care entwickelt, das im Gesundheitswesen zunehmend Bedeutung erlangt (Roser und Schockenhoff 2007). Care („Sorge" im Sinne von Begleiten und Umsorgen) bedeutet dabei, den Menschen in seiner Erkrankung auch bei seiner Suche nach Sinn und Bedeutung, nach Halt und Trost nicht alleine zu lassen.

Im Gegensatz zur Krankenhausseelsorge, die eine solche Begleitung im Rahmen ihrer christlichen Vorstellungswelt schon immer angeboten hat, orientiert sich Spiritual Care in ihrer Methodik stärker an dem medizinischen Dreischritt von Anamnese, Diagnose und Therapie und ist, zumindest theoretisch, für – im engeren Sinne – nichtreligiöse Ansätze offener. In den Niederlanden, beispielsweise, findet man Geestelijke Verzorgers (geistliche Versorger, Begleiter) mit kulturellem Hintergrund aus nahezu allen Religionen oder auch aus einem eher humanistischen Ansatz heraus (vgl. Laumer 2018, S. 158).

8.3 Spiritualität in kleiner Münze

Jeder Mensch hat eine innere Welt, die ihm hilft, sich in der äußeren Umgebung seines Lebens zu orientieren. Aus dem Zusammenspiel von innerer und äußerer Welt formt sich meine Identität. Mindestens fünf Ebenen spielen dabei eine Rolle:

- Leib (Geschlecht, Gestalt)
- Soziale Beziehungen (Familie, Freunde, Kollegen)
- Heimat (materieller Besitz, Wohnraum, Zeiträume meines Lebens an einem Ort)
- Fähigkeiten (die sich vielleicht im Beruf, in Hobbys, Engagement oder Interesse ausdrücken)
- Werte und Ideen (Wozu stehe ich? Was ist mir wichtig?)

Identität bildet sich nicht ein für alle Mal, sondern ist ein Gestaltungsprozess, in dem sich manches ändern kann, je nachdem in welchem Lebensalter ich bin oder welche Richtung ich einschlage. Manches bleibt beständig, vieles kann und darf ich aber auch ändern, wenn es mir gut tut oder notwendig ist. Mit der Ausbildung und Anpassung meiner Identität gehen bestimmte „Aufgaben" einher, die ich bearbeiten muss: Ein Baby löst sich von der Mutter, in der

Pubertät entwickelt sich ein „Ich" in Auseinandersetzungen mit den Eltern, die zwanziger und dreißiger Jahre stehen unter der Aufgabe der Existenzsicherung (Familie und Beruf), und später muss ich mich mit dem Älterwerden auseinandersetzen, dem Loslassen und dann auch mit dem Sterben und dem Tod. Fast immer werden diese Aufgaben von starken Gefühlen, Anrührungen und Gedankenspielen begleitet. Das gilt auch für die Auseinandersetzung mit einer bedeutsamen Krankheit wie zum Beispiel Krebs.

Spirituelle Bausteine helfen mir dabei, Sinn und Bedeutung zu finden. Bin ich trotz dieser Krankheit, die in mir ihr Unwesen treibt, noch ein wertvoller Mensch? Bin ich trotz meiner Krankheit noch liebenswert? Hat mein Leben ein Ziel und, wenn ja, welches? Darf ich auch mal klagen und jammern und schwach sein, ohne dass ich die Wertschätzung der anderen Menschen verliere?

Der Mensch ist darauf angelegt, in seinem Leben Muster zu entdecken, sich selbst einzufügen in ein größeres Mosaik oder seine Zugehörigkeit zu einem größeren Zusammenhang zu erforschen. Wie gehöre ich mit meiner ganz speziellen Identität zur Gemeinschaft der Menschen, der Welt oder, ganz groß, zum Kosmos dazu? Spiritualität hat mit Lebensmut zu tun, mit Dankbarkeit, mit Versöhnung. Wobei die Versöhnung mit mir selbst, die Aussöhnung mit dem, was ich habe oder nicht habe, vielleicht sogar die schwerste Aufgabe ist.

> Spiritualität hat mit Lebensmut zu tun, mit Dankbarkeit und mit Versöhnung.

Es ist hilfreich, meiner Spiritualität in einem Dreischritt nachzuspüren:

In einem ersten Schritt geht es nicht so sehr um große Worte, sondern um **Bilder, Symbole, Rituale, die für mich etwas Wichtiges bedeuten.** Vielleicht kann ich gar nicht genau ausdrücken, was sie bedeuten, aber ich möchte sie nicht missen. Dazu können auch Eindrücke und Erinnerungen gehören, Geschichten, Gedichtzeilen, Musikstücke, bestimmte Orte oder Landschaften. Auch Personen gehören dazu, Menschen, zu denen ich aufschaue, weil sie mich inspirieren. Menschen, die ich liebe, und Menschen, die mich lieben und anerkennen. So hat jeder Mensch seine eigene „Schatzkiste".

Manche Bausteine formen sich auch aus den großen Religionen. Eine Muslima nannte mir als Bausteine Gedichte von Rumi oder manche Erzählungen über Mohammed aus den Hadithen. Ein Christ sprach vom Psalm 23 (siehe unten), den er noch auswendig konnte. Dort habe er Halt gefunden. Ein anderer wollte den Menschen Jesus nicht missen. Man kann und darf bestimmte Elemente der großen Religionen als bedeutungsvoll empfinden, ohne das ganze System in allen Einzelheiten übernehmen zu müssen. Eine Liste meiner ganz persönlichen spirituellen Bausteine könnte hilfreich sein. Schon im Überlegen und Aufschreiben bemerke ich, dass die Bedeutung des Geschriebenen über die Buchstaben hinausgeht. Es setzt meinen Geist in Bewegung, es wirkt in mir.

Ein zweiter Schritt wäre die Frage nach religiösen Momenten in meinem Leben. **Habe ich das schon einmal erlebt: einen Moment lang völlig zufrieden zu sein, vielleicht sogar glücklich? Mich mit allem in Einklang zu befinden?** Religiöse Momente sind das, weil sie das Hier und Jetzt überschreiten und in eine Dimension hineinspüren, die uns auch umgibt, aber nicht sehr oft bewusst wird. „Transzendente Momente" könnte man diese Augenblicke nennen. Sie dauern nie sehr lange, aber es gibt sie. Menschen erzählen mir von ihren transzendenten Momenten und kleiden sie in Naturerfahrungen (Berge, Meer, Wald), erzählen aber auch von der Resonanz auf bestimmte Musikstücke, vom spontanen entspannten Schweigen unter Freunden, vom ersten gelungenen Kuss …

In einem dritten Schritt kommen die großen umfassenden Systeme in den Blick, die wir auch Religionen nennen. Das Wort Religion kommt aus dem Lateinischen und bedeutet **„sich an etwas binden", eine „Rückbindung" zu haben,** beispielsweise für die unplanbaren Wechselfälle des Lebens. Die Religionen, in denen seit Tausenden von Jahren Menschen Trost und Stärkung finden, haben einiges gemeinsam. An ihren Ideen, Gedanken, Begriffen, rituellen Ausformungen und ganz praktischen Alltagshinweisen haben im Laufe der Zeit unzählige kluge und weniger kluge, weise und törichte, ängstliche und mutige, hoffnungsvolle und depressive, glückliche und traurige Menschen mitgebaut und mitgedacht. Jetzt sind es recht komplexe Systeme von Worten, Begriffen und Riten, die Antworten geben wollen auf das, was die Menschen in ihrem Leben bewegt. Auch wenn es vielleicht nicht so scheint: Religionen verändern sich ständig, und sie bieten eine Vielfalt von Möglichkeiten, sich in diese Antworten einzuklinken und einmal auszuprobieren, ob sie für mich passen.

> In monotheistischen Religionen wird nur ein einziger Gott verehrt. Oft fasst man mit dem Begriff auch Judentum, Christentum und Islam zusammen.

Eine andere Gemeinsamkeit, zumindest der drei monotheistischen Religionen, liegt in einem Bezug zu einer höchsten Dimension, einem alles umfassenden Gesamtzusammenhang, **einer außerhalb des einzelnen Menschen und der Welt existierenden Quelle von Sinn und Bedeutung.** Gott, Adonai, Allah, sie haben etwas zu geben, sie sind eine Ressource für meine eigene Lebensgestaltung und Lebensbewältigung. Die Religionen nutzen ganz viele Bilder, Metaphern und Symbole, um das zu vermitteln. Glauben heißt dann, einige dieser Metaphern, Bilder und Vorstellungen als für mich bedeutsam zu erkennen. Wenn ich sie vergegenwärtige, sie mir vorstelle, mich darin bewege, dann vermitteln sie mir Kraft, Hoffnung und Zuversicht für mein Leben und betten es ein in einen größeren Zusammenhang. Und der geht über mein Leben hinaus.

Dabei spielt, beispielsweise in der christlichen Religion, folgende Unterscheidung eine große Rolle: Dieser Glaube, dieses Gefühl von Bedeutsamkeit und Sinn bleibt, während das, woran ich glaube, also die bildhafte Seite der Vorstellungen und Symbole, sich ändern kann. Christlich gesprochen: Gott bleibt derselbe, aber mein Bild von ihm kann und darf sich ändern. Meine Spiritualität kann und darf also im Laufe meines Lebens unterschiedliche Farben annehmen. Auch der Glaube ändert sich. Manche Bausteine treten in den Vordergrund, manche verschwinden in einem Depot und werden wieder hervorgekramt, wenn ich sie brauche. Manche Ideen, die andere Menschen im Laufe der Jahrtausende in den Religionsformationen entwickelt haben, sagen mir gar nichts oder ich lehne sie sogar ab. Aber es ist gut zu wissen, dass auf meiner Lebensreise trotzdem noch viele Vorräte übrig bleiben, von denen ich zehren kann, wenn der Hunger und die Sehnsucht nach Sinn und Geborgenheit an mir nagen. Es gilt, einfach mal etwas auszuprobieren. Beispielsweise: Warum nicht langsam den 23. Psalm sprechen und sich dabei vorstellen, dass jede Zeile sich auf mich bezieht? Wie wirken die Bilder auf mich? Welche Bilder oder Symbole würde ich heute verwenden?

» Der HERR ist mein Hirte,
   mir wird nichts mangeln.
   Er weidet mich auf einer grünen Aue
   und führet mich zum frischen Wasser.
   Er erquicket meine Seele.
   Er führet mich auf rechter Straße
   um seines Namens willen.
   Und ob ich schon wanderte im finstern Tal,
   fürchte ich kein Unglück;
   denn du bist bei mir,
   dein Stecken und Stab trösten mich.
   Du bereitest vor mir einen Tisch
   im Angesicht meiner Feinde.
   Du salbest mein Haupt mit Öl
   und schenkest mir voll ein.
   Gutes und Barmherzigkeit
   werden mir folgen mein Leben lang,
   und ich werde bleiben
   im Hause des HERRN immerdar. (Psalm 23)

Alle drei Schritte können zusammenwirken, um einen Zugang zu meiner eigenen Spiritualität zu entwickeln. Spiritualität antwortet immer auf die Sehnsucht der Menschen. Die Sehnsucht ist das Verlangen nach Frieden für Körper, Geist und Seele – aber nicht im Sinne von Nicht-mehr-Sein, das wünsche ich mir nur in tiefster Verzweiflung. Die Sehnsucht zielt auf erfülltes Leben, nicht anders als in Bildern zu beschreiben: im Kreis lieber Menschen zu lachen, zu schweigen, Neues zu entdecken – ohne die Bruchstückhaftigkeit, die mich jetzt so belastet. Aus meiner Spiritualität fließt mir Energie zu, um die Fragmente meines Lebens zu ertragen und auf eine Wende zu hoffen.

8.4 Spiritualität als Antwort auf meine Fragen (Funktion von Spiritualität)

Man kann Spiritualität auch etwas wissenschaftlicher betrachten. Schneidereit-Mauth beschreibt sie mit einem Begriff des Gesundheitsforschers Aaron Antonovsky als Kohärenzgefühl (Schneidereit-Mauth 2015, S. 25 ff.). Das Kohärenzgefühl ist eine Kompetenz, die sich selbst und die Welt als sinnvoll und zusammenhängend versteht. Dazu gehört das Gefühl der Verstehbarkeit („comprehensibility"), das Gefühl von Handhabbarkeit und Bewältigbarkeit („manageability") und das Gefühl von Sinnhaftigkeit bzw. Bedeutsamkeit („meaningfulness"). Die Diagnose

Krebs schlägt in alle drei Komponenten eine große Kerbe. „Draußen geht die Welt normal weiter … und ich habe Krebs!", „Man entzog mir den Boden, ich hatte das Gefühl nur noch zu fallen." So beschreiben es mir Patienten in unseren Gesprächen. Obwohl der Kopf weiß, dass Krebs nicht gleich Krebs ist, dass die Behandlungsmöglichkeiten, gerade in den letzten Dekaden, enorm erweitert wurden und erfolgreicher sind denn je, dass es um ein *Leben* mit Krebs geht und nicht mehr sofort Sterben im Raum steht, bleibt das Herz geschockt und friert. Aber wenn meine Suche, meine tastenden Versuche, nach meiner ganz eigenen Spiritualität etwas findet, das mir bedeutsam ist, was mich zumindest in ein, zwei Momenten halten und tragen kann, dann erwächst mir daraus Energie. Und Energie wärmt ein frierendes Herz. Es geht ja um Lebensmut, um Hoffnung *in* meinem Leben, gerade dann, wenn die äußeren Umstände eher Energie verschlingen, statt sie zufließen zu lassen.

Aus den drei Komponenten des Kohärenzgefühls, in die die Krebsdiagnose eine Kerbe geschlagen hat, entspringen die drei Grundängste der Menschen. Einmal die **Angst vor der Sinnlosigkeit der Welt.** Ist alles, was ich erlebe, sehe und beobachte, was ich getan, erlebt und gefühlt habe, lediglich eine Art Zufall, eine Reaktion bestimmter chemischer Stoffe und physikalischer Prozesse? Hat nichts davon eine Bedeutung im großen Ganzen, war und ist alles sinnlos, hat denn nichts Bestand? Zum Zweiten die **Angst vor dem Alleinsein.** Ich bin im tiefsten Grund alleine. Ungeborgenheit, Kälte und Einsamkeit schwingen mit, unnachahmlich beschrieben in der „Rede des toten Christus vom Weltgebäude herab, dass kein Gott sei" (Paul und Pietzcker 1994, S. 295 ff.). Und zum Dritten die **Angst vor dem Tod.** Die Angst vor dem Tod fragt nach der Zeit. Darin sind die Fragen eingeschlossen: Woher komme ich? Wer bin ich? Wohin gehe ich? Anders ausgedrückt: Geht es nach meinem Tod weiter? Eine tragende **Spiritualität**

versucht, Antworten auf diese Fragen zu geben.** Sie weitet das Kohärenzgefühl aus und rahmt meine individuelle Zeitspanne. Sie bindet mich in einen größeren Zusammenhang ein. Zweifel wird es immer geben, aber manchmal trägt dieser Zusammenhang mich eben doch.

8.5 Spiritualität als inhaltliche Antwort auf meine Fragen

Inhaltlich konkretisieren wissenschaftliche Studien zur Spiritualität eine Fülle von, wie ich es nenne, Ankerkonzepten, in denen sich die individuelle Spiritualität dann ausformt. Beispielhaft seien (nach Grom 2011, S. 15) genannt:

- Die Suche nach Sinn und die Fähigkeit zur Selbsttranszendens (Hingabe an Werte und Personen)
- Selbstakzeptanz und Selbstentfaltung
- Positive soziale Beziehungen
- Intensives Erleben der Schönheit bzw. Heiligkeit der Natur
- Allgemeines Verhalten- und Einssein („connectedness") mit Menschen, Natur und Kosmos
- Verbundenheit mit Gott (theistisch), dem absoluten All-Einen (pantheistisch) oder einer Gottheit (polytheistisch)
- Achtsamkeit und andere Meditationserfahrungen, Vorahnungen, Erleben „psychokosmischer Energie"

> **Wichtig**
> **Selbsttranszendens:** Sich selbst als Teil eines größeren Ganzen wahrnehmen.
> **Theistisch:** Sich Gott als ein persönliches Gegenüber vorstellen.
> **Pantheistisch:** Die Gesamtheit von allem was ist, ist Gott.
> **Polytheistisch:** Es gibt mehrere Götter.

Als evangelischer Pfarrer und langjähriger Krankenhausseelsorger erwachsen meine Antworten natürlich primär aus der christlichen Religion, in der ich mich einigermaßen kompetent bewegen kann. Aber ich habe im Laufe der Zeit in meinen Gesprächen, Gebeten und Riten mit den Patienten auch viele andere wertvolle spirituelle Bausteine wahrgenommen, die für die Menschen in dieser Situation hilfreich waren. Hilfreich bedeutet in diesem Zusammenhang: Für eine gewisse Zeit war das Kohärenzgefühl wieder hergestellt, manchmal ein paar Stunden, ein paar Tage, manchmal – im und trotz eines Lebens mit Krebs – nahezu dauerhaft.

Das Leben war nach dem Empfinden meiner Gesprächspartner bedeutsam und sinnvoll und erfüllt.

Die großen Religionen haben alle tragende, tröstende oder doch zumindest stärkende Konzepte und Vorstellungen entwickelt, sie in vielen Schattierungen ausgeformt und mit Ritualen, Gesten und Übungen verbunden. Dadurch wird die menschliche Existenz in allen Dimensionen angesprochen, nicht zuletzt rufen sie aus der „Gedankenmühle" heraus und tragen zur Erdung in der Wirklichkeit bei. Ein Beispiel aus der christlichen Vorstellungswelt sei gespiegelt auf die drei oben erwähnten Grundängste: Der Angst vor der Sinnlosigkeit der Welt wird der Gedanke der Schöpfung gegenübergestellt. Weil alles aus Gottes Hand kommt, ist die Schöpfung – das heißt jetzt konkret mein Leben und meine Erlebnisse, Taten und Hoffnungen – nicht sinnlos. Es mag vieles nicht verständlich sein, und es bleiben Fragen offen, die jetzt nicht beantwortet werden können, aber es gibt einen Gesamtzusammenhang, der alles in sich birgt.

Der Angst vor der Einsamkeit wird mit dem Gemeinschaftsgedanken begegnet, sowohl in den unterschiedlichen Versammlungsmöglichkeiten der Kirchen – nicht zuletzt in Gottesdiensten und Andachten, aber auch darüber hinaus – als auch mit dem Zuspruch der Gegenwart Gottes in meinem ganz persönlichen Leben. Die Kirchen sprechen hier vom „Heiligen Geist", und die Taufe spielt eine große Rolle.

Der Angst vor dem Tod wehrt das große Narrativ, die große Erzählung von Jesus Christus, der in seiner Auferstehung von den Toten exemplarisch das Ziel jedes menschlichen Lebens vorwegnimmt. Darin ist die Frage nach der Zeit eingeschlossen. Vergangenheit, Gegenwart und Zukunft öffnen sich für mich als ein großer Zusammenhang, der mit meinem jetzigen Leben noch längst nicht abgeschlossen ist. Christliche Spiritualität lässt sich also in dem Dreiklang Glaube, Liebe und Hoffnung gut zusammenfassen.

8.6 Praktisches

In der Spiritualität wirken Außen und Innen, Körper, Geist, Seele und Umgebung zusammen. Deshalb kann ich nur dazu ermutigen, auch scheinbar Äußerliches auszuprobieren: Meinen Raum positiv und mutvoll gestalten, den Körper mit Bewegungen und achtsamen Übungen einbeziehen, an Ritualen teilnehmen, Orte und Landschaften aufsuchen, spirituell-religiöse Kunstwerke betrachten und für sich entschlüsseln … Die Suche nach der eigenen Spiritualität oder nach deren Ausweitung und Vertiefung gelingt vielleicht ein wenig leichter im Gespräch und im Austausch mit anderen. Ich kann mich dabei meiner selbst vergewissern oder bekomme neue Impulse. Der enge Horizont wird sich weiten, und ich werde wahrnehmen wie groß und umfassend der Raum ist, in dem ich sein darf.

> Christliche Spiritualität lässt sich also in dem Dreiklang Glaube, Liebe und Hoffnung gut zusammenfassen.

8.7 Schluss

In einer Inschrift von 1692 in der St. Paulskirche in Baltimore, USA, überschrieben mit „Desiderata" (gute Wünsche), finden sich sinngemäß folgende Schlusssätze:

Stärke die Kraft des Geistes, damit sie dich in plötzlich hereinbrechendem Unglück schütze. Aber erschöpfe dich nicht mit Fantasien. Viele Ängste kommen aus Ermüdung und Einsamkeit. Neben einer heilsamen Selbstdisziplin sei freundlich mit dir selbst. Du bist Kind Gottes, genauso wie die Bäume und Sterne; du hast ein Recht hier zu sein. Und, ob es dir bewusst ist oder nicht, es besteht kein Zweifel, das Universum entfaltet sich wie vorgesehen. Darum lebe in Frieden mit Gott, was für eine Vorstellung du auch immer von ihm hast. Was auch immer deine Arbeit und dein Sehnen ist, erhalte dir den Frieden mit deiner Seele in der lärmenden Wirrnis des Lebens. Mit all der Schande, der Plackerei und den zerbrochenen Träumen ist es dennoch eine schöne Welt. Strebe behutsam danach, glücklich zu sein.

Die Literatur zur – nicht nur christlichen – Spiritualität ist in den Buchläden unüberschaubar, lädt aber auch zum Stöbern und Anlesen ein! Im Literaturverzeichnis empfehle ich weiterführende Literatur für Menschen, die christlich-tastend auf der Suche sind.

Hoffnung auf gesundes Leben

Inhaltsverzeichnis

Patient-Arzt-Gespräch – hilfreiche Tipps zur Vorbereitung

Jens Ulrich Rueffer

Inhaltsverzeichnis

© Springer-Verlag GmbH Deutschland, ein Teil von Springer Nature 2021
A. Petermann-Meyer et al. (Hrsg.), *Leben mit Krebs*,
https://doi.org/10.1007/978-3-662-59166-6_9

9.1 Das Gespräch als zentrales Element im medizinischen Prozess

Die Medizin ist wohl eine der ältesten Wissenschaften. Zentraler Bestandteil der Heilkunst war und ist das Gespräch zwischen Arzt und Patient. Aber während andere Bereiche der Medizin rasante Entwicklungen erleben – das gilt für die Diagnostik und Therapie, aber auch für die Erkenntnisse in der Prävention –, wurde das Gespräch zwischen Behandler und Hilfesuchenden im Hinblick auf Wissenschaftlichkeit und Entwicklung eher dem Zufall überlassen.

Erst in den vergangenen Jahren hat dieses zentrale Bindungselement im medizinischen Prozess wieder an Bedeutung gewonnen. Und es hat sich die Erkenntnis durchgesetzt, dass es um dieses Element leider häufig nicht zum Besten steht. Dabei erfüllt ein Gespräch im idealen Fall viele Aufgaben.

> **Aufgaben und Grundregeln des Arzt-Patienten-Gesprächs**
> - Gegenseitiges Informieren
> - Informationen über die vorliegende Erkrankung, angepasst an vorhandenes Patientenwissen
> - Übermittlung von Ergebnissen und Behandlungsvorschlägen unter Versicherung, dass der Patient alles verstanden hat
> - Beziehung herstellen und stabilisieren
> - Unterschiedliches Wissen, gleiche Rechte
> - Raum geben für das Vorwissen, die Wünsche und Bedürfnisse des Patienten
> - Entscheidungsprozess einleiten und begleiten

Werden diese nicht erfüllt, fühlen sich Patienten nicht aufgehoben, nicht ausreichend informiert und sehen sich nicht als Teil ihres (!) medizinischen Entscheidungsprozesses. Die meisten Klagen von Patienten lassen sich damit letztendlich auf ein oder mehrere Gespräche im Sinne einer nicht gelungenen Kommunikation zurückführen.

9.2 Gute ärztliche Kommunikation ist erlernbar

Manche ärztlichen Vertreter sind der Auffassung, dass die kommunikative Kompetenz mit Alter und Erfahrung der Ärzte zunimmt; man also im Gespräch „automatisch immer besser wird". Man ist sich heute aber darüber einig, dass man grundsätzlich nicht nur die optimale Anwendung komplizierter Geräte oder die Durchführung mikrochirurgischer Eingriffe erlernen kann, sondern auch das Führen und Lenken eines ärztlichen Gesprächs erlernbar ist. Grundsätzlich erlernte und so verbesserte Kommunikation kommt dabei nicht nur Patienten zugute, sondern auch den Ärzten selbst. Je besser die Kommunikationsfähigkeit bei einem Arzt ausgeprägt ist, desto geringer ist die Gefahr, ein Burn-out zu erleiden, was unter Ärzten zunehmend verbreitet ist.

9.3 Auf gesellschaftliche Veränderungen reagieren

Auch die Gestaltung der grundsätzlichen Beziehung zwischen Arzt und Patienten sollte überdacht werden und auf die gesellschaftlichen Veränderungen reagieren. Eine der wichtigsten Veränderungen der vergangenen Jahrzehnte ist in dieser Hinsicht sicherlich der Wechsel von der sogenannten paternalistischen (Arzt entscheidet für Patient) zur partnerschaftlichen Arzt-Patienten-Beziehung. Wenn man bedenkt, dass sich erst in den 1970er-Jahren die Auffassung durchgesetzt hat, dass der Patient das

Recht hat, frühzeitig die ärztliche gestellte Diagnose zu erfahren, kann man sich vorstellen, welch enorme Herausforderung dieser Paradigmenwechsel für weite Teile der Ärzteschaft bedeutet.

Aus einer skeptischen Perspektive heraus könnte man schlagwortartig formulieren: Unzufriedene Patienten, jeder zweite Arzt ist von Burn-out bedroht und die Möglichkeiten des Gesundheitssystems erscheinen angesichts immer teurer werdenden Behandlungen verschwindend gering. Eine Sackgasse?

Tatsächlich könnte eine optimierte Arzt-Patienten-Beziehung die Antwort auf diese fatale, eigentlich ausweglos erscheinende Situation sein.

So wie es in der Gesellschaft allgemein ein größeres Bedürfnis nach mehr Mitbestimmung gibt – so wird diese Forderung auch immer mehr in den medizinischen Prozess hineingetragen. Ausdruck dieser Haltung ist die stetig zunehmende Zahl an Selbsthilfegruppen. Beispielsweise gibt es seit einigen Jahren eine europäische Selbsthilfegruppe, deren Slogan lautet: „nothing about us, without us" (nichts über uns, ohne uns).

Was auf den ersten Blick bedrohlich für Ärzte wirkt, kann aber vielleicht die Lösung zweier zentraler Probleme mit sich bringen: die Abläufe im Medizinalltag zu optimieren und die Zufriedenheit bei Arzt und Patient zu steigern.

9.4 Vom allmächtigen Entscheider zum einfühlsamen Berater

Die beschriebene Entwicklung wird heute unter dem Begriff gemeinsame Entscheidungsfindung von Arzt und Patient oder auf Englisch als „shared decision making" zusammengefasst.

„Shared decision making" beschreibt den Prozess, der notwendig ist, eine Entscheidung wirklich partnerschaftlich zu treffen. Es gilt, die Patientenziele, ausgedrückt durch seine Präferenzen, mit den

Zielen des Arztes im Rahmen der gesellschaftlichen Möglichkeiten in Einklang zu bringen (◘ Abb. 9.1).

Ärzte werden so vom allmächtigen Entscheider zum einfühlsamen Berater. Dabei deuten erste Ergebnisse darauf hin, dass mit dem Prozess der gemeinsamen Entscheidungsfindung das Verständnis von medizinischen Vorgängen aufseiten der Patienten deutlich verbessert wird und aufseiten der Ärzte das Verständnis von Patientenpräferenzen wächst. Darüber hinaus führt das verbesserte Verstehen zu einer Steigerung der Zufriedenheit aller beteiligten Parteien.

Soweit zur ärztlichen Komponente und seinem Beitrag zum gemeinsamen Gespräch. Auch Sie als Patient und Angehöriger können den Gesprächsverlauf beeinflussen.

9.5 Was können Sie selbst als Patient dazu beitragen, dass Gespräche mit Ihrem Arzt zufriedenstellender verlaufen?

Auch als Patient und begleitender Angehöriger oder Freund können Sie sehr viel dazu beitragen, dass das Gespräch mit dem Arzt gelingt. Je genauer Sie vorher wissen, welche Fragen Sie beantwortet haben möchten, welche Sorgen oder Bedenken Sie äußern möchten, desto eher wird es Ihnen möglich sein, das Gespräch auf die für Sie wichtigen Themen zu lenken, selbst dann, wenn der Arzt nur wenig Zeit zur Verfügung hat. Im Folgenden haben wir einige Tipps für Sie zusammengestellt:

- Bereiten Sie sich auf das Gespräch beim Arzt vor, sprechen Sie Ihre Fragen und Anliegen eventuell mit einem Angehörigen oder Freund vorher durch.
- Oft ist es hilfreich, die wichtigsten Fragen und Anliegen schriftlich festzuhalten und die entsprechenden Notizen mitzunehmen zum Arzt.

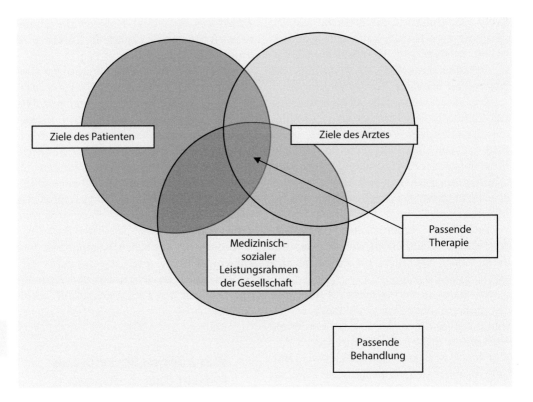

◼ Abb. 9.1   Shared decision making

— Überlegen Sie, ob es für Sie hilfreich wäre, wenn Sie jemand zum Gespräch begleitet. Dieser Begleiter sollte ebenfalls von Ihnen über die für Sie wichtigsten Themen informiert werden.
— Lassen Sie sich durch ungeeignete äußere Umstände nicht aus der Ruhe bringen, oder fragen Sie, ob das Gespräch an einem ungestörten Ort stattfinden kann.
— Wenn Sie die Erläuterungen des Arztes nicht verstehen, bitten Sie um eine kurze Unterbrechung und fragen Sie nach, bis Sie sicher sind, alles Wichtige verstanden zu haben.
— Überlegen Sie, was Ihnen am liebsten wäre: Möchten Sie, dass der Arzt die Entscheidung über Ihre weitere Behandlung weitgehend allein fällt, oder möchten Sie mit dem Arzt gemeinsam entscheiden? Teilen Sie das Ergebnis Ihrem behandelnden Arzt mit.

— Fragen Sie nach Behandlungsalternativen mit allen Vor- und Nachteilen.
— Falls Sie am Ende des Gesprächs noch unsicher sind, können Sie
  – sagen, dass Sie noch unsicher sind und eine Entscheidung vertagen möchten;
  – fragen, ob es Sinn macht, dass Sie sich eine zweite Meinung einholen;
  – fragen, ob es weitere Informationen in schriftlicher Form, als Film oder im Internet für Sie gibt.

Insgesamt gibt es durchaus neue Überlegungen zur Nutzung moderner Medien in der Patienten-Arzt-Beziehung, deren Stellenwert und Bedeutungsrahmen noch nicht vollständig klar sind. Mit der möglichen Nutzung moderner Medien ergibt sich die Überlegung, aus welchen Elementen sich neben dem klassischen Gespräch der Informationsfluss zwischen Arzt und Patient heute zusammensetzt. Das heißt, wie sieht im Zeitalter multimedialer Sozialisation, also Aufwachsen mit vielen unterschiedlichen Medien und Informationsquellen der neuen Patientengeneration idealerweise Kommunikation zwischen Arzt und Patient aus; welchen Stellenwert hat beispielsweise filmische Aufklärung im Gesundungsprozess des Patienten? Dass diese neuen Möglichkeiten in die Beziehung Eingang finden, zeigen die aktuellen Entwicklungen. Internetbasierte Kommunikation bezüglich Terminvereinbarung und Aufklärung bzw. Informationsübermittlung kann heute bereits als Standard angesehen werden. Neu, aber mittlerweile sogar erstattungsfähig, sind anamnestische und diagnostische Gespräche/Kontakte mittels verschiedener Medien. Selbst verschiedene Therapien, so zum Beispiel die Behandlung einer Depression, finden in zunehmenden Umfang schon über das Internet statt.

Die verschiedenen Möglichkeiten können eine gemeinsame Entscheidungsfindung unterstützen und zur Zufriedenheit auf allen Seiten beitragen.

9.6 Weitere Auswirkungen von gemeinsamen Entscheidungen

Und wahrscheinlich gibt es noch weitere wesentliche Effekte durch „shared decision making":
- Eine deutlich effektivere Verteilung der beschränkten Ressourcen (in diesem Falle: ärztlichen Kapazitäten)
- Bessere Behandlungsergebnisse
- Langfristig ein gesamtgesellschaftlich verbessertes Gesundheitsverhalten

Wünschenswert ist es, dass dem Patienten objektive, interessensfreie und gut verständliche

Information zur Verfügung gestellt wird. Hier besteht oft ein Widerspruch zwischen objektiven und gut verständlichen Materialien. Das wird sich in naher Zukunft deutlich verbessern, und die Angebote durch Nutzung moderner Medien werden auch patientenfreundlicher.

In diesem Prozess spielen Selbsthilfegruppen bereits heute eine wichtige Rolle. Sie sind die Treiber in diesem Prozess, denn sie können am besten ermessen, wie es sich für Patienten mit oder ohne gemeinsame Entscheidungsfindung anfühlt. Außerdem können sie aufgrund ihrer überregionalen Struktur wichtige Multiplikatoren für Informationen sein. So schult beispielsweise die Frauenselbsthilfe nach Krebs alle Mitglieder, damit sie diese Funktion übernehmen können.

9.7 Fazit

Der Prozess der gemeinsamen Entscheidungsfindung ist nicht mehr umkehrbar, und es ist nicht mehr die Frage, ob wir dieses Modell in der Medizin aufleben lassen, sondern nur noch wie.

> **Tipp**
>
> Gut verständliche Informationen über Ihre Erkrankung und die Vor- und Nachteile möglicher Therapien erhalten Sie unter anderem unter diesen Links:
> - ▶ www.krebsinformationsdienst.de
> - ▶ www.krebsgesellschaft.de
> - ▶ www.krebshilfe.de (dort können Sie auch die Blauen Ratgeber = schriftliches Informationsmaterial zu Ihrer Erkrankung und weiteren krebsbezogenen Themen bestellen)

Nebenwirkungen und Spätfolgen von Chemo- und Strahlentherapie – möglichst gering halten

Martina Crysandt

Inhaltsverzeichnis

© Springer-Verlag GmbH Deutschland, ein Teil von Springer Nature 2021
A. Petermann-Meyer et al. (Hrsg.), *Leben mit Krebs*,
https://doi.org/10.1007/978-3-662-59166-6_10

10.1 Einleitung

Aufgrund wissenschaftlicher Fortschritte in der Medizin wird bei vielen Krebserkrankungen heutzutage als Therapieziel die Heilung (das heißt ein „Leben nach Krebs") angestrebt – oder zumindest ein gegenüber einer unbehandelten Situation stark verlängertes „Leben mit Krebs". Idealerweise ist dabei die Lebensqualität nahezu uneingeschränkt oder mindestens möglichst wenig eingeschränkt. Allein in Deutschland leben inzwischen rund vier Millionen Menschen, die eine Krebserkrankung erfolgreich bewältigt haben.

Weil Kinder ihre Krebserkrankung und die Folgen der Therapie – im Falle erfolgreicher Therapien – oft und lange überleben, ist in den entwickelten Ländern schätzungsweise jeder 250. junge Erwachsene (15–45 Jahre) Überlebender einer Krebserkrankung im Kindes- oder Jugendalter. Leider zeigt sich aber, dass bei einigen dieser Menschen Spätfolgen auftauchen und insgesamt die Sterblichkeit im weiteren Verlauf des Lebens dreifach höher ist als bei Menschen ohne Vorerkrankung im Kindesalter.

Nicht nur diese erhöhte Sterblichkeitsrate, sondern auch erlebte psychische und physische Langzeitfolgen sind unerwünschte Begleiterscheinungen erfolgreicher Krebstherapien. Zwar nimmt die Wahrscheinlichkeit eines Rückfalls bei einer Krebserkrankung mit den Jahren deutlich ab, bestehende oder auch erst später auftretende Langzeitnebenwirkungen oder gar das Auftreten von durch die ehemalige Krebstherapie provozierter sogenannter Zweitmalignome können aber zu erheblichen Einschränkungen der Lebensqualität führen.

Klassische Krebstherapiemedikamente, die systemisch (das heißt im ganzen Körper wirksam) eingesetzt werden, werden Zytostatika oder Chemotherapeutika genannt. Diese müssen im Hinblick auf ihr spezifischen

Nebenwirkungs- und Spätfolgenspektrum von den neueren Immuntherapeutika und den molekular zielgerichtet wirksamen Substanzen abgegrenzt werden.

Therapien, die man heute unter dem Begriff Immuntherapien zusammenfasst, sind vor allem Antikörper (Eiweißstoffe, die gegen bestimmte Merkmale auf Tumorzellen gerichtet sind und deren Eigennamen mit „-mab" enden), die das Immunsystem von Patienten so aktivieren, dass es die Tumorzellen angreift und im besten Fall vernichtet oder auch in Schach hält. Daneben zählt man auch Infusionen von fremden oder eigenen genetisch veränderten Zellen zur Immuntherapie. Die Nebenwirkungen der Immuntherapie ergeben sich, vereinfacht gesagt, aus der generellen Aktivierung des Patientenimmunsystems, das dann manchmal auch körpereigene Organe angreift (Leber, Darm, Lunge, Haut etc.) und darüber hinaus zu grippeähnlichen Symptomen führen kann.

Die als zielgerichtete Therapie verstandenen Medikamente sind vor allem solche, die man als Tabletten zu sich nimmt und die eine bestimmte, genetisch bedingte Veränderung von Tumoren attackieren. Viele dieser Medikamente sind sogenannte Kinaseinhibitoren (abgekürzt TKI), deren Eigennamen mit „-ib" enden. Manchmal sind diese genetischen Veränderungen aber auch in normalen Körperzellen – oft in geringerer Ausprägung – vorhanden, sodass auch Körperzellen auf diese Medikamente reagieren können. Dann kommt es häufig im Verlauf von Therapien zu Nebenwirkungen an der Haut oder am Magen-Darm-Trakt oder zu allgemeiner Schwäche (Fatigue) oder zu Flüssigkeitsansammlungen im Gewebe.

Die Nebenwirkungen können durch andere Tabletten, die Patienten wegen anderer Erkrankungen einnehmen, verstärkt werden: Die Aufnahme der Medikamente über den Magen-Darm-Trakt verstärkt sich manchmal gegenseitig (es gibt auch die

Möglichkeit, dass die Aufnahme von Medikamenten sich gegenseitig behindert). Daher ist bei Einnahme solcher Tabletten unbedingt eine Absprache zwischen Hausarzt und Onkologen wichtig, damit klar ist, welche Medikamente wann und wie eingenommen werden sollen.

Die Wirkweise klassischer Chemotherapien ist sehr unterschiedlich, jedoch ist allen gemeinsam, dass insbesondere Tumorzellen, aber (wenn auch in geringerem Maße) auch gesunde Zellen an einer Vermehrung bzw. am Wachstum gehindert werden. Bei den gesunden Geweben und Organsystemen werden besonders diejenigen angegriffen, deren Zellen einer hohen Teilungsrate unterliegen, was während einer Chemotherapie zu Nebenwirkungen an Haut, Schleimhäuten, Haarausfall und Beeinträchtigung des Blut- und Abwehrsystems führt.

Ein weiterer Grund für typische Nebenwirkungen einer bestimmten Substanz kann in deren Anreicherung in bestimmten Geweben des Körpers oder in deren Ausscheidungs- bzw. Entgiftungsmechanismen begründet sein (zum Beispiel Nierenschädigung durch Zytostatika oder deren Abbauprodukte, die über den Urin ausgeschieden werden). Ein Großteil dieser Nebenwirkungen verschwindet erfreulicherweise nach Beendigung der Krebstherapie oder geht in seiner Symptomschwere zurück, manche Symptome können aber auch erst nach Abschluss einer Therapie oder nach wiederholten Therapiezyklen erstmals auftreten (sogenannte kumulative Toxizität). Ob bei Patienten Spätfolgen oder Folgeerkrankungen auftreten, ist von der Krebserkrankung und der Art der Therapie, sachgemäßer Durchführung einschließlich angemessenere Begleittherapien sowie individuellen, teils auch genetischen Voraussetzungen, Vorerkrankungen und Begleiterkrankungen abhängig.

Bei der Strahlentherapie hängen die meist lokalen Nebenwirkungen entscheidend davon ab, welche Körperregion bestrahlt wurde, ob und wie strahlensensibel die Organe sind, die im sogenannten Strahlenfeld lagen (also Strahlung „abbekommen" haben) und welche Strahlentherapie in welcher Dosis verabreicht wurde.

In den nächsten Absätzen werden verschiedene akute Nebenwirkungen und mögliche Langzeitfolgen näher beschrieben. Zudem werden Maßnahmen zur Linderung bzw. Beseitigung vorgeschlagen.

10.2 Akute Nebenwirkungen

Die akuten Nebenwirkungen einer Chemotherapie treten individuell unterschiedlich stark ausgeprägt auf. **Übelkeit und Erbrechen** können durch gegenwirkende Medikamente (Antiemetika) erheblich abgeschwächt werden. Übelkeit und Erbrechen treten meist mehrere Stunden nach Verabreichung der Medikamente, manchmal aber auch deutlich zeitverzögert auf. Generell werden bereits vor der ersten Chemotherapie gegen Übelkeit gerichtete Medikamente verabreicht, sodass es heute bei sachgerechter Durchführung nur noch bei einem kleinen Teil von Patienten zu stark ausgeprägter Übelkeit und Erbrechen kommt. Diese ist dann allerdings oft sehr hartnäckig und im Einzelfall auch wirklich schwer in den Griff zu bekommen.

Der bei bestimmten Chemotherapeutika regelhaft eintretende **Haarverlust** (Alopezie) ist für die meisten Patienten sehr belastend, auch wenn er sich nach Abschluss der Therapie in den meisten Fällen zurückbildet. Ein dauerhafter Haarverlust ist äußerst selten und kann zum Beispiel nach einer Kopfbestrahlung entstehen (siehe auch ▶ Abschn. 10.2.6).

Manche Chemotherapiemedikamente haben auch eine unmittelbar **hautreizende oder ätzende Wirkung.** Bei diesen Therapien müssen Ärzte, Pflegende und Patienten besonders darauf achten, dass Infusionen nicht versehentlich neben statt in eine Vene laufen, da bereits sehr kleine Mengen bestimmter Chemotherapeutika bei Austritt ins Gewebe lokal beträchtliche Schädigungen verursachen können. Dies kann durch unbedachte Bewegungen oder bei sehr feinen und leicht verletzbaren Blutgefäßen vorkommen und lässt sich trotz größter Sorgfalt nicht immer ganz sicher vermeiden. Diese sogenannten Paravasate (para = neben, vasa = Gefäß) können schwerwiegende – insbesondere am Arm auch bewegungseinschränkende – Folgen haben. Hat man daher während einer Infusion ein ungutes Gefühl, zeigt sich eine Schwellung oder schmerzt die Infusion im Bereich der Eintrittsstelle des Venenkatheter oder „flussabwärts", sollte man umgehend den Ärzten oder Pflegepersonal Bescheid sagen, damit diese die Infusion stoppen. Um das Risiko für Venenreizungen oder derartige Paravasate zu vermindern, erhalten viele Krebspatienten vor einer Chemotherapie heute einen sogenannten Portkatheter oder kurz **Port**. Dies ist ein dauerhaftes Zugangssystem, das operativ unter die Haut mit Anschluss an eine große Vene (meist unter dem Schlüsselbein) implantiert wird. Durch eine Nadel, die durch die darüber liegende Haut in das Portsystem gestochen wird, kann Blut abgenommen und jede Art von Infusion sicher verabreicht werden. Die Portnadeln werden nach der Infusion dann wieder entfernt, sodass man mit einem Port auch gut duschen, schlafen und sich generell frei bewegen kann.

Mit welchen Nebenwirkungen bei jedem einzelnen Patienten durch seine Behandlung zu rechnen sind, ist vor allem von den einzelnen Substanzen, der Dosis und den Kombinationen abhängig, die für die Therapie zusammengestellt wurden. Außerdem wichtig zu wissen: Nicht jeder Mensch reagiert gleich auf ein Arzneimittel. Welche Nebenwirkungen auftreten, kann von Patient zu Patient unterschiedlich sein.

Vor der Therapie, im Aufklärungsgespräch werden die wichtigsten infrage kommenden Nebenwirkungen durch den Arzt angesprochen und mögliche Hilfestellungen erläutert. Folgende Fragen können sie als Vorbereitung für ein solches Gespräch mitnehmen:

- Mit welchen Nebenwirkungen muss ich bei der Therapie rechnen und kann ich vorbeugend etwas dagegen tun? Was genau?
- Wann muss ich mit den Nebenwirkungen rechnen? (Viele Patienten und Angehörige sind überrascht, wie „gut" Therapien zum Beispiel während der Infusionen auf Station vertragen werden, während dann zu Hause Nebenwirkungen wie Schwäche [Müdigkeit] oder Appetitlosigkeit auftreten)
- Falls Nebenwirkungen unter der Therapie sehr belastend sind: Können Sie abgemildert werden und wodurch?
- Kann ich gegebenenfalls bei Auftreten einer Nebenwirkung ein anderes, vergleichbar wirksames Medikament erhalten?
- Ist es möglich, eine Therapie abzubrechen, und wenn ja, jederzeit?
- Welche Risiken gehe ich ein bzw. wie verläuft meine Erkrankung, wenn ich mich zum Beispiel aus Angst vor Therapiefolgen nicht behandeln lasse?

Insgesamt gilt: In der Regel existieren viele Hilfsmittel, die die Nebenwirkungen einer Tumortherapie mildern können. Dafür ist es wichtig, den behandelnden Arzt über alle auftauchenden Veränderungen zu informieren, denn mit Beratung lässt sich häufig für jeden Patienten eine passende unterstützende oder mildernde Maßnahme finden.

Im Folgenden soll auf einige Nebenwirkungen speziell eingegangen werden.

10.2.1   Akute Hautveränderungen

Durch eine Chemo- oder Strahlentherapie kann es zu Rötung, Trockenheit und Schuppung der Haut kommen. Auch die heute oft verwendeten zielgerichteten Therapien (Kinaseinhibitoren) verursachen oft

Nebenwirkungen an der Haut oder den Hautanhangsgebilden. Auch Juckreiz, Verfärbungen oder Hautausschläge sind möglich. Bei einigen Betroffenen werden die Nägel rissig oder brüchig oder können sich sogar ganz ablösen. Die meisten Hautveränderungen bilden sich nach Ende der Therapie von allein zurück. Verfärbungen der Haut können allerdings eventuell bestehen bleiben. Während der Therapie ist eine konsequente Hautpflege wichtig. Neben der eigentlichen Pflege kann sie auch nicht unerheblich zum allgemeinen Wohlbefinden beitragen. Für einzelne Therapien gibt es sogar ganz spezielle Hautbehandlungskonzepte, die Ihnen Ihr Arzt mitteilen wird. Sprechen Sie mit Ihrem Arzt oder dem Pflegepersonal darüber, welche Hautpflegeprodukte Sie verwenden können, ob spezielle vorbeugende Maßnahmen oder Empfehlungen existieren und ob es Produkte gibt, die Sie eher meiden sollten.

Für die **Nagelpflege** gibt es folgende Tipps: Schneiden Sie die Nägel kurz, pflegen Sie die Nagelhaut (zum Beispiel mit einem Pflegeöl), vermeiden Sie direkten Kontakt zu angreifenden Substanzen (acetonhaltiger Nagellackentferner und Putzmittel), und verwenden Sie unter anderem einen siliciumhaltigen Nagellack zur Stärkung des Nagels.

10.2.2 Akute Schleimhautentzündungen

Manche Chemotherapeutika führen zu Schleimhautentzündungen. Insbesondere im Mund kann diese sogenannte Stomatitis (Stoma = Mund, -itis = Entzündung) sehr schmerzhaft und unangenehm sein und dazu führen, dass eine normale Nahrungsaufnahme vorübergehend kaum oder gar nicht mehr möglich ist. In letzterem Fall kann es sein, dass die Ärzte Ihnen durch Infusionslösungen die orale Nahrungs- und Nährstoffaufnahme vorübergehend ersetzen.

Während der Therapie ist eine gute Mundhygiene mit einer weichen Zahnbürste und regelmäßiger antibakterieller Mundspülung wichtig, die einer Entzündung im Mund vorbeugen kann. Sollte dennoch etwas im Mund schmerzen, sprechen sie umgehend das Behandlungsteam an. Wichtig ist zu prüfen, ob Bakterien, Viren oder Pilze dafür verantwortlich sind und ob neben den Behandlungsmaßnahmen im Mund selbst (Spülungen, Lösungen etc.) weitere Medikamente notwendig sind. Sollten Ihnen die normalen Mundspüllösungen zu scharf sein oder einen Brechreiz auslösen, kann in vielen Fällen auch auf eine Mundspülung mit Salbeitee zurückgegriffen werden. Häufig kann auch durch örtlich (lokal) wirksame Schmerzmittel eine Linderung der Beschwerden erreicht werden.

Einige unserer Patienten haben auch sehr gute Erfahrungen mit dem Lutschen von frischen oder eingefrorenen selbst hergestellten Papayawürfeln gemacht. Das kann man auch vorbeugend versuchen. Dazu gibt es weitere Infos im ► Kap. 13.

10.2.3 Akute Nebenwirkungen auf das blutbildende System

Blut- und Abwehrsystem bilden bis ins hohe Alter ständig neue Zellen und werden durch eine Chemotherapie, die auf sich teilende Zellen wirkt, daher oft beeinträchtigt. Auch eine Bestrahlung der Wirbelsäule oder des Beckens kann zu Blutbildveränderungen führen, und manche der zielgerichteten Therapeutika verursachen ebenfalls Blutbildstörungen:

- Werden zu wenig weiße Blutkörperchen (Leukozyten) gebildet, steigt die Gefahr von Entzündungen und Infekten (sogenanntes leukopenes oder neutropenes Fieber).

- Die roten Blutkörperchen (Erythrozyten) sind für den Sauerstofftransport im Körper zuständig. Ist ihre Zahl vermindert, kann sich eine Blutarmut (Anämie) entwickeln. Für Betroffene macht sich diese durch Symptome wie Müdigkeit, Blässe, Konzentrationsschwierigkeiten, Luftnot und eine verminderte Leistungsfähigkeit bemerkbar.
- Die oft als „gelbe Blutkörperchen" bekannten Blutplättchen (Thrombozyten) sorgen für den ersten Schritt der Blutstillung/-gerinnung. Dies bedeutet, dass eine Verringerung der Zahl der Blutplättchen (Thrombopenie) zu Zahnfleischbluten, Nasenbluten oder vermehrt blauen Flecken führen kann.

Rote Blutkörperchen und Blutplättchen können, wenn sie sehr stark abfallen, von anderen Menschen übertragen, das heißt transfundiert werden. Weiße Blutkörperchen (sogenannte Granulozyten) können nur in absoluten Ausnahmefällen, zum Beispiel nach einer Knochenmarktransplantation, ersetzt werden. Einen zu starken Abfall der weißen Blutkörperchen versucht man durch die Gabe von Wachstumsfaktoren (G-CSF, Filgrastim, Lenograstim), die meist unter die Haut gespritzt werden, zu verhindern. Das Risiko für eine Neutropenie hängt von der Art der Chemotherapie ab. Der Wachstumsfaktor wird so lange gegeben, bis die Anzahl der neutrophilen Granulozyten nach dem tiefsten Absinken der Werte (Nadir) wieder den normalen Bereich erreicht hat.

Nach Abschluss der Therapie bilden sich Symptome, die durch eine Schädigung der Blutbildung im Knochenmark verursacht werden, in der Regel von allein zurück. Dies kann allerdings einige Wochen dauern. Je nach Art der Therapie kann die Abwehrfunktion (Immunfunktion) sehr stark und länger anhaltend eingeschränkt sein. In diesem Fall müssen Patienten besonders auf eine sorgfältige Hygiene achten, um die Gefahr von Infekten zu verringern.

Körperhygienetipps bei Abwehrschwäche
- Regelmäßiges Händewaschen mit Flüssigseife
- Richtig Husten und Niesen (in die Ellenbeuge, Einmaltaschentücher benutzen)
- Regelmäßige Körperhygiene
- Pflege der Haut mit Körperlotion
- Tägliches Wechseln von Handtüchern, Waschlappen und Unterwäsche
- Bettwäschewechsel einmal pro Woche
- Gute Mundhygiene

Checkliste für zu Hause zur Vermeidung von Infekten
- Regelmäßiges Reinigen der Zimmer, Böden, Teppiche
- Regelmäßiges Lüften zur Vermeidung von Schimmelbildung, besonders im Winter
- Keine Wasserbehälter an den Heizkörpern zur Luftbefeuchtung
- Keine Topfpflanzen in den Wohnräumen, besonders im Schlafzimmer
- Nicht in feuchte Kellerräume gehen
- Vermeidung von Biomüll und Kompostlagerung
- Keine Reinigung von Tierkäfigen (Katzenklo oder Vogelkäfig)

Es ist immer zu empfehlen, dass vor weitreichenden Renovierungs- und Reinigungsmaßnahmen Rücksprache mit dem Behandlungsteam erfolgt. So werden unnötige und kostspielige Umbauten vermieden.

Patienten, die eine Hochdosischemotherapie bekommen, werden zu ihrer Sicherheit einige Zeit stationär im Krankenhaus überwacht. Ist eine Blutarmut sehr ausgeprägt, erhalten einige Betroffene Wachstumsfaktoren, die die Blutbildung anregen, zum Beispiel Erythropoetin und vergleichbare Wirkstoffe aus der Gruppe der blutbildungsanregenden (hämatopoetischen) Wachstumsfaktoren. Liegen außerdem Mangelerscheinungen vor, hat man zum Beispiel zu wenig Eisen, Vitamin B12 oder Folsäure, ist es wichtig, mit den Ärzten zu sprechen, ob ein Ausgleich der Mineralstoffe oder Vitamine unter der Therapie sinnvoll ist.

10.2.4 Akute Magen-Darm-Beschwerden

Übelkeit (Emesis), Erbrechen und Appetitlosigkeit gehören zu den häufigen und gefürchtetsten Nebenwirkungen einer Chemotherapie. Aber nicht alle Zytostatika lösen diese Symptome aus, sodass die Bekämpfung und auch die vorbeugende Behandlung (mit sogenannten Antiemetika) sich je nach Art und Dosis der gewählten Substanzen (das heißt deren emetogenem Potenzial) unterscheidet.

Unterschieden werden akutes Erbrechen, das zwei bis vier Stunden nach einer Therapie auftritt, verzögertes Erbrechen, das bis zu 24 h auf sich warten lässt und das unter Umständen schon vor der (Wiederholung einer) Therapie beginnende (antizipatorische) Erbrechen. Hierbei können auch optische Eindrücke und Gerüche zur Übelkeit führen bzw. diese verstärken.

Gegen diese Beschwerden lässt sich allerdings bereits im Vorfeld einiges unternehmen. Es werden vorbeugend Medikamente verabreicht, die die Übelkeit erst gar nicht entstehen lassen. Verbindet der Patient erst einmal Übelkeit und Erbrechen mit der Infusion, schleppt er diese Abwehrhaltung mit zu jeder neuen Therapiesitzung (Antizipation). Sollte also bei Ihnen Übelkeit und Erbrechen auftreten, zögern Sie nicht, Ihren Arzt zu informieren und um zusätzliche Medikamente zu bitten. Je weniger Übelkeit Sie erleiden, desto besser für den Therapieverlauf. Es gibt inzwischen viele und sehr gut wirksame Medikamente gegen Übelkeit.

10.2.5 Gewichtsverlust

Nicht nur die Therapie, sondern vielmehr die Krebserkrankung selbst kann – manchmal als erstes Symptom einer Krebserkrankung – den Körper sehr schwächen und zu Mangelerscheinungen und Gewichtsverlust führen. Durch Appetitlosigkeit und Erbrechen kann das Risiko dann noch erhöht werden. Außerdem kann sich bei Gewichtsverlust unter laufender Therapie, deren Dosis häufig auf Ihre Körperoberfläche bezogen wird (die sich wiederum aus Größe und Gewicht berechnet), die für Sie passgenaue Dosis verändern. Nennen Sie deshalb bei jedem neuen Zyklus einer laufenden Chemotherapie dem verabreichenden Arzt ihr (tages-)aktuelles Gewicht.

Sprechen Sie frühzeitig Ihr Behandlungsteam an!

Durch eine ausgewogene Ernährung können Mangelerscheinungen auch unter einer Therapie behoben oder gelindert werden. In vielen Krebszentren oder Praxen gibt es spezielle Ernährungsberater, die Sie hierbei unterstützen können. Wichtig ist es, den Spaß an einer gesunden Ernährung nicht zu verlieren. Wir wissen heutzutage aber immer mehr um die Wichtigkeit der Ernährung und des Muskelabbaus bzw. des Verlustes von Muskelkraft (Sarkopenie) durch und während einer Krebserkrankung und Krebstherapie, sodass diesen beiden Faktoren jeweils ein Extrakapitel gewidmet ist (siehe ▶ Kap. 2 „Ernährung" und ▶ Kap. 3 „Bewegung").

10.2.6 Haarverlust

Kopfhaare wachsen etwa einen Drittel Millimeter am Tag. Zwischen 80 und 90 % aller Zellen an den Haarwurzeln sind ständig in der empfindlichen Teilungsphase. Augenbrauen, Wimpern und die Körperbehaarung wachsen langsamer: Hier sind nur etwa 10–20 % der Haarwurzeln besonders empfindlich gegenüber einer Schädigung.

Nicht alle Chemotherapien führen zu einem Haarverlust. Einige Chemotherapeutika haben eine hohe, andere eine geringe Wahrscheinlichkeit, einen Haarverlust herbeizuführen. Mit dem ersten Haarausfall ist etwa zwei bis drei Wochen nach der ersten Gabe zu rechnen. Augenbrauen und Wimpern fallen seltener und später aus.

In der Regel kommen dann zirka drei Monate nach Therapieende die Haare zurück. Sie können sich jedoch in Farbe und Haartyp von Ihrem vorherigen Haarbild mehr oder weniger unterscheiden. Grund hierfür sind vorübergehende Schädigungen der Haarwurzel. Sehr selten kann es – besonders nach einer Hochdosistherapie und/oder Knochenmarktransplantation oder einer Kopfbestrahlung – zu einem dauerhaften Haarverlust bzw. einer Verringerung des Haarwuchses kommen. Eine häufig in diesem Zusammenhang gestellte Frage ist, ob man den Haarverlust unter Chemotherapie vermeiden oder ihm vorbeugen kann. Es gibt allerdings keine gesicherte etablierte Methode, und für die angebotenen Möglichkeiten übernimmt die Krankenkasse die Kosten in der Regel nicht. Eine häufig verwendete Methode ist die Kühl- oder Kältehaube. Hier soll durch Unterkühlung der Kopfhaut während der Gabe des Chemotherapeutikums die Durchblutung an den Haarwurzeln und dadurch die Exposition des Medikaments an den Haarwurzeln verringert werden. Darüber hinaus gibt es auch Shampoos und Kurspülungen, die den Haarausfall verzögern sollen. Es existieren hierzu keine gesicherten wissenschaftlichen Grundlagen, aber viele Berichte von Patienten, die diese Kältehauben mehr oder weniger erfolgreich verwendet haben.

Unter den neueren zielgerichteten Medikamenten tritt in der Regel kein klassischer Haarverlust auf. Aber auch hier kann es zu Veränderungen der Haarqualität als Langzeitnebenwirkung nach mehreren Monaten Therapie kommen. Patienten berichten von brüchigerem oder dünnem Haar oder Veränderung der Haarstruktur, zum Beispiel Entwicklung von Locken, teilweiser Ausfall der Haare im Stirnbereich, Rückgang des Bartwuchses, Augenbrauen und Wimpern wachsen dichter und/oder länger, und es kann zu einer Veränderung der Haarfarbe oder zur Entfärbung der Haare kommen.

Patienten, bei denen Haarausfall wahrscheinlich ist, erhalten schon vor Therapiebeginn ein Rezept für einen Haarersatz (Perücke). Wenn Sie eine Perücke möchten, die möglichst genau Ihrem eigenen Haar entspricht, sollten Sie die Auswahl der Perücke möglichst noch vor Einsetzen des Haarausfalls mit einem Zweithaarspezialisten besprechen. Das ist wesentlich einfacher, als später anhand von Fotos oder Beschreibungen die für Sie passende Perücke zu finden. Es gibt Perücken aus Echthaar und aus Kunstfasern mit jeweils verschiedenen Vor- und Nachteilen, je nach individuellen Bedürfnissen. Fragen Sie Ihr Behandlungsteam danach, lesen Sie im Internet, und lassen sie sich von Zweithaarspezialisten beraten, welche Art von Haarersatz für Sie sinnvoll ist.

10.3 Spätfolgen und Langzeitfolgen

Bei den Spätfolgen werden zwei Arten unterschieden: relativ früh (das heißt innerhalb weniger Monate) auftretende Folgen einer Tumortherapie und im späteren Verlauf (also nach Jahren) manifest werdende Folgen.

Darüber hinaus unterscheidet man **Langzeitfolgen,** die auch fünf Jahre nach der aktiven Therapie noch bestehen, wie zum Beispiel Erschöpfung (Fatigue), vorzeitig eingeleitete Wechseljahre bei Frauen (Menopause) und Ängste. **Spätfolgen** können auch erst etwa drei bis fünf Jahre oder sogar noch später nach der Genesung auftreten. Man zählt zum Beispiel Herzerkrankungen, weitere andere Krebserkrankungen und Knochenschwund (Osteoporose) dazu.

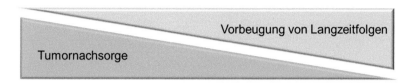

◙ Abb. 10.1 Tumornachsorge – frühzeitiges Erkennen von Rückfall und/oder Spät-/Langzeitfolgen einer Krebstherapie

Sowohl zur Vermeidung und Früherkennung eines Rückfalls der Tumorerkrankung als auch um auf Langzeitnebenwirkungen reagieren zu können, werden nach einer Krebstherapie regelmäßige ärztliche Kontrollen empfohlen. Die Nachsorge wird in der Regel fünf, manchmal bis zu zehn Jahre und länger durchgeführt, bis das Risiko eines Rückfalls deutlich gesunken ist. Nachsorgeuntersuchungen sind als Sicherheitsmaßnahme zu verstehen und bedeuten keineswegs, dass Langzeitnebenwirkungen auftreten müssen. Leider schützen die Nachsorgenuntersuchungen aber auch nicht vor Spätfolgen, wie etwa der Entwicklung von Lungentumoren, Jahrzehnte nach einer Bestrahlung im Brustraum (◙ Abb. 10.1). Zudem sinkt bei Patienten nach einer gewissen Zeit verständlicherweise auch die Bereitschaft, durch Nachsorgeuntersuchungen immer wieder an ihre Krebserkrankung erinnert zu werden. Daher ist es wichtig, dass auch Haus- oder Fachärzte, die Ihre individuelle Krebsvorgeschichte möglicherweise gar nicht kennen (zum Beispiel wegen Arztwechsel oder Umzug), über Krebsbehandlungen, auch wenn diese lange zurück liegen, von Ihnen informiert werden.

10.3.1 Körperliche Langzeitfolgen einer Krebstherapie

Zu den klassischen Langzeitfolgen nach Krebstherapien werden Erschöpfung, Schmerzen, Schlafstörungen, Ängste, Sorgen, Bewegungseinschränkungen und Nervenschäden (sogenannte Polyneuropathien)

gezählt. Weiterhin können Herz-Kreislauf-Erkrankungen, Erkrankungen des Magen-Darm-Trakts, Hauttumoren, Migräne sowie kognitive Einschränkungen auftreten. Im weiteren Verlauf dieses Kapitels sollen einige der häufiger auftretenden Langzeitfolgen erläutert werden.

10.3.2 Erschöpfungssyndrom (chronische Fatigue)

Das chronische Fatigue-Syndrom (siehe auch ▶ Kap. 12) kann aufgrund von verschiedenen Ursachen entstehen, und sicher kann auch eine Krebstherapie der Auslöser sein. Die Patienten empfinden langanhaltende, durch Schlaf nicht besser werdende Erschöpfung. Bei jedem Erschöpfungssyndrom ist es wichtig, zunächst einmal mögliche medizinische und/oder psychische Ursachen zu identifizieren, um dann als behandelnder Arzt oder begleitender Angehöriger Hilfestellungen geben zu können. Die Müdigkeit kann auch Anzeichen einer seelischen Erschöpfung oder psychischer Probleme als Reaktion auf die Krebsdiagnose sein, und es ist wichtig, die Erschöpfung dann von einer Depression oder Angststörung zu unterscheiden.

Häufig begeben sich die Betroffenen immer weiter in eine soziale Isolation, da sie sich nicht im Stande sehen, am Alltag aktiv teilzunehmen, was bis zur Berufsunfähigkeit führen kann. Deshalb ist es wichtig, im ersten Schritt alle möglichen Ursachen in Betracht zu ziehen (◙ Abb. 10.2) und abzuklären, und erst im zweiten Schritt geht es darum zu lernen, mit dieser Erschöpfung im Alltag zurechtzukommen.

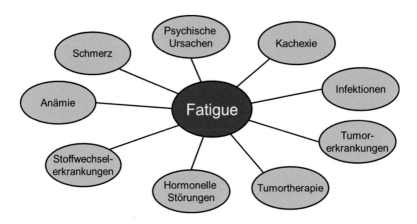

◘ Abb. 10.2   Fatigue

Medizinische Ursachen, die zur Entstehung eines chronischen Erschöpfungssyndroms führen können:

- Hormonveränderungen (Testosteron, Östrogen, Schilddrüsenhormon etc.)
- Blutbildveränderungen
- Stoffwechselstörungen (Diabetes etc.)
- Chronische Infektionen
- Aktive Tumorerkrankung
- Aktive Tumortherapie

Kann ein auslösender medizinischer Faktor ermittelt werden, ist die Fatigue häufig behandelbar oder zumindest abzumildern.

Psychische Ursachen:

- Ungelöste Sorgen und Probleme
- Zukunftsängste
- Belastende Beziehungen
- Anpassungsstörungen
- Depressionen
- Angststörungen

Wird eine psychische Ursache für wahrscheinlich gehalten, sollte dringend eine Abklärung bei einem Psychoonkologen, einem Psychotherapeuten oder einem Facharzt für Psychosomatische Medizin und Psychotherapie oder Facharzt für Psychiatrie in die Wege geleitet werden. Hier werden die seelischen Auswirkungen der Krebserkrankung genau erhoben, und es wird Unterstützung in Form von

Gesprächstherapie, Entspannungsübungen oder medikamentöser Behandlung in Erwägung gezogen.

Unglücklicherweise findet man aber in der Mehrzahl der Fälle keine spezifische Ursache, weder eine medizinische noch eine seelische.

Aktuell gibt es leider für diese Situation kein Medikament mit Zulassung zur Behandlung der tumorassoziierten Fatigue. Es gibt Therapieversuche mit Steroiden, Amphetaminen (antriebssteigernde Substanz) und Antidepressiva. Der Einsatz dieser Medikamente muss nach Absprache mit den zuständigen Behandlern überlegt bzw. verordnet werden.

Findet man keinen auslösenden, „leicht zu behandelnden Faktor", muss die Erschöpfung in den Alltag integriert werden. Der Alltag sollte bewusst mit einem Wechsel aus aktiven Phasen und Ruhephasen gestaltet werden. Der eigene Anspruch muss an die vorhandene Energie angepasst werden, um die gesteckten Ziele zu erreichen.

Die Anbindung an einen Psychoonkologen oder Psychotherapeuten kann auch in dieser Situation hilfreich sein, um die seelische Belastung zu erkennen und Strategien zu entwickeln, wie mit ihnen umzugehen ist. Darüber hinaus helfen Geist-Körper-(„-Mind body"-)Verfahren, wie zum Beispiel Meditation, Yoga, Achtsamkeitsverfahren oder Musiktherapie, um die eigenen Kraftquellen (Ressourcen) zu erkennen, zu stärken und zu erhalten (siehe auch ▶ Kap. 5 „Entspannung" und ▶ Kap. 6 „Achtsamkeit").

Gezieltes körperliches Training ist der wichtigste Baustein einer aktiven Therapie der Erschöpfung. Sportvereine bieten immer häufiger auch spezielle Sportprogramme an, die auf Patienten mit Erschöpfungssyndrom zugeschnitten sind. Der positive Trainingseffekt bewirkt neben der Verminderung der Fatigue auch eine Verbesserung von Kraft und Ausdauer und führt zu einem besseren Körpergefühl sowie zu einer erhöhten geistigen Leistungsfähigkeit, was nicht selten ein deutlich besseres Selbstwertgefühl bewirkt. Aber allein schon verstärkte Bewegung im Alltag ist sinnvoll – und verbessert die Fatigue. Bei Sportprogrammen ist es wichtig, dass sich Betroffene nicht überanstrengen, da dies die Fatigue wieder verstärken kann. Es empfiehlt sich, mit geringer Intensität zu beginnen und diese vorsichtig zu erhöhen. Der Umfang und die Häufigkeit des Trainingsprogramms werden am besten langsam und in kleinen Schritten erhöht (siehe auch ▶ Kap. 3 „Bewegung").

Hinweise und Hilfestellungen findet man hierzu besonders bei der Deutschen Fatigue Gesellschaft (▶ www.deutsche-fatigue-gesellschaft.de). Weitere Infos finden Sie auch im ▶ Kap. 12 „Fatigue".

Es ist wichtig zu wissen, dass ein chronisches Erschöpfungssyndrom auch Jahre nach der Krebserkrankung noch bestehen kann. Deshalb sollten die Erfassung der Fatigue sowie Behandlungsansätze in die Nachsorge- und Rehabilitationsprogramme onkologischer Patienten eingebaut werden. Der behandelnde Onkologe muss im Zweifel auf dieses Problem hingewiesen werden. Bitte informieren Sie Ihren Arzt, wenn Sie sich häufig müde und schlapp fühlen, damit er nach Ursachen fahnden und mit Ihnen nach Unterstützung suchen kann.

Des Weiteren muss ein beruflicher Wiedereinstieg gut vorbereitet und geplant werden. In der Regel erfolgt die Wiedereingliederung im Rahmen einer stufenweisen Wiedereingliederung (Hamburger Modell). Ziel ist eine langsame Steigerung der Arbeitszeit bis zur gewünschten Gesamtarbeitszeit. Bei Patienten mit Fatigue wird die alte Regelarbeitszeit meistens nicht mehr erreicht, oder es ist sinnvoll, das Betätigungsfeld den zur Verfügung stehenden Kraftreserven anzupassen. Nicht selten muss bei mehrfachen frustranen Wiedereingliederungsversuchen über eine Berentung nachgedacht werden. Weitere Infos siehe auch ▶ Kap. 12 „Fatigue" und ▶ Kap. 14 „Sozialrecht".

10.3.3 Herzschädigungen

Bei den Herzschädigungen infolge einer Krebstherapie unterscheidet man zum einen eine Frühform mit Rhythmusstörungen und Herzbeutelentzündungen, die oft wieder rückgängig zu machen sind (reversibel). Chronische Schäden hingegen bilden sich innerhalb eines Jahres aus und sind leider meist dauerhaft. Der Spättyp kann auch mehrere Jahre nach einer Krebstherapie auftreten. Hier leiden die Betroffenen in der Regel unter einer starken Abnahme der Herzleistung (Herzinsuffizienz), Auftreten von Herzinfarkten und ebenfalls unter Rhythmusstörungen. Langzeitbeobachtungsstudien an Patienten mit Hodgkin-Lymphom (spezielle Form des Lymphdrüsenkrebses) zeigen, dass das Risiko für eine Herzschädigung durch eine Krebstherapie deutlich erhöht ist, wenn Chemotherapie und Strahlentherapie des Brustbereichs kombiniert werden. Eine Bestrahlung in der Herz-Lungen-Gegend (sogenannte Mediastinalbestrahlung) erhöht das Risiko für eine Herzgefäßerkrankung, Herzschwäche (Herzinsuffizienz) und Bluthochdruck (Hypertonie) um das Zwei- bis Siebenfache im Vergleich zur Normalbevölkerung.

10

Bei einer speziellen Unterform der Chemotherapie (mit Medikamenten aus der Anthrazyklinreihe) erhöht sich das Risiko für die Entwicklung einer Herzmuskelschwäche oder eines Bluthochdrucks in Abhängigkeit von der verabreichten Substanz und der kumulativen Dosis um das Zwei- bis Dreifache im Vergleich zur Normalbevölkerung. Um die Gefahr für Sie realistisch einschätzbar zu machen, hier noch einmal umgekehrt dargestellt: Bei Patienten, die sowohl eine Bestrahlung im Herz-Lungen-Bereich als auch eine anthrazyklinhaltige Chemotherapie bekommen haben, beträgt anschließend das Risiko für ein Herzereignis über die nächsten 25 Jahre ca. 7,9 %, also statistisch leidet eine von zwölf Personen unter einer solchen Komplikation.

Die aktuellen Studien lassen den Rückschluss zu, dass Herzschädigungen mit dem Alter zunehmen. Das bedeutet, je jünger der Patient zum Zeitpunkt der Therapie ist, umso weniger Probleme treten in der Regel auf. Aufgrund der Nebenwirkungen und Langzeitdaten sollte bei der Nachsorge von ehemaligen Krebspatienten daher auch regelmäßig das Herz untersucht werden, um so frühzeitig gegensteuern zu können.

10.3.4 Lungenschädigungen

Durch eine Tumortherapie kann die Lungenfunktion als Folge einer Entzündung oder durch eine Veränderung des Lungengewebes beeinträchtigt werden. Auch hier sind schwere Schäden meist abhängig von der Art und der Menge der erhaltenen Medikamente.

Deutlich seltener sind akute Entzündungen der Lungenbläschen, die unabhängig von der Dosis auftreten können. Das Zytostatikum Bleomycin etwa ist dafür bekannt, die Lunge zu schädigen. Das kann sich in Form von Gewebeveränderungen äußern. Betroffene leiden unter Symptomen wie Husten und in fortgeschrittenem

Stadium unter zunehmender Atemnot und geringer körperlicher Belastbarkeit. Die Gefahr für diese Nebenwirkung steigt an, wenn vor der Therapie und/oder ganz besonders wenn während der Therapie weitergeraucht wird. Eine Strahlenschädigung der Lunge (Umbau des Lungengewebes in Bindegewebe = Lungenfibrose) ist nach Bestrahlung des Brustbereiches oft vorübergehend nachweisbar, macht aber meist kaum Beschwerden. Schwerwiegender, jedoch äußerst selten, ist eine nichtinfektiöse Entzündung der Lunge (sogenannte Strahlenpneumonitis) und des Herzens (sogenannte Myokarditis und/oder Perikarditis). Sie können erst mehrere Wochen oder Monate nach einer Bestrahlung auftreten und erhebliche Krankheitsbeschwerden, vor allem aber eine langfristige Beeinträchtigung der Leistungsfähigkeit verursachen. Auch bei den Immuntherapien ist eine solche Entzündung der Lunge (Pneumonitis) durch das eigene, aktivierte Immunsystem bekannt und gefürchtet, tritt zum Glück aber selten auf.

10.3.5 Schädigung der kleinen Nervenenden durch Chemotherapie (Chemotherapie-induzierte periphere Polyneuropathie, CIPN)

Es können unter und nach einer Chemotherapie Gefühlsstörungen an den Fußsohlen und Fingerspitzen, Knöcheln und Handgelenken auftreten. Bereits die kleinsten Berührungen oder sonstige Reize werden dabei manchmal als unangenehm empfunden. Patienten berichten, dass sie das Gefühl haben, dass Ameisen über ihre Füße und Hände laufen. Aber auch das Gegenteil ist möglich: Hände und Füße sind pelzig, taub, oder es besteht das Gefühl, als ginge man auf Watte. Die Taubheit führt zu Schwierigkeiten bei feinen motorischen, alltäglichen Aktivitäten: Das Zuknöpfen eines Hemdes, das Aufdrehen einer Flasche oder Schreiben wird zu einer großen Herausforderung. Sind die Füße betroffen, kann dies dazu führen, dass man nicht mehr so stabil geht, häufiger das Gleichgewicht verliert und die Sturzgefahr steigt. Auch oberflächliche Verletzungen an Händen und Füßen bleiben oft unbemerkt, und das Kälte- oder Hitzeempfinden ist gestört: Unversorgte Wunden heilen schlechter ab und werden leichter zur Eintrittspforte von Krankheitserregern, deshalb steigt bei Polyneuropathie das Risiko für Wundinfektionen. Sind eher motorische Nervenbahnen betroffen, die Muskeln aktivieren, kommt es unter Umständen zu unwillkürlichem Muskelzucken oder zu Muskelkrämpfen. Manche Betroffene leiden auch unter einer Reduktion der Muskelkraft in den Armen und Beinen. Sie können schlechter greifen oder tun sich schwer beim Gehen. Bei Schädigungen von Hirnnerven können Hör- und Sehvermögen betroffen sein. Insbesondere das Chemotherapeutikum Cisplatin kann sich (auch mit zunehmender Anzahl der Verabreichungen vermehrt) schädigend auf das Innenohr auswirken: Dies führt zu klingenden Ohrgeräuschen (Tinnitus) oder einem Hörverlust vor allem im Hochtonbereich. Auch Gleichgewichtsstörungen können auftreten. Um zur Diagnose einer Chemotherapie-induzierten Polyneuropathie zu kommen, sollte eine Vorstellung bei einem Neurologen erfolgen. Es stehen verschiedene neurologische Untersuchungen zur Verfügung. Hierzu zählen Messen der Reflexe, Nervenleitgeschwindigkeit (Elektroneurografie), Hörtest und viele andere mehr. Nicht immer kann die Diagnose einer Chemotherapie-induzierten Polyneuropathie jedoch sofort oder ohne Zweifel gestellt werden.

Dennoch ist es von Bedeutung zu reagieren, denn es gibt verschiedene Therapieansätze: Das Wichtigste ist das Absetzen oder die Verringerung der Dosis auslösender Medikamente, wenn sie noch (weiter) gegeben werden. Manchmal allerdings liegt die auslösende Medikamentengabe schon weiter zurück.

> **Behandlung der CIPN**
> Neben klassischen Schmerztherapien nach dem sogenannten WHO-Stufenschema und Medikamenten wie Gabapentin und Pregabalin ist die Akupunktur bei neuropathischen Schmerzen eine gängige Therapieform. Darüber hinaus stehen bei CIPN weitere Medikamente im Rahmen von „off-label use" (Gebrauch außerhalb der eigentlich vorgesehenen Anwendung) mit unterschiedlichem Empfehlungsgrad zur Verfügung: Duloxetin, Venlafaxin sowie Medikamente zur lokalen (örtlichen) Anwendung, wie Capsaicin, Lidocain oder eine 1 %ige Mentholcreme.
> Zunehmend gibt es Erkenntnisse, dass ein gezieltes Training mit kurzer Reizabfolge in den betroffenen Körperregionen, das sogenannte sensomotorische Training, gute Ergebnisse erzielt. Auch durch Physiotherapie, Bäder und Ergotherapie kann eine gute Schmerzlinderung erreicht werden (weitere Anleitungen siehe ▶ Kap. 3).

Daneben gilt es, Kälte und damit Erfrierungen sowie Verletzungen und damit Infektionen vorzubeugen. Betroffene mit einer schweren Polyneuropathie müssen auf eine sichere Umgebung achten, um Stürze und Verletzungen zu vermeiden. Für die beschriebenen Maßnahmen gibt es keine großen Studien, aber kleine Fallserien und Einzelfallberichte. Weniger Einfluss hat dagegen eine gezielte Ernährungsumstellung oder die Einnahme von hoch dosiertem Vitamin B oder der Versuch die Chemotherapie-induzierte Polyneuropathie genauso zu behandeln wie die Polyneuropathie, die durch Diabetes ausgelöst wird. Für Patienten mit schweren Einschränkungen durch eine Polyneuropathie sollte in jedem Fall eine sozialrechtliche Beratung angeboten werden. Hier liegt der Fokus auf der Klärung von Rehabilitation und Anerkennung einer Schwerbehinderung. Darüber hinaus sollte auch gerade bei einer starken Belastung im Alltag und einer ausgeprägten Schmerzsymptomatik psychoonkologische Beratung in Betracht gezogen werden.

10.3.6 Zweittumoren

Im Langzeitverlauf besteht ein erhöhtes Risiko nach einer Chemotherapie (zum Beispiel Cyclophosphamid, Etoposid, Anthrazykline) oder Strahlentherapie, an einem weiteren, anderen Tumor zu erkranken. Von diesem Risiko sind vor allem Menschen betroffen, die in sehr jungem Alter behandelt wurden. Bei der Entstehung eines zweiten Tumors spielen viele Faktoren eine Rolle:

- Wie intensiv war die Therapie?
- Welche Substanzen wurden bei der Chemotherapie verwendet?
- Gibt es in der Familie ein gehäuftes Auftreten von Tumorerkrankungen?
- Was gibt es für zusätzliche Risikofaktoren?

Hier kommt der Nachsorge – neben dem Erkennen eines Tumorrückfalls – eine wichtige Bedeutung zu. Die betroffenen Langzeitüberlebenden sollten über dieses Risiko aufgeklärt sein. Nachsorge bei Patienten mit und nach einer Krebserkrankung ist damit gleichzeitig auch allgemeine Krebsvorsorge.

Ein Schwerpunkt der klinischen Forschung liegt derzeit darauf, die Nebenwirkungen und Spätfolgen sowie das Risiko für das Auftreten von Zweittumoren durch eine Optimierung der Behandlungsmethoden und der Nachsorge zu reduzieren.

Bei Patienten mit einem generell gehäuften Vorkommen von Tumorleiden ist von einem erhöhten Risiko für Zweitmalignome auszugehen. Als Ursache kann eine in den Erbanlagen (Genen) festgelegte Veränderung sein, die das Krebsrisiko erhöht. In der Wissenschaft spricht man von einer genetischen Prädisposition. Neben einer sehr konsequenten Nachsorge sollte mit dem Arzt beraten werden, ob eine weitergehende Untersuchung und eine Vorstellung in der Humangenetik sinnvoll sind.

10.3.7 Kognitive Einschränkungen (Chemobrain)

Die sogenannte Blut-Hirn-Schranke schützt das Gehirn vor chemischen Substanzen und somit erreicht eine Vielzahl der Chemotherapeutika das Gehirn nicht. Manche Zytostatika allerdings können die Blut-Hirn-Schranke überwinden oder beeinträchtigen. Oder die Barriere ist durch Tumoren im Gehirn durchlässig geworden, und so werden Nebenwirkungen am Gehirn verursacht. Akut können unter der Therapie Verwirrtheit, Unruhe, Bewusstseinsstörungen oder Schläfrigkeit auftreten. Auch epileptische Anfälle sind möglich. Bei den meisten Patienten sind die Symptome nur vorübergehend. Aber auch chronische Verläufe sind insbesondere unter der Kombination einer Strahlentherapie des Gehirns mit einer Chemotherapie möglich, die zu Gedächtnisproblemen bis hin zu einer Demenz führen können. Die Klärung der Fragen, in welchem Ausmaß die eigentliche Zytostatikatherapie und welche spezifischen Substanzen für die Symptome verantwortlich sind, ist gegenwärtig noch nicht eindeutig geklärt und Gegenstand von wissenschaftlichen Untersuchungen.

Wird das Gehirn bestrahlt, muss ebenfalls mit kognitiven Einschränkungen gerechnet werden. Bei jungen Menschen besteht die Gefahr für besonders weitreichende Folgen. Eine Bestrahlung des Zwischenhirns, das unter anderem die hormonelle Situation im Körper steuert (Hypothalamus), führt möglicherweise zu Wachstumsstörungen und Kleinwuchs.

Sind Gehirnbereiche betroffen, die die Funktion der Fortpflanzungsorgane steuern, kann bei Kindern die Pubertät ausbleiben oder vorzeitig gestoppt werden. Das frühe Hinzuziehen eines erfahrenen Facharztes für hormonell bedingte Erkrankungen (Endokrinologen) ist in solchen Fällen empfehlenswert.

10.4 Cancer Survivorship

Wer sich als Betroffener oder Interessierter intensiver informieren möchte, sollte in jedem Fall den behandelnden Arzt ansprechen. Weitere Hilfestellungen und Informationen findet man unter anderem in der seit 2016 bestehenden Arbeitsgruppe „Cancer Survivorship" des Deutschen Krebsforschungszentrums (DKFZ). Hier stehen die Erforschung von kurz- und langfristigen physischen, psychologischen, sozialen und ökonomischen Effekten von Krebs und seiner Behandlung bei Überlebenden einer Krebserkrankung und deren Familien im Vordergrund.

Cancer-Survivorship-Programme sorgen dafür, dass jeder Überlebende einen Survivorship-Plan erhält. Dieser beinhaltet:

- Tumordiagnose

- Überblick über stattgehabte onkologische Therapien
- Akutnebenwirkungen und Komplikationen
- Leitlinienbasierter, individualisierter Nachsorgeplan
- Leitlinienbasierter, individualisierter Vorsorgeplan
- Informationen über mögliche Spät- und Langzeitfolgen, Rezidivrisiko, Risiko für Zweitmalignome

Weitere Bestandteile der koordinierten Survivorship-Programme sind Patientenseminare (auch für Angehörige) sowie Schulungen für weiterversorgende Ärzte im Rahmen von Fortbildungsveranstaltungen.

Es gibt ausgebildete Lotsen als Bindeglied zwischen ehemaligen Behandlern und nachsorgenden Ärzten und Spezialisten. Sie bleiben Ansprechpartner für die Patienten in der Nachsorge und bieten eine wichtige Hilfestellung zur Planung und Koordination von psychologischen, sozialmedizinischen und rechtlichen Beratungsangeboten.

In vielen Kliniken gibt es mittlerweile Survivorship-Programme, die auf die Bedürfnisse der unterschiedlichen Patientengruppen zugeschnitten sind (AYA-Survivorship-Programm für junge Erwachsene).

Nebenwirkungen antihormoneller Therapie – Bewältigungsstrategien

Dirk Tummes und Volker Perst

Inhaltsverzeichnis

© Springer-Verlag GmbH Deutschland, ein Teil von Springer Nature 2021
A. Petermann-Meyer et al. (Hrsg.), *Leben mit Krebs*,
https://doi.org/10.1007/978-3-662-59166-6_11

11.1 Nebenwirkungen der antihormonellen Therapie – bei der Frau

Ergibt sich bei der Untersuchung von Brustkrebszellen der Nachweis sogenannter Hormonrezeptoren (Andockstellen für Hormone an der Zelloberfläche), wird eine Hemmung des Krebswachstums durch den Entzug von Östrogen bei Patientinnen zur Therapie genutzt Diese Maßnahme gehört damit zu den typischen Therapieformen bei Brustkrebs. Meist wird die vielfach über eine lange Zeit wirksame Therapie gut vertragen, allerdings führen typische Folgen des Hormonentzugs zu unangenehmen und oft lang zu ertragenden Stör- oder Nebenwirkungen. Um eine gute Akzeptanz dieser Therapie zu erreichen, sollten die Möglichkeiten der Verminderung der unerwünschten Wirkungen individuell ausgeschöpft werden. So kann oft ein vorzeitiger Verzicht auf diese wertvolle Therapie umgangen werden.

11.1.1 Einsatz zur Behandlung des Brustkrebses

Die antihormonelle Therapie ist für viele an Brustkrebs erkrankte Frauen ein wesentlicher Bestandteil der Behandlung. Voraussetzung für die Anwendung dieser Therapie ist allerdings der Nachweis, dass das Krebswachstum im Einzelfall durch weibliche Geschlechtshormone verstärkt und umgekehrt durch ihren Entzug verlangsamt werden kann. Dies ist immer dann möglich, wenn der Pathologe auf den Krebszellen Bindungsstellen für die Geschlechtshormone Östrogen und Gestagen (sogenannte Rezeptoren) nachweisen kann. Er gibt die Menge der Rezeptoren in Prozent oder mit einer Zahl von 1–12 an (den sogenannten Remmele-Score, RS). Ein hoher Prozentsatz bzw. ein hoher RS lässt dann die voraussichtlich gute Wirkung eines

Hormonentzugs auf das Tumorwachstum erwarten. Umgekehrt zeigt eine Zahl von 0 an, dass eine Hormontherapie nicht wirken kann.

 Nur bei Nachweis der Hormonrezeptoren im individuellen Fall ist die Anwendung von Antihormonen beim Brustkrebs sinnvoll.

11.1.2 Prinzip der antihormonellen Therapie

Bei der Behandlung des Brustkrebses nutzt man eine spezielle Eigenschaft der Krebszellen, nämlich ihre Hormonabhängigkeit, in dem man die Wirkung des Östrogens an den Hormonrezeptoren der Krebszellen vermindert bzw. hemmt. Damit möchte man das Wachstum behindern, so ähnlich wie wenn man einer Topfpflanze keinen Dünger gibt. Eine solche Behandlung vernichtet die Zellen nicht, sondern verhindert zunächst einmal vor allem das Wachstum. Hierdurch können Tumoren aber auch sichtbar schrumpfen, offenbar weil auch in einem Tumor immer eine gewisse Zellerneuerung stattfindet, die ohne die Hormone nicht richtig funktioniert.

Das für das Wachstum wesentliche Hormon ist das Östrogen, das im Körper in verschiedenen Varianten vorkommt. Es wird insbesondere bei der menstruierenden Frau in den Eierstöcken gebildet, ein Vorgang, der durch die Hirnanhangsdrüse (Hypophyse) gesteuert wird (◻ Abb. 11.1). Daneben findet auch eine Produktion von Östrogenen in den Nebennieren und im Unterhautfettgewebe statt. Hierfür ist ein Umbaustoff, ein sogenanntes Enzym (die Aromatase), verantwortlich. Die Wirkung des Östrogens auf den weiblichen Körper ist jeder Frau durch die Veränderungen in der Pubertät und dann wieder in den Wechseljahren bewusst. Eine Behandlung, die zu einer verminderten Wirkung des Östrogens

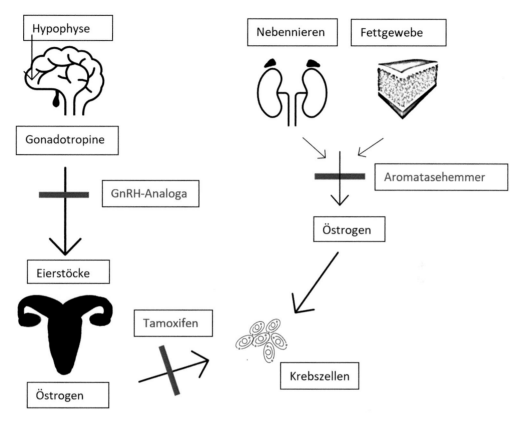

Abb. 11.1   Hormonelle Beeinflussung des Krebswachstums und ihre Hemmung

führt, verstärkt daher naturgemäß die Veränderungen, die typischerweise in den Wechseljahren auftreten.

Dieser Effekt kann mit verschiedenen Maßnahmen erreicht werden. Die früher gebräuchliche Entfernung der Eierstöcke oder deren Bestrahlung hat man zugunsten einer medikamentösen Beeinflussung der Östrogenwirkung verlassen.

Die Produktion von Östrogen in den Eierstöcken kann man durch Beeinflussung der Hypophyse (Teil des Gehirns, das die Hormonproduktion reguliert) mit sogenannten GnRH-Analoga reduzieren. Diese auch als Monatsspritzen (zum Beispiel Goserelin, Leuprorelin, Buserelin) bekannten Mittel bewirken langfristig eine Hemmung der Hypophyse in ihrer Wirkung auf die Eierstöcke und damit eine Einstellung der Östrogenproduktion in den Ovarien. Sie werden ausschließlich bei Frauen vor den Wechseljahren (prämenopausal) verwendet. Da die Östrogenbildung der Nebennieren und des Unterhautfettgewebes von diesen Medikamenten nicht unterdrückt wird, ist ihre Wirkung insgesamt schwächer als die der im Folgenden dargestellten Antiöstrogene.

Bei den Antiöstrogenen unterscheidet man Substanzen,

- die die Östrogenwirkung am Hormonrezeptor verändern (Tamoxifen, Fulvestrant) oder
- die die Bildung des Östrogens in den Nebennieren und dem Unterhautfettgewebe verhindern (Aromatasehemmer: Anastrozol, Letrozol, Exemestan).

Während die Stoffe der ersten Gruppe bei Frauen unabhängig von der noch bestehenden Menstruation (Menopausenstatus) eingesetzt werden können, ist die zweite Gruppe nur für Frauen nach den Wechseljahren geeignet, es sei denn, man unterdrückt bei prämenopausalen Frauen gleichzeitig die Funktion der Ovarien durch die Gabe von GnRH-Analoga.

Es gibt prinzipiell zwei Einsatzgebiete der Antihormontherapie bei Bruskrebspatienten:

- Im Anschluss an die operative Entfernung des Krebses im Rahmen der Erstbehandlung als adjuvante (unterstützende) Maßnahme zur Verringerung der Rückfallwahrscheinlichkeit über fünf bis zehn Jahre eingesetzt
- Zur Behandlung fortgeschrittener Krebsstadien im Falle eines nicht mehr operablen Rückfalls oder einer Metastasierung als palliative Therapiemaßnahme

Die antihormonelle Behandlung ist immer langfristig angelegt und sollte im Idealfall bei geringen Nebenwirkungen eine starke Wirkung gegen das Krebswachstum aufweisen. Sie kann die Rückfallquote nach der primären Operation bei hormonrezeptorpositivem Tumor um bis zu 30–40 % senken. Bei einem metastasierten Brustkrebs kann die endokrine Therapie durchschnittlich für die Dauer von zwei Jahren ein Fortschreiten der Erkrankung verhindern.

Gerade diese langfristig angelegte Behandlung führt aber bei vielen Frauen zu einer als stark empfundenen Belastung. Denn auch die mit der Behandlung verbundenen Nebenwirkungen sind leider langfristig und anhaltend und beeinträchtigen die Lebensqualität manchmal leider deutlich. Generell gilt, Nebenwirkungen können auftreten, sie müssen aber nicht für jede Frau in starkem

Maße beeinträchtigend sein. Daher sollte man nicht auf die Wirkung der Behandlung aus Angst vor Nebenwirkungen verzichten. Die allermeisten Effekte lassen nach Absetzen der Behandlung rasch wieder nach, sodass ein Versuch der Einnahme immer gerechtfertigt ist. Eine ärztliche Aufklärung und Begleitung während der Behandlung ist wichtig, um die mit der Therapie einhergehenden Fragen und Probleme sicher klären zu können.

Viele der beobachteten Nebenwirkungen erklären sich durch den Wegfall der natürlichen Wirkung des Östrogens. Diese besteht nicht nur in der Zyklussteuerung, sondern auch in der Ausbildung der weiblichen Geschlechtsorgane und -merkmale. Sie haben Einfluss auf die Stimmung, das Empfinden sexueller Lust (Libido), auf die Gesundheit der Knochen und auch auf Haut und Schleimhäute. Dies trifft in besonderem Maße auf die Vaginalschleimhaut zu.

11.1.3 Nebenwirkungen der Medikamente im Einzelnen

Tamoxifen

Dosis: eine Tablette à 20 mg täglich. Häufig und besonders belastend sind typische Wechseljahresbeschwerden: Hitzewallungen, Schweißausbrüche, depressive Verstimmungen (Tipps zur Behandlung siehe unten), Übelkeit, Schlafstörungen, Konzentrationsschwäche, Stimmungsschwankungen bis hin zu Depressionen, Scheidentrockenheit mit Juckreiz und mitunter sogar Blutungen mit Beeinträchtigung beim Geschlechtsverkehr (Empfehlung: Gleitgel nutzen). Linsentrübung im Auge (grauer Star; einmal im Jahr zum Augenarzt).

Weitere gynäkologische Nebenwirkungen: Verdickung der Gebärmutterschleimhaut (Empfehlung: regelmäßige Untersuchungen beim Frauenarzt, um die mögliche Entstehung eines Gebärmutterkrebses zu erkennen). Zyklusstörungen bei Frauen vor den Wechseljahren, Tamoxifen ist aber kein Verhütungsmittel; hierzu sind weitere Maßnahmen erforderlich (keine Pille, keine hormonbeschichtete Spirale).

Thrombosen (Venenverschlüsse) treten gehäuft auf. Viel Bewegung ist die beste Vorbeugung. Bei hohem Thromboserisiko muss auf die Einnahme von Tamoxifen verzichtet werden.

Unter der Behandlung mit Tamoxifen verbessert sich die Knochendichte, eine Osteoporose ist also nicht zu befürchten.

Fulvestrant

Injektion in den Muskel alle vier Wochen, zu Beginn sogar 14-tägig. Die Dosis beträgt 500 mg (zwei Spritzen). Fulvestrant wird nur bei fortgeschrittenem Brustkrebs eingesetzt. Die Wirkung ist ähnlich der von Tamoxifen, aber stärker und kann daher auch nach Versagen von Tamoxifen eingesetzt werden.

Die Nebenwirkungen sind ähnlich denen von Tamoxifen, jedoch besteht zusätzlich ein erhöhtes Risiko einer Osteoporose (Knochendichtemessung, Vorbeugung mit Kalzium und Vitamin D3). Durch die Gabe als Spritze kommen lokale Beschwerden an der Injektionsstelle hinzu.

Aromatasehemmer

Letrozol, Anastrozol, Exemestan: Einnahme einmal täglich als Tablette. Sie werden nur bei Frauen nach den Wechseljahren gegeben, die Kombination mit GnRH-Analoga für Frauen im gebärfähigen Alter ist derzeit nur in speziellen Fällen notwendig. Durch die starke Verminderung des Östrogenspiegels im Blut treten auch bei dieser Behandlung typische Hormonentzugserscheinungen auf. Insofern ähneln die Nebenwirkungen denen der oben genannten Medikamente. Besonders belastend sind Gelenk- und Muskelschmerzen, die bei jeder Bewegung spürbar werden können. So schwer es auch fällt: Viel Bewegung wirkt dagegen und hilft, eine Osteoporose zu

vermeiden, die sonst verstärkt auftritt. Eine gute Nachricht: Thrombosen und Augenveränderungen treten nicht vermehrt auf, und die Gefahr für die Entwicklung eines Gebärmutterschleimhautkrebses ist nicht erhöht.

GnRH-Analoga

Injektion unter die Haut in Form von Depotpräparaten monatlich. Hierzu zählen Goserelin und Leuprorelin. Sie werden ausschließlich bei jüngeren Frauen zur Unterdrückung der Hormonproduktion in den Eierstöcken eingesetzt und führen zur künstlichen Menopause. Auch hier ist der Hormonentzug deutlich spürbar mit den typischen, oben genannten Beschwerden. Ein negativer Effekt auf die Knochendichte (Osteoporose) ist ebenfalls bei längerer Behandlung zu beobachten. Die Unterdrückung des Menstruationszyklus ist prinzipiell reversibel, das heißt, der Zyklus tritt abhängig vom Lebensalter nach Beendigung der Therapie wieder ein.

11.1.4 Dauer der antihormonellen Therapie

Als *Rückfallsprophylaxe* nach der Erstbehandlung des Krebses wird die Behandlung in der Regel nach Abschluss einer eventuellen Chemo- und Strahlentherapie begonnen. Die Dauer beträgt je nach vorliegender Situation und Risikoeinschätzung fünf bis zehn Jahre. Neuere Studienergebnisse zeigen dabei einen immer noch nachweisbaren Effekt auch nach so langer Behandlung, auch wenn dieser bei insgesamt nachlassendem Rückfallrisiko im Laufe der Zeit kleiner wird. Die Empfehlungen zur Dauer der Behandlung und zu einem möglichen Präparatewechsel (Aromatasehemmer nach vorheriger Tamoxifentherapie) bei Frauen nach den Wechseljahren unterliegen einer ständigen Anpassung an die letzten Forschungsergebnisse. Insbesondere wenn die weitere Einnahme der Medikamente nach Jahren wegen möglicher Nebenwirkungen schwer fällt, ist daher eine Überprüfung der ursprünglichen Empfehlung mit dem behandelnden Arzt immer sinnvoll.

Bei *fortgeschrittenem Krebs* wird die Einnahme dieser Medikamente in der Regel so lange empfohlen, wie eine Wirkung erkennbar ist oder Nebenwirkungen zum Absetzen zwingen. Es besteht dann immer noch die Möglichkeit des Umsetzens auf eine sogenannte Zweitlinientherapie mit erneuter Wirkung gegen den Krebs. Heute wird die Behandlung bei Frauen nach den Wechseljahren oft kombiniert mit einem neueren Medikament aus der Gruppe der sogenannten CDK4/6-Hemmer. Für damit verbundene Nebenwirkungen muss auf weitere Literatur verwiesen werden (genaue Angaben zu einzelnen Krebsmedikamenten mit Informationen für Anwender siehe ▶ www.compendium.ch).

11.1.5 Nebenwirkungen lindern

Die Einnahme der antihormonellen Medikamente stellt für alle Frauen eine Belastung dar. Nur bei ausreichender Akzeptanz dieser unerwünschten Nebenwirkungen kann eine langfristige Einnahme erfolgen. Generell gilt, dass die Ausprägung der unangenehmen Wirkungen in aller Regel zu Beginn am stärksten ist. Dies trifft in besonderem Maße für das erste Jahr zu. Danach kann in vielen Fällen ein Nachlassen der Beschwerden beobachtet werden. Die Belastung durch Schweißausbrüche und Hitzewellen kann gemindert werden durch regelmäßiges körperliches Training, Vermeiden von Kaffee, Alkohol und Nikotin und Verzicht auf stark gewürzte Speisen. Falls diese Maßnahmen nicht ausreichend sind, können im Einzelfall bestimmte Antidepressiva versucht werden, die nachgewiesenermaßen die Zahl und Schwere der Hitzewallungen reduzieren können. Ob Akupunktur hilft, ist nach wie vor nicht

sicher bewiesen. Trinken Sie viel, um den Flüssigkeitsverlust auszugleichen, zum Beispiel auch Salbeitee.

Eine Zufuhr von Hormonen, auch in kleinen Dosen, und hormonähnlichen Substanzen zur Linderung der Beschwerden wie bei gesunden Frauen in den Wechseljahren ist nicht sinnvoll, weil sie die Wirkung der eigentlichen Therapie aufheben, also das Brustkrebswachstum wieder fördern können. Auch der Einsatz von Naturheilmitteln sollte immer in Absprache mit dem behandelnden Arzt erfolgen, da manche Naturheilmittel sogenannte Phytoöstrogene (Isoflavone) mit hormonähnlicher Wirkung enthalten. Da diese auch in manchen Nahrungsergänzungsmitteln vorkommen, sollte der Einsatz solcher Mittel immer mit dem Arzt besprochen werden. Die Einnahme von Cimifugaextrakten (Traubensilberkerze) ist weniger umstritten, sie gilt als wahrscheinlich nicht nachteilig für den Brustkrebs, ihre Wirkung ist aber auch nicht zweifelsfrei bewiesen.

Der lokale Einsatz von Hormoncremes zum Beispiel bei trockener Scheide sollte immer mit dem behandelnden Arzt besprochen werden und kann im Einzelfall unvermeidbar sein. Bevorzugt werden sollten aber alle nicht hormonhaltigen Zubereitungen.

Bei Gelenkbeschwerden unter Aromatasehemmern kann ein Substanzwechsel auf einen anderen Wirkstoff helfen, manchmal ist auch ein Wechsel auf Tamoxifen sinnvoll – sofern geeignet. Zunächst ist aber besonders ein regelmäßiges Bewegungsprogramm zu empfehlen. Insbesondere vor dem Sport kann auch die Einnahme eines Schmerzmittels wie Ibuprofen oder Paracetamol die Bewegung erleichtern. Dynamische Sportarten mit Entlastung der Gelenke (Radfahren, Schwimmen) sind oft besser als solche mit Belastung für die Gelenke (Tennis, Ballsportarten, Skifahren etc.). Die Wirkung von Akupunktur, Hypnose, autogenem Training oder Yoga kann nur jede Frau selbst ausprobieren. Wichtig ist, dass diese Maßnahmen zur Entspannung beitragen und die

Motivation zur Fortsetzung der Therapie fördern sollen.

Die negative Wirkung auf den Knochenstoffwechsel sollte zusätzlich Ansporn für körperliche Aktivität sein. Wichtig ist, dass die Knochen beansprucht werden, so zum Beispiel durch Gymnastik, Krafttraining, Wandern oder Nordic Walking. Unterstützung bringt zudem kalziumreiche Ernährung, nach Vorgabe des Arztes auch gegebenenfalls mit Vitamin D. Die Auswirkung auf die Knochen sollte insbesondere bei Einsatz von Aromatasehemmern durch eine Knochendichtemessung (DXA-Messung) vor Beginn der Therapie und dann je nach Ergebnis im Verlauf alle ein bis zwei Jahre kontrolliert werden. Sollte ein deutlicher Knochenschwund feststellbar sein (Abnahme des sogenannten T-Wertes unter eine altersabhängige Grenze), kann dann auch der Einsatz von Medikamenten wie Bisphosphonaten oder Denusomab zur Hemmung des Knochenabbaus erforderlich sein.

Selbsthilfegruppen

Hilfreiche Strategien zur Überwindung von belastenden Nebenwirkungen bei antihormoneller Therapie sind oft sehr individuell. Frauen können in Selbsthilfegruppen eine Vielzahl solcher Tipps erhalten und positive Unterstützung erfahren.

11.1.6 Fazit

Die antihormonelle Therapie ist bei allen Brustkrebsarten, die Hormonrezeptoren auf ihrer Oberfläche haben, eine sehr wichtige Säule der Behandlung. Aber sie hat viele lästige Nebenwirkungen, die häufig dazu führen, dass Patientinnen damit hadern und überlegen, diese Behandlung abzubrechen. Durch unterstützende Maßnahmen, insbesondere durch körperliche Bewegung und eine Anpassung des Lebensstils, können in vielen Fällen die Nebenwirkungen einer antihormonellen Therapie gelindert werden. Schwerwiegende Beschwerden durch die Therapie und die Überlegung, die Behandlung deswegen zu beenden, sind immer wichtige Themen, die mit dem behandelnden Arzt besprochen werden sollten. Das Ziel bleibt dabei, einen vorzeitigen Abbruch der Behandlung zu vermeiden und die Behandlung des Krebsleidens so effektiv wie möglich zu erhalten.

11.2 Nebenwirkungen der antihormonellen Therapie – beim Mann

Die antiandrogene, also die gegen die männlichen Sexualhormone gerichtete (siehe unten), Therapie ist die Basis der Behandlung fortgeschrittener Stadien des Prostatakrebses (Prostatakarzinoms). Ein fortgeschrittenes Stadium liegt zum Beispiel beim Nachweis von Absiedlungen (Metastasen) in anderen Organen oder den Knochen oder im Falle eines Rezidivs (Wiederauftreten) nach bereits durchgeführter Operation oder Strahlentherapie vor. In dieser Situation ist eine Heilung der Prostatakrebserkrankung meistens nicht mehr möglich, und die möglichst lange und nebenwirkungsarme Kontrolle des Prostatakarzinoms rückt in den Mittelpunkt der Behandlung. Aktuell läuft eine Studie, die prüft, ob ein Einsatz der antiandrogenen Therapie **vor** einer Prostataentfernung bei Krebserkrankung die Heilungschancen erhöht, Ergebnisse hieraus sind jedoch erst in mehreren Jahren zu erwarten. Daher ist die Hormonentzugstherapie derzeit nur in den oben genannten Krankheitsstadien sinnvoll und zugelassen.

> ❯ Die antiandrogene Therapie ist das Fundament der Behandlung eines fortgeschrittenen Prostatakarzinoms und wird, wenn begonnen, normalerweise lebenslang fortgeführt.

11.2.1 Prinzip der antihormonellen Therapie

Ein Großteil der Prostatakarzinomzellen benötigt zum Wachstum durch Zellteilung das männliche Hormon Testosteron. Die Blockade der Bildung bzw. der Wirkung des Testosterons in der Prostatakarzinomzelle ist das Ziel einer antiandrogenen Therapie. Früher konnte dies nur durch die Entfernung der Hoden mittels Operation erreicht werden. Heutzutage wird die Behandlung im Normalfall medikamentös durchgeführt. Hierbei unterscheidet man zwischen der Erstlinientherapie, die sich auf die Verhinderung der Testosteronproduktion in den Hoden (Kastration) konzentriert, und der Zweitlinientherapie, die die Bildung von Testosteron aus anderen Stoffen oder die Bindung von Testosteron an speziellen Rezeptoren verhindert.

Die Erstlinientherapie erfolgt üblicherweise durch die Verabreichung von Medikamenten mit Langzeitwirkung unter die Haut (die sogenannte subkutane Gabe von Depotpräparaten). Dadurch kann ein Medikament kontinuierlich über einen Zeitraum von entweder einem, drei, sechs oder zwölf Monaten wirken. In der Regel werden kleine „Vorratskammern" alle drei Monate als Injektion in die Bauchdecke verabreicht. In einzelnen Fällen kann weiterhin auch die Entfernung der Hoden (chirurgische Kastration) sinnvoll sein. Nach Einleitung der Hormonentzugstherapie kommt es bei fast allen Patienten zu einem Abfall des Wertes des prostataspezifischen Antigens (PSA) als Zeichen für eine Wirkung der Krebstherapie. Der PSA-Wert fällt nicht immer auf „Normalwerte" zurück, sondern stabilisiert sich im Verlauf der Behandlung auf einem individuellen Niveau, das kann für jeden einzelnen Patienten unterschiedlich sein. In dieser Phase wird regelmäßig alle drei Monate der PSA-Wert kontrolliert und so die Wirkungen der antiandrogenen Therapie überprüft. Solange ein stabiler oder abfallender PSA-Wert vorliegt, wird die Hormonentzugstherapie konsequent fortgeführt.

Leider kommt es irgendwann bei allen Patienten wieder zu einem Anstieg des PSA-Wertes als Zeichen eines erneuten Voranschreitens des Prostatakarzinoms (Progress). Dann spricht man vom Stadium der Kastrationsresistenz, das heißt, die Prostatakrebszellen werden nicht mehr so erfolgreich an ihrer Teilung gehindert. Die Zeitspanne bis zum Progress kann zwischen einigen Monaten und vielen Jahren liegen, ist individuell sehr verschieden und kann bis heute leider nicht vorhergesagt werden.

> Die Dauer der Wirksamkeit der antiandrogenen Therapie ist individuell sehr verschieden und kann nicht vorhergesagt werden.

Wenn der PSA-Wert deutlich ansteigt oder wenn unter laufender antiandrogener Therapie Metastasen deutlich größer werden oder neue Metastasen auftreten, besteht die Notwendigkeit einer Zweitlinientherapie. Diese kann aus einer Chemotherapie oder einer weiteren Hormonmanipulation bestehen. Obwohl die antiandrogene Therapie in diesem Stadium nicht mehr alleine wirkt, wird sie mit der neuen Therapie simultan (gleichzeitig) fortgeführt, weil ein Teil der Krebszellen doch noch in ihrem Wachstum gebremst werden.

Die antihormonelle Zweitlinientherapie wirkt (je nach eingesetztem Präparat) entweder über die Hemmung der Bildung von Testosteron aus seinen Vorstufen oder über die Verhinderung der Bindung von gebildetem Testosteron an der Tumorzelle und dem Tumorzellkern. Die Zweitlinientherapeutika werden täglich als Tabletten eingenommen. Wie bei der Erstlinientherapie werden auch die Zweitlinientherapien so lange kontinuierlich fortgeführt, wie eine positive Wirkung nachgewiesen werden kann. Daher sind die meisten Patienten über mehrere Jahre unter antiandrogener Erst- und/oder Zweitlinientherapie.

11.2.2 Nebenwirkungen antihormoneller Therapie

Im Vergleich zu anderen Krebstherapien wie Strahlen- oder Chemotherapie sind die antihormonellen Therapien insgesamt eher gut verträglich und bei den meisten Patienten ohne schwerwiegende oder beeinträchtigende Nebenwirkungen. Trotzdem können durch den Hormonentzug beim einzelnen Patienten mannigfaltige Beschwerden und Symptome in unterschiedlichen Schweregraden auftreten. Die meisten dieser Nebenwirkungen sind durch den Wegfall der Testosteronwirkung und dadurch das Überwiegen der Wirkung von weiblichen Hormonen bedingt. Im Folgenden werden die therapiebedingten Nebenwirkungen nach dem Zeitpunkt und der Häufigkeit ihres Auftretens beschrieben. Medikamentöse und anderweitige Hilfen zur Linderung der Beschwerden werden benannt.

> Die meisten Nebenwirkungen der antiandrogenen Therapie sind durch den Wegfall der Testosteronwirkung und das Überwiegen der Wirkung von weiblichen Hormonen bedingt.

Man unterscheidet grundsätzlich frühe Nebenwirkungen von denen, die sich erst nach vielen Jahren unter laufender Therapie einstellen.

Frühe Nebenwirkungen

Bei den frühen Nebenwirkungen tritt vor allem eine Änderung des Sexualverhaltens ein. Unter Testosteronentzug verschwindet die sexuelle Lust (Libido) meistens fast vollständig oder lässt zumindest deutlich nach. Die Fähigkeit, eine Erektion zu bekommen und den Geschlechtsverkehr zu vollziehen, ist dann bei fast allen Patienten gestört. Da unter Testosteronentzugstherapie normalerweise keine Spermien mehr gebildet werden, besteht dann auch eine Unfruchtbarkeit. Die Größe der Hoden nimmt ebenfalls unter der Hormonentzugstherapie ab.

Für fast alle Patienten ist die Familienplanung schon sehr lange abgeschlossen, daher ist die Unfruchtbarkeit wahrscheinlich die am wenigsten belastende Nebenwirkung der antiandrogenen Therapie. Viele Patienten haben aufgrund des Alters schon vor Beginn der Therapie nur noch ein sehr eingeschränktes Sexualleben, mit Beginn der Therapie kommt dies dann oftmals vollständig zum Erliegen. Hier kann ein offenes Gespräch zwischen den Paaren und dem behandelnden Arzt hilfreich sein. Eine medikamentöse Unterstützung der Erektion (PDE-5-Hemmer, zum Beispiel Viagra®) ist ebenfalls möglich. Zur Therapie einer gestörten Libido sind aktuell keine unterstützenden Medikamente bekannt. Weitere Erläuterungen und Unterstützungsmöglichkeiten finden Sie auch im ▶ Kap. 7 zur Sexualität.

Eine sehr häufige, bei etwa der Hälfte aller Männer auftretende Nebenwirkung ist die Entwicklung von Hitzewallungen, Schweißausbrüchen oder ein generell vermehrtes Schwitzen. Die Ausprägung dieser Nebenwirkung ist sehr unterschiedlich. Ein großer Teil der Patienten kann bereits durch eine Änderung des Lebensstils mit vermehrter körperlicher Aktivität (regelmäßiger Sport), angepasster Kleidung und dem Vermeiden von Auslösern wie zum Beispiel Koffein, Alkohol, sehr heiße oder scharfe Speisen schon eine deutliche Linderung der Beschwerden erfahren. Über die Dauer der Therapie nehmen die oben genannten Nebenwirkungen oftmals kontinuierlich ab, sodass nur ein geringer Teil der Patienten unter antihormoneller Therapie bei anhaltenden und stark belastenden Hitzewallungen oder Schweißausbrüchen eine zusätzliche Medikamentengabe mit zum Beispiel Cyproteronacetat zur Symptomlinderung benötigt.

Bei 10–20 % der behandelten Patienten kommt es zu einem vermehrten Wachstum der Brustdrüsen (Gynäkomastie) mit Ausbildung von Schmerzen an den Brustwarzen oder den Brustdrüsen. Hier kann eine lokale, vorbeugende Strahlentherapie oder eine operative Entfernung der Brustdrüsen bei starken Beschwerden erfolgen.

Lokale Reizungen, Infektionen und Nachblutungen an der Injektionsstelle der Depotpräparate können gelegentlich auftreten. Durch eine sorgfältige Auswahl und Desinfektion der Stelle sowie durch einen Wechsel des Präparates können diese Nebenwirkungen meist deutlich reduziert werden.

Späte Nebenwirkungen

Mittelfristig können Patienten unter der Hormonentzugstherapie eine Blutarmut (Anämie) entwickeln. Der Hormonentzug kann die Bildung der Erythrozyten (rote Blutkörperchen) verringern. Bei zunehmender Symptomatik (Abgeschlagenheit, Schwäche oder Luftnot bei Belastung) kann über die Gabe von Eisen, Wachstumsfaktoren (Erythropoetin) oder durch Transfusionen die Blutarmut behandelt werden.

Im langzeitigen Verlauf der antiandrogenen Behandlung können durch Veränderungen im Stoffwechsel verschiedene Probleme auftauchen. Hier sind vor allem der Abbau von Muskelmasse, eine Gewichtszunahme, die Abnahme der Knochendichte (Osteoporose) und ein erhöhtes Risiko für eine Blutzuckerkrankheit (Diabeteserkrankung) zu nennen. Es können auch im Herz-Kreislauf-System vermehrte Probleme auftauchen. Bei einer bereits bestehenden Vorschädigung (Bluthochdruck, Gefäßverkalkungen) ist ein erhöhtes Risiko hierfür zu erwarten.

11.2.3 Nebenwirkungen mindern und bewältigen

Alle diese Nebenwirkungen und Gefahren können durch eine ausgewogene und gesunde Ernährung, den Verzicht auf Alkohol und Nikotin sowie eine regelmäßige und dem Allgemeinzustand angemessene

körperliche Belastung deutlich reduziert werden. Denn wer körperlich fit ist, kein deutliches Übergewicht hat und nicht raucht, verkraftet die antiandrogene Therapie in der Regel besser. Ein gesunder Lebensstil reduziert das Risiko einer Herz-Kreislauf-Erkrankung. Kalzium- und Vitamin-D-Präparate können zusätzlich zur Verringerung des Osteoporoserisikos beitragen. Durch regelmäßige Kontrollen von Blutdruck, Blutzucker etc. beim Hausarzt können Veränderungen im Herz-Kreislauf-System und im Stoffwechsel rechtzeitig erkannt und gegebenenfalls behandelt werden.

> Ein gesunder Lebensstil mit Sport und einer ausgewogenen Ernährung kann erheblich zu einer besseren Verträglichkeit der Therapie beitragen.

Unter langjähriger Hormonentzugstherapie können die Patienten Stimmungsveränderungen bis hin zu einer manifesten Depression entwickeln. Bei leichten Stimmungsveränderungen kann ausreichende Bewegung und Ablenkung Linderung schaffen. Von medikamentöser Seite kann durch den Einsatz von Antidepressiva geholfen werden. Patienten profitieren oft auch durch die Unterstützung eines Psychoonkologen, der die anstehende Anpassungsleistung an ein verändertes Körperbild und eine neue Lebenssituation fördert. Gleichzeitig ist es aber gerade für Männer oft nicht ganz einfach, sich in psychotherapeutische Behandlung zu begeben. Hier ist Ermutigung durch die behandelnden Ärzte, die Familie und das Umfeld ausgesprochen wichtig.

Konzentrationsstörungen können durch die Medikamente oder auch durch eine tumorbedingte Fatigue ausgelöst werden und sind im Verlauf der Therapie leider nicht selten. Eine direkte Beeinträchtigung von kognitiven Fähigkeiten, Gedächtnis oder Sprachverständnis konnte bisher nicht nachgewiesen werden. Einem Abbau der Gehirnleistung können Patienten durch ein Gehirntraining und körperliche Aktivitäten selbsttätig vorbeugen. Bereits einfache Tätigkeiten wie zum Beispiel das Lösen von Kreuzworträtseln, regelmäßige Spieleabende oder die Teilnahme an einer „Wandergruppe" können sehr hilfreich sein.

Eine überwiegend als positiv vom Patienten erlebte Langzeitnebenwirkung der antiandrogenen Therapie ist die Verlangsamung des altersbedingten Haarausfalls.

11.2.4 Austausch in Selbsthilfegruppen

Ein Austausch mit ebenfalls Betroffenen in zum Beispiel einer Selbsthilfegruppe wird von einigen Patienten als hilfreich empfunden. Alternativmedizinische Verfahren, wie zum Beispiel die Behandlung mit pflanzlichen Medikamenten, Naturheilverfahren oder andere Methoden, können die Nebenwirkungen einer antihormonellen Therapie gegebenenfalls lindern, jedoch auch die Wirksamkeit der antiandrogenen Therapie negativ beeinflussen und sollten nur nach Rücksprache mit den behandelnden Ärzten erfolgen.

❯ Komplementärmedizinische und alternativmedizinische Behandlungsformen müssen immer zuerst mit dem behandelnden Arzt besprochen werden, da sie die Wirksamkeit der schulmedizinischen Therapie beeinträchtigen können.

11.2.5 Fazit

Zusammenfassend wird die antiandrogene Therapie von den meisten Patienten sehr gut oder gut vertragen, eine engmaschige Kontrolle und gegebenenfalls unterstützende Therapie durch die behandelnden Ärzte kann die Verträglichkeit auch noch deutlich verbessern. Bei ganz wenigen Patienten bestehen bereits vor Therapiebeginn sehr viele und stark ausgeprägte (Herz-Kreislauf-)Nebenerkrankungen. In diesen sehr seltenen Einzelfällen muss das Risiko der Therapie und den dadurch zu erwartenden Nebenwirkungen individuell mit dem Risiko des Voranschreitens der Krebserkrankung abgewogen werden. Aufgrund der langfristigen Wirkdauer der Hormonentzugstherapie ist bei Nebenwirkungen ein sofortiger Therapieabbruch leider nicht möglich, sodass das die konsequente Behandlung von Nebenwirkungen sehr wichtig ist.

Fatigue – ein unterschätztes Problem

Jens Ulrich Rueffer

Inhaltsverzeichnis

© Springer-Verlag GmbH Deutschland, ein Teil von Springer Nature 2021
A. Petermann-Meyer et al. (Hrsg.), *Leben mit Krebs*,
https://doi.org/10.1007/978-3-662-59166-6_12

12.1 Einleitung

Obwohl das subjektive Gefühl von Bedrohung für Krebsbetroffene und für nicht von Krebs Betroffene kaum abgenommen hat, überleben heute mehr als zwei Drittel aller Tumorpatienten ihre Erkrankung. Fast sieben von zehn Patienten leben auch fünf Jahre nach Diagnose ohne Anzeichen ihrer Krebskrankheit weiter. Damit rücken nun vermehrt Fragen zur Qualität des Über-Lebens in den Fokus von Ärzten und Patienten.

In diesem Zusammenhang spielt die sogenannte Tumorerschöpfung (Fatigue) als häufige, schwerwiegende, aber oft ignorierte Nebenwirkung, die mit (und nach!) einer Krebserkrankung auftreten kann, eine zentrale Rolle. Nahezu bei allen Patienten unter Therapie und bei bis zu vier von zehn Patienten tritt eine solche Erschöpfung auch Jahre nach erfolgreicher Therapie auf.

Unter gesunden Bedingungen wird Erschöpfung nach extremer körperlicher oder geistiger Anstrengung als normal und angenehm empfunden. Diese Erschöpfung, auch gezielt als Trainingseffekt angestrebt, ist von der Gewissheit begleitet, bald nach der Erholung wieder in einen ausgeruhten leistungsfähigen Gesamtzustand zu wechseln. Als Krankheitssymptom aber tritt Erschöpfung ohne vorherige Anstrengung auf und verschwindet auch nach ausreichender Erholungszeit nicht.

Fatigue hat eine erhebliche Auswirkung auf die Lebensqualität und beeinflusst wahrscheinlich auch manchen Therapieverlauf.

Für Patienten ist es sehr wichtig, eine möglichst exakte Diagnose bezüglich ihrer Erschöpfung zu erhalten, denn eine klare Abgrenzung zur Depression oder zum sogenannten „chronic fatigue syndrome", einem lang anhaltenden Erschöpfungszustand ohne erkennbare Ursache, ist notwendig. So ähnlich diese Erkrankungen hinsichtlich des Symptoms Erschöpfung sein können, so verschieden sind die therapeutischen Bemühungen. Um die Diagnose stellen zu können, benötigt man zunächst den sorgfältigen Ausschluss sonstiger möglicher körperlicher Ursachen, wie zum Beispiel einer Schwäche durch zu wenige rote Blutkörperchen, durch eine Schilddrüsenunterfunktion oder andere chronischen Erkrankungen wie zum Beispiel chronische Nieren- oder Herzerkrankungen.

Erfreulicherweise gelingt diese Abgrenzung immer besser; hilfreich sind hierbei auch die zur Verfügung stehenden Fragebögen (man nennt diese auch Fragebogeninstrumente), die – richtig angewendet – zuverlässig und wiederholbar das Vorliegen und den Verlauf einer tumorbedingten Fatigue erfassen.

Die Behandlung des tumorbegleitenden Fatigue-Syndroms ist allerdings bisher für alle Beteiligten noch nicht zufriedenstellend. Sie umfasst derzeit neben der Korrektur selten vorliegender Stoffwechselstörungen vor allem körperliches Training und psychoonkologische Maßnahmen zur Verbesserung der Krankheitsbewältigung. Während die Therapievorstellungen für das körperliche Training und die psychosozialen bzw. psychoonkologischen Interventionen zunehmend verbindlicher werden, gibt es keine einheitlichen Vorgaben zu einem klar definierten Therapieregime mit verschreibungspflichtigen und nicht verschreibungspflichtigen Substanzen (Medikamenten). Die medikamentösen Behandlungsansätze sind in den letzten Jahren leider nur kleinschrittig voran gekommen; zurzeit existiert aber kein Medikament, das zur Behandlung der Fatigue zugelassen ist.

Die offenen Fragen und die Bedeutung der Fatigue für Patienten führten im März 2002 zur Gründung der Deutsche Fatigue Gesellschaft (DFaG), um eine weitere Aufklärung dieser Zusammenhänge zu erreichen.

12.2 Diagnose einer tumorbedingten Fatigue

Die Diagnose einer Tumorerschöpfung stellt behandelnde Ärzte vor eine große Herausforderung. Einerseits müssen sie sich mit einer Diagnose- und Erfassungsmethode auseinandersetzen, die in der Organmedizin unüblich ist, und zum anderen ist die Symptomatik der tumorbedingten Erschöpfung nicht so eindeutig, wie man es sich als Ausgangsvoraussetzung für eine Behandlung wünscht. Da es sich bei Fatigue am ehesten um ein Symptom handelt, dessen Ursachen nur unzureichend bekannt sind, beruht die Diagnose bisher auf der subjektiven Einschätzung des Patienten einerseits, dem Vorliegen einer bestimmten Symptomkonstellation und dem Ausschluss möglicher organischer Ursachen andererseits.

Grundlagen für die Diagnose tumorbedingte Erschöpfung/Fatigue sind:
- Die subjektive Einschätzung des Patienten
- Das Vorliegen einer bestimmten Symptomkonstellation
- Der Ausschluss möglicher organischer (körperlicher) Ursachen

Zu den allgemein bekannten organischen Ursachen gehören Stoffwechselstörungen (zum Beispiel Blutzuckerstörungen oder Schilddrüsenunterfunktion), Blutarmut (Anämie) und ein Wiederauftreten der Tumorerkrankung. Bei jedem Patienten mit Verdacht auf Fatigue sollten diese möglichen Ursachen also überprüft werden. Anschließend kann anhand der Symptomcheckliste der Fatigue Coalition, einem Zusammenschluss amerikanischer Experten, die Wahrscheinlichkeit des Vorliegens eines Fatigue-Syndroms geprüft werden (siehe Übersicht).

> **Diagnosekriterien eines Fatigue-Syndroms**
> Mindestens sechs der folgenden elf Symptome müssen zutreffen:
> 1. Müdigkeit, Energiemangel oder inadäquat gesteigertes Ruhebedürfnis
> 2. Gefühl der generalisierten Schwäche oder Gliederschwere
> 3. Konzentrationsstörungen
> 4. Mangel an Motivation oder Interesse, den normalen Alltagsaktivitäten nachzugehen
> 5. Gestörtes Schlafmuster (Schlaflosigkeit oder übermäßiges Schlafbedürfnis)
> 6. Erleben des Schlafs als wenig erholsam
> 7. Gefühl, sich zu jeder Aktivität zwingen zu müssen
> 8. Ausgeprägte emotionale Reaktion auf die empfundene Erschöpfung (zum Beispiel Niedergeschlagenheit, Frustration, Reizbarkeit)
> 9. Schwierigkeiten bei der Bewältigung des Alltags
> 10. Störungen des Kurzzeitgedächtnisses
> 11. Nach körperlicher Anstrengung mehrere Stunden andauerndes Unwohlsein

Aus vielen Untersuchungen ist bekannt, dass die Einschätzung der Befindlichkeit der Patienten durch Ärzte im Hinblick auf eine mögliche Fatigue-Erkrankung nicht zuverlässig ist. Eine verlässlichere Quelle ist die Einschätzung der Patienten selbst. Daher ist eine Bestätigung der Beschwerden eines Patienten mittels anderer Methoden notwendig. Inzwischen gibt es gute Erhebungsinstrumente (zum Beispiel Fragebögen) zur Erfassung von Fatigue, die

◧ **Tab. 12.1** Übersicht über die verschiedene Dimensionalität der Fatigue-Instrumente

Fragenbogen	Dimensionen	
	Anzahl	Qualität
MFI – Multidimensional Fatigue Inventory	5	Allgemein, physisch, kognitiv Aktivitätslevel, Motivationslevel
PFS – Revised Piper Fatigue Self-report Scale	4	Zeitlich, sensorisch, affektiv, kognitiv
FAQ – Fatigue Assessment Questionnaire	3	Physisch, affektiv, kognitiv
Cancer Fatigue Scale	3	Physisch, affektiv, kognitiv
FACT-F – Functional Assessment of Cancer Therapy-Fatigue Scale	1	Physisch
EORTC QLQ-FA13	3	Physisch, affektiv, kognitiv

auch in Studien eingesetzt werden können (◧ Tab. 12.1).

Dabei handelt es sich um Fragebögen, die Patienten selbstständig ausfüllen. Diese nach einem sehr aufwendigen Verfahren erstellten medizinischen Fragebögen erlauben eine recht zuverlässige Diagnose der Erschöpfung.

Eine häufige und wichtige Aufgabe bei der Diagnostik ist die Unterscheidung der tumorassoziierten Erschöpfung von depressiven Störungen. In nahezu allen Untersuchungen sind Müdigkeits- und Erschöpfungssymptome mit solchen der Depressivität vergesellschaftet. Das ist insofern nicht verwunderlich, weil Ermüdbarkeit und Antriebsmangel zu den Hauptsymptomen depressiver Störungen zählen. Nur bei etwa jedem fünften Betroffenen mit ausgeprägter Erschöpfung liegt allerdings gleichzeitig eine depressive Störung im Sinne einer ausgeprägten Depression vor. Als eine einfache, schnell durchführbare und recht zuverlässige Methode, eine depressive Störung als mögliche Ursache einer Fatigue zu erkennen, empfiehlt sich in der Praxis der 2-Fragen-Test.

Die beiden Fragen lauten:
- Fühlten Sie sich im letzten Monat häufig niedergeschlagen, traurig, bedrückt oder hoffnungslos?
- Hatten Sie im letzten Monat deutlich weniger Lust und Freude an Dingen, die Sie sonst gerne tun?

Wenn beide Fragen mit Ja beantwortet werden, liegt mit hoher Wahrscheinlichkeit eine depressive Störung vor, die weitergehender Fachdiagnostik, zum Beispiel bei einem Facharzt für Psychiatrie, bedarf.

Hier wird bereits deutlich, dass die Diskussion über die genaue Definition bzw. der verschiedenen messbaren Anteile von tumorassoziierter Fatigue noch nicht abgeschlossen ist. Die Fragebögen zur Selbsteinschätzung durch den Patienten stellen dabei die wichtigsten Bausteine bei der Diagnose und Verlaufsuntersuchung dar. Mit den aktuell vorliegenden unterschiedlichen Fragebögen können auch verschiedene Facetten dieses Krankheitsbildes erfasst werden.

12.3 Klinische Bedeutung von Fatigue

Obwohl das Phänomen, dass Tumorpatienten sowohl unter Therapie als auch Jahre nach erfolgreicher Behandlung eine unnatürliche Müdigkeit aufweisen können, schon seit Jahren bekannt ist, wird die Bedeutung der Fatigue auf den Krankheitsverlauf, auf die Rehabilitation und die Lebensqualität insgesamt nach wie vor unterschätzt.

Dabei konnten Untersuchungen zu Fatigue bei geheilten Patienten mit Lymphdrüsenkrebs und Hodentumoren zeigen, dass

12

für die Patienten durch Fatigue erhebliche Beeinträchtigungen entstehen. Bei Fatigue ist aber noch weitgehend unklar, inwiefern es sich hier um Auswirkungen von Organbeeinträchtigungen nach Chemotherapie und Bestrahlung handelt und in welchem Umfang Phänomene wie Depressivität und andere psychische Faktoren bei der Entwicklung und dem Verlauf der Fatigue eine Rolle spielen. Unsicher ist man sich bislang über die Einteilung der Fatigue in Schweregrade, über den (natürlichen) Verlauf und zum Teil über Faktoren, die die Entwicklung einer Fatigue begünstigen (oder verhindern) können.

12.4　Therapieansätze bei tumorbedingter Fatigue

12.4.1　Psychische Einflussfaktoren

Auch wenn die Fatigue noch nicht vollkommen in Bezug auf Ursachen und Gründe der Entstehung verstanden ist, zeigen Studien, dass psychologische Einflussmerkmale bei den nicht körperlich bedingten Formen der Fatigue eine wichtige Rolle spielen. Insbesondere der Krankheitsverarbeitung kommt eine zentrale Rolle zu. Hinsichtlich der Symptomatik zeigen sich zahlreiche Überschneidungen zu bestimmten Formen der depressiven Verarbeitung. Allerdings ist sicher davon auszugehen, dass die tumorbegleitende Fatigue sich von einer depressiven Reaktion in wesentlichen Punkten unterscheidet. Die Entwicklung gezielter Behandlungsprogramme ist daher eine der wichtigsten Aufgaben für die Zukunft. Neben körperlichem und neuropsychologischem (Hirnleistungs)Training können psychologische Methoden zur Verbesserung der Krankheitsverarbeitung (Psychoedukation = Strategien erlernen) eine wichtige Rolle spielen. Für alle im Bereich Fatigue tätigen Spezialisten ist aber klar, dass die

komplexen Probleme nur in der interdisziplinären Zusammenarbeit von verschiedenen Berufsgruppen zu lösen sind.

12.4.2　Körperliches Training

Es gibt gute Untersuchungen, die zeigen, dass durch körperliches Training und bewegungsorientierte Ansätze sowohl die Lebensqualität von Patienten mit Fatigue gebessert als auch die Fatiguebelastung gemindert werden kann.

Ausdauer- und Krafttrainingsprogramme beugen dabei dem Teufelskreis aus Bewegungsmangel, Verlust an Kondition und rascher Erschöpfung vor und können allen Krebspatienten empfohlen werden, wenn keine medizinischen Gründe dagegen sprechen.

Das gezielte körperliche Training ist sicherlich die wichtigste Säule in der Behandlung der tumorbedingten Fatigue (siehe nähere Einzelheiten und ausführliche Erläuterungen im ▶ Kap. 3 über die Bewegung).

12.4.3　Medikamentöse Behandlungsmöglichkeiten

In sehr seltenen Fällen liegen medikamentös behandelbare Ursachen der Erschöpfung zugrunde. Dazu gehört beispielsweise die Blutarmut, eine bisher nicht erkannte Zuckererkrankung oder eine hormonelle Störung (zum Beispiel nach längerer Kortisontherapie während einer Bestrahlung oder als Nebenwirkung einer Immuntherapie). Diese organischen Ursachen sind gut medikamentös behandelbar.

In den Fällen, in denen die Ursachen unklar sind, wurden zur Behandlung tumorbegleitender Erschöpfung Medikamente mit sehr unterschiedlichen Wirkprinzipien eingesetzt. Leider hat bisher aber kein medikamentöses Therapiekonzept die erhoffte Wirkung bei der Fatigue-Symptomatik erzielt. Studien, in denen Patienten mit

Antidepressiva behandelt wurden, haben nur für weit fortgeschritten erkrankte Patienten einen Vorteil in Bezug auf die Verbesserung der Erschöpfung gezeigt. Daher stellen Antidepressiva nur bei Diagnose einer depressiven Störung eine Behandlungsmöglichkeit dar. Ansonsten sind Antidepressiva für Fatigue-Patienten eher von Nachteil und sollten nicht eingesetzt werden.

Lange in der Diskussion sind Substanzen, die zentral im Gehirn stimulierend wirken. Zu diesen Substanzen gibt es einige positive Studienergebnisse, allerdings noch keine Zulassung für ein bestimmtes Präparat im Zusammenhang mit der Fatigue. Bekannt ist, dass die antriebssteigernden Medikamente (Psychostimulanzien) aus der Gruppe der Amphetamine eine tumorbegleitende Erschöpfung verringern können. Der Einsatz dieser Medikamente ist in Deutschland allerdings zurzeit nur innerhalb von Studien oder außerhalb der eigentlichen Zulassung möglich. Sie können insbesondere bei Patienten mit schwerer Erschöpfung, bei denen andere Behandlungen nicht zu befriedigendem Erfolg führen, hilfreich sein.

Ein Medikament aus dieser Gruppe mit dem Namen Methylphenidat reduzierte mäßig bis schwere Erschöpfung nachgewiesenermaßen (signifikant) besser als Placebo bei Patienten mit fortgeschrittenem Prostatakrebs oder gynäkologischen Tumoren. Es gibt Hinweise, die zeigen, dass die Wirksamkeit bei stark ausgeprägter Erschöpfung besser zu sein scheint. Ein wesentlicher Vorteil dieses Medikaments ist, dass nach wenigen Tagen klar ist, ob es hilft. Nach einer dreitägig einschleichenden Dosierung kann die Dosis für drei Tage verdoppelt werden, wenn sich in den ersten drei Tagen keine oder nur unzureichende Verbesserungen zeigen. Danach muss nach individueller Lage die weitere Verabreichung angepasst werden.

Wenn es im weiteren Verlauf zu einer subjektiven Verbesserung der Erschöpfung kommt, sollte immer auch überlegt werden, ob ein Teil der Wirkung darauf zurückzuführen ist, dass überhaupt etwas getan wird (Placeboeffekt). Dann können eine Unterbrechung der Medikation und eventuell ein Auslassversuch mehr Klarheit schaffen.

12.4.4 Pflanzliche Medikamente (Phytotherapeutika)

Ginseng gilt als traditionelles Mittel gegen Erschöpfungszustände aller Art. Untersucht wurde amerikanischer Ginseng (*Panax quinquefolius*) und asiatischer Ginseng (*Panax ginseng*). Die Ergebnisse der Studien kommen zu unterschiedlichen Ergebnissen. Die vorläufige Schlussfolgerung ist, dass *Panax quinquefolius* in einigen Studien positive Ergebnisse zeigen konnte, während *Panax ginseng* in einer großen Studie nicht besser als Placebo war. In Deutschland sind Präparate aus Panax ginseng als Medikamente gegen Erschöpfungszustände aller Art zugelassen.

Auch für die Wirksamkeit von Guarana gibt es erste Hinweise aus einer randomisierten Studie, in der Guarana bei Brustkrebspatientinnen die Erschöpfung während der Chemotherapie verbesserte. Der Hauptwirkstoff von Guarana ist Koffein, und die in der oben genannten Studie eingesetzte Menge Guarana enthält etwa so viel Koffein, wie zwei Tassen starken Kaffees, was allerdings langsamer freigesetzt werden soll als Koffein aus Kaffee.

> **Tipp**
>
> Wenn Sie eines dieser Medikamente versuchen wollen, sprechen Sie mit Ihren behandelnden Ärzten.

12.5 Fatigue und Rehabilitation

Während die akuten Nebenwirkungen der Tumortherapie in der Regel nach sechs Monaten überwunden sind, kann chronische Fatigue ein Problem bei Krebspatienten ohne weiteren Tumornachweis (in Remission) auch mehrere Jahre nach Abschluss der Behandlung sein. Dabei ist das Muster der Fatigue-Symptomatik ähnlich der chronischen Fatigue bei nicht tumorkranken Patienten. Die erheblichen Beeinträchtigungen der Lebensqualität werden häufiger nach Hochdosischemotherapie, nach Stammzelltransplantation oder bei malignen Lymphomen beobachtet. Obwohl körperliche Defizite selten nachweisbar sind, kann die lang anhaltende Fatigue zu deutlicher Verminderung der beruflichen Leistungsfähigkeit mit langfristiger Einschränkung der Belastbarkeit bis hin zur Erwerbsunfähigkeit führen. Bei Patienten mit Leistungseinschränkungen in der Nachsorge und Rehabilitation muss ein Fatigue-Syndrom differenzialdiagnostisch abgeklärt und gemeinsam mit dem Patienten ein Therapieprogramm entwickelt werden. Hierfür hat sich besonders der komplexe Therapieansatz in der stationären onkologischen Rehabilitation bewährt. Neben psychoedukativen Gruppen, in denen Krankheitsbewältigung besprochen und gelehrt wird, können je nach Ausprägung der Fatigue-Anteile ein kognitives Trainingsprogramm, abgestufte Bewegungstherapie oder psychosoziale Unterstützung in Form von Einzel- oder Gruppengesprächen und Entspannungsverfahren eingesetzt werden. Erfahrungsgemäß führt alleine die Thematisierung des Fatigue-Problems zu einer Entlastung mit dem Wunsch, Therapieangebote zu nutzen. Erste Längsschnittuntersuchungen haben positive Effekte eines strukturierten Rehabilitationsprogramms auf Fatigue und Lebensqualität aufzeigen können.

12.6 Ausblick

12.6.1 Bedeutung von chronischer Erschöpfung

Auch wenn die aktuellen Erkenntnisse klar machen, dass die tumorassoziierte Erschöpfung die Langzeitnebenwirkung ist, die Patienten am meisten beeinträchtigt, könnte es sein, dass Fatigue noch eine weitere wichtige Bedeutung für Krebspatienten hat. Schon publizierte Untersuchungen bei Patientinnen mit Brustkrebs weisen darauf hin, dass der Grad der Erschöpfung zum Zeitpunkt der Diagnose bereits einen Einfluss auf die Prognose der Erkrankung unabhängig von anderen klinischen Faktoren hat. Ähnliches scheint auch für die Lymphome zu gelten. Sollten sich diese Daten bestätigen, dann müssen die Anstrengungen, Fatigue zu verstehen und wenn möglich zu behandeln, verstärkt werden und bereits mit der Tumordiagnose beginnen.

12.6.2 Krankheitsentwicklung von Fatigue

Ein Zufallsbefund in Norwegen zeigte eine Effektivität der Behandlung mit einem neuartigen Antikörper (Rituximab) in der Behandlung des „chronic fatigue syndrome" (CFS). Eine Patientin mit Lymphom und CFS war nach Chemotherapie und Antikörperbehandlung sowohl tumorfrei als auch beschwerdefrei bezüglich ihrer Erschöpfung. Mittlerweile liegen Daten einer Pilotstudie vor, die zeigen, dass sechs von zehn dieser Patienten vom Einsatz des Antikörpers profitieren könnten. Darüber hinaus verdichten sich die Hinweise, dass in einem bestimmten Umfang Ähnlichkeiten zwischen dem tumorbedingten und dem chronischen Erschöpfungszustand bestehen. Ob sich diese Erkenntnisse wirklich

übertragen lassen, ist aktuell noch nicht ab-
zusehen und wird im Rahmen klinischer
Studien erforscht.

12.6.3 Therapie

Sollten sich die Erkenntnisse bezüglich der
Ursachen dieser beiden Erschöpfungszustände verdichten, dann könnte die Antikörperbehandlung   (Rituximabtherapie)
auch für eine bestimmte Untergruppe von
Patienten mit CFS eine größere Rolle spielen.

In ähnlicher Weise haben Daten amerikanischer Kollegen zu der Überlegung geführt, wie man in einer spezifischen Untergruppe die Erschöpfung mindern kann,
hier als Therapienebenwirkung von Aromatasehemmer (Medikamente, die bei
Brustkrebspatientinnen zur antihormonellen Therapie eingesetzt werden. GERNE
RAUSNEHMEN VON siehe bis 3Sie
konnten zeigen, dass die Gabe von Vitamin D hier effektiv sein kann. Sollten sich
dadurch nicht nur die Fatigue und die Mus-
kel-Knochen-Schmerzen (muskuloskeletta-
len Beschwerden) reduzieren lassen, dann
könnte das eine erhebliche Auswirkung
auf die Gesamttherapieergebnisse haben,
da wir ja wissen, dass die Treue der Medi-
kamenteneinnahme (Compliance) bei dieser Therapie sehr reduziert ist. Vitamin D
hat insgesamt einen positiven Einfluss zum
Beispiel auch auf die Therapie von Lym-
phomerkrankungen, sodass einer Therapie mit

Vitamin D unter entsprechender Spiegel-
kontrolle hier durchaus sinnvoll erscheint
(siehe auch ► Kap. 2).

12.6.4 Fazit

Abschließend sei darauf hingewiesen, dass
es unbedingt ärztliche Aufgabe sein muss,
Patienten, die unter Erschöpfung leiden, die
notwendige Aufmerksamkeit, die erforderliche Anerkennung und wenn möglich eine
angemessene Therapie zukommen zu lassen. Denn wenn diese Menschen die exis-
tenzielle Herausforderung einer Krebserkrankung überstanden haben, sollten die
sich daraus ergebenden Beschwerden ernst
genommen werden. Und die tumorbedingte
Fatigue ist die häufigste und eine der belas-
tendsten Langzeitfolgen nach einer Krebserkrankung.

Insgesamt stehen die Zeichen dafür
günstig, denn in den 1960er-Jahren stand
nur der Tumor im Mittelpunkt der Behandlung, heute ist der Ansatz ganzheitlicher
ausgerichtet. In Zukunft wird die Medizin
die Verantwortung für alle von der Krankheit betroffenen Lebensbereiche übernehmen.

Patienten können durch genauere
Schilderungen ihrer Beschwerden, gezieltes Nachfragen nach den oben erläuterten
Maßnahmen und aktives Mittun ihre Ärzte
unterstützen, möglichst das gesamte Spektrum der Möglichkeiten gegen eine tumorbedingte Fatigue auszuschöpfen.

Komplementärmedizin – Mythos oder Wahrheit?

Jens Panse

Inhaltsverzeichnis

© Springer-Verlag GmbH Deutschland, ein Teil von Springer Nature 2021
A. Petermann-Meyer et al. (Hrsg.), *Leben mit Krebs*,
https://doi.org/10.1007/978-3-662-59166-6_13

13.1 Einleitung

Im Zuge einer Krebserkrankung, die fast immer als bedrohlich wahrgenommen wird, möchten alle Beteiligten dazu beitragen, dass diese Erkrankung möglichst effektiv bekämpft wird. Jeder möchte verständlicherweise selbst etwas tun, gegen die Erkrankung angehen, sich Krankheit und Therapie sowie Therapeuten nicht einfach so überlassen. Patienten um ihrer selbst willen und Angehörige und Freunde, um so gut wie möglich zu helfen und beizustehen.

Häufig werden (vermeintlich) hilfreiche Tipps gegeben, um „vielleicht auch Dinge auszuprobieren, an die der Arzt nicht gedacht hat" und von denen man „gehört" oder „gelesen" bzw. „von einem Bekannten erfahren hat". Relativ rasch fallen in solchen Fällen die Begriffe Alternativmedizin, natürliche Medizin, sanfte Medizin, Komplementärmedizin und zahlreiche andere wie traditionelle chinesische Medizin (TCM), Ayurveda, Anthroposophie oder Homöopathie.

Es gibt viele Untersuchungen, die zeigen, dass ein sehr hoher Anteil von Patienten im Laufe einer Krebserkrankung derartige Therapien oder Verfahren anwendet; oft ohne Absprache mit dem behandelnden Arzt. Befürchtet wird (teilweise auch zu Recht), dass auf ärztlicher Seite grundsätzliche Vorbehalte gegen derartige Maßnahmen bestehen.

Viele Patienten glauben, dass die sogenannte Schulmedizin sich mit derartigen Therapieverfahren „beißt" und generell andersartige Therapien ablehnt. Dies ist allerdings nicht der Fall (und im Falle der Alternativmedizin genau anders herum: Die Alternativmedizin steht der Schulmedizin ablehnend gegenüber).

Aus Sicht des Autors ist Schulmedizin dabei ein Begriff, der ein völlig falsches Bild prägt, da die Medizin ja gerade nicht schulisch gelehrt und erforscht wird, sondern durch akademischen und universitären Fortschrittsdrang eindrückliche Diagnose- und Therapiemöglichkeiten und -fortschritte, gerade im Bereich der Krebsbehandlung erreicht hat.

Vorurteile gegenüber der ein oder anderen medizinischen Weltanschauung bestehen auf beiden Seiten, allerdings zeigen weltweite Untersuchungen, dass Patienten in den meisten Fällen angeben, nach Alternativen bzw. weiteren Optionen zur Tumorbehandlung, zur Krankheitsverarbeitung und zur Minderung von Nebenwirkungen suchen. Nur etwa 10 % der Patienten, die Alternativmedizin anwenden, geben als Begründung an, dass sie „mit der Schulmedizin unzufrieden sind".

Um ein besseres gegenseitiges Verständnis zu erreichen, ist es notwendig, die gebräuchlichen Begriffe klar zu definieren, um sich angemessen austauschen zu können:

Alternativmedizin Unter Alternativmedizin werden eindeutig alternative Therapieverfahren verstanden, die typischerweise wissenschaftlich etablierte und weltweit anerkannte Therapieverfahren ablehnen und sich – nomen est omen – als Alternative verstehen. Alternative Therapien werden klar als „anstelle von" klassischen Therapieverfahren verstanden und angewendet. Alternativmedizin wird so auch als Gegenstück zur Schulmedizin gesehen und fußt häufig auf wissenschaftlich nicht belegten, teilweise obskuren, aber in ihrer Argumentation und Schlüssen für jeden nachvollziehbaren Ideen (so man sich auf diese einlassen möchte).

Komplementärmedizin Hierunter werden Verfahren verstanden, die sich als Ergänzung (französisch complémentaire = ergänzend) zu klassischen Therapien sehen. Komplementärmedizin soll die Durchführung einer Systemtherapie, einer Operation oder einer Strahlentherapie erleichtern, soll mögliche Nebenwirkungen lindern oder die Genesung nach Therapieverfahren unterstützen.

13

Integrative (Krebs-) Medizin		
Wissenschaftlich begründete, klassische (Krebs-) Medizin („Schulmedizin")	Komplementäre und alternative Medizin (CAM)	
	Komplementäre Methoden In Ergänzung zu klassischen Methoden	Alternative Verfahren Therapien „anstelle von" klassischen Therapieverfahren

◻ Abb. 13.1   Begrifflichkeiten der Komplementärmedizin

In der englischsprachigen Literatur verbindet man die Begriffe Komplementär- und Alternativmedizin und spricht von sogenannter „complimentary and alternative medicine", kurz CAM. Hierunter werden vereinfacht alle Verfahren zusammengefasst, die nicht Bestandteil klassischer Therapieverfahren sind.

Integrative Medizin   Darunter versteht man den Ansatz, klassische Medizin mit anerkannten (!) komplementären Verfahren gemeinsam anzuwenden, um Patienten möglichst ganzheitlich zu behandeln (lateinisch integrare = zu einem übergeordneten Ganzen zusammenschließen). Wissenschaftlich wird der integrative Ansatz international vor allem durch das amerikanische Zentrum für komplementäre und integrative Medizin (National Center for Complementary and Integrative Health; NCCIH) erforscht. Der Begriff integrative Medizin ist allerdings nicht geschützt; sodass an dieser Stelle ausdrücklich darauf hingewiesen werden soll, dass Anbieter integrativer Krebsbehandlung manchmal lediglich die Kombination nicht anerkannter (!) Methoden mit klassischen Behandlung anpreisen, dies aber nicht der oben genannten Definition entspricht, die ausdrücklich anerkannte, auf Evidenz (wissenschaftlichen Erkenntnissen) basierende Methoden fordert.

Andere Begriffe wie sanfte Medizin oder natürliche Medizin sind nicht klar definiert. Es ist für Anwender dieser Verfahren wichtig zu verstehen, dass natürlich und sanft nicht automatisch sicher und nebenwirkungsarm oder gar -frei bedeutet und zahlreiche dieser angepriesenen Verfahren zum Teil gefährliche Wechselwirkungen mit klassischen Therapieverfahren haben. Bedenken Sie, auch ein erheblicher Anteil klassischer Chemotherapie entstammt der Natur!

Eine zusammenfassende Darstellung zeigt ◻ Abb. 13.1.

Komplementäre Methoden können – wie andere Methoden auch – im Hinblick auf die Kriterien Sicherheit, Wirksamkeit, Verfügbarkeit und Kosten betrachtet werden. Ist eine Methode sicher, wirksam, verfügbar und kostengünstig, wird sie auf jeden Fall empfohlen, ist sie weder wirksam noch sicher, sollte sie auf jeden Fall gemieden werden, im Hinblick auf Kosten hat jeder seine eigene Messlatte.

13.2   Was wissen wir? Was stimmt nicht?

Unumstritten ist, dass der Großteil der Krebspatienten im Laufe ihrer Erkrankung CAM-Therapieverfahren anwendet oder sich zumindest mit diesen beschäftigt; je nach Patientengruppe (Frauen/Männer, Ältere/Jüngere, sozial schwächere/sozial stärkere Patienten, adjuvante Therapie/palliative Therapie etc.) berichten ein Drittel bis zu drei Viertel der Patienten, CAM-Verfahren zu nutzen. Aufgrund der oben dargestellten Sorge vor dem Unverständnis der medizinischen Behandler können wir davon ausgehen, dass die Rate im Zweifelsfall eher höher liegt.

Einige medizinische Fakultäten haben Lehrstühle für Komplementärmedizin eingerichtet, und es gibt eine Vielzahl von wissenschaftlich gut gemachten Studien und Untersuchungen, die die Wirkung (aber auch leider häufig die fehlende Wirkung) mancher komplementärer Therapieverfahren belegt haben. Leider existiert auch eine Fülle von wissenschaftlich unhaltbaren Studien, die zum falschen Schluss einer Wirksamkeit bestimmter Verfahren kommen. Für Laien ist es teilweise sehr schwierig, richtige und falsche Aussagen zu unterscheiden. Sowohl die Deutsche Krebsgesellschaft als auch die Deutsche Gesellschaft für Hämatologie und Onkologie (DGHO) bieten daher Empfehlungen und Bewertungen für Patienten und Ärzte an (siehe unten). Zudem werden in einigen Krebszentren spezielle Komplementärsprechstunden angeboten, und es gibt immer mehr Kliniken, die sich als integrative Therapiezentren verstehen. Auch in den Leitlinien finden sich Kapitel zu Komplementärmedizin und auf den großen nationalen und internationalen Krebskongressen gibt es regelmäßig Fortbildungen und wissenschaftlichen Austausch zum Thema Komplementärmedizin. Richtig ist, dass komplementärmedizinische Ansätze die Durchführung von belastenden Verfahren (wie zum Beispiel die adjuvante Hormontherapie bei Brustkrebs) erleichtern können, Übelkeit, Schmerzen, Schleimhautentzündungen während oder nach Strahlen- oder Chemotherapie und viele andere Nebenwirkungen erträglicher machen oder mildern, bei operativen Verfahren Angst und Schmerzen lindern und die Verträglichkeit erhöhen können und vielen Patienten die Möglichkeit geben, selbst etwas tun zu können.

Falsch (und das ist inzwischen eindeutig nachgewiesen) ist, dass durch alleinige Anwendung von Komplementärmedizin und vor allem durch Alternativmedizin

Krebserkrankungen behandelt oder gar geheilt werden können. Im Gegenteil: Patienten, die sich primär „alternativ" therapieren und klassische Therapieverfahren grundsätzlich ablehnen, haben eine nachweislich eindeutig geringere Überlebenschance und ein mindestens verdoppeltes Risiko zu sterben, selbst, wenn sie sich im Verlauf ihrer Erkrankung doch noch auf klassische Therapieverfahren „einlassen".

Argumentiert wird aus der „alternativen Richtung" immer wieder, dass die dort angewendeten Verfahren nicht mit den gleichen wissenschaftlichen Methoden bewertet werden können wie Verfahren der Schulmedizin, eben weil die dahinter stehenden Konzepte ein besonderes Denken oder einen besonderen Zugang benötigen. Wenn Untersuchungen allerdings unvoreingenommen das Überleben von Patienten vergleichen, die „so oder so" behandelt wurden und die zum Zeitpunkt der Untersuchungen Krebs von gleicher Art und in gleichem Stadium hatten, dann sind diese Ergebnisse so eindeutig, dass sie nicht infrage gestellt werden können.

Die Nichtnutzung eines eindeutig wirksamen, bisher nicht anerkannten „alternativen" Therapieverfahrens durch klassische Onkologen wäre ja auch ein komplett unethisches und ärztlichen Grundsätzen widersprechendes Konzept! Das heißt, wirksame „alternative" Therapieverfahren werden mit Nachweis ihrer Wirksamkeit automatisch durch die klassische Medizin aufgenommen und dann auch im Sinne eines integrativen Standards angewendet! Diese Tatsache wird von manchen Alternativtherapieanbietern (der Autor möchte den verwirrenden Begriff des Alternativmediziners vermeiden) leider nach wie vor gegenteilig dargestellt.

Falsch ist ebenso, dass Onkologen und andere onkologisch, das heißt krebstherapeutisch tätige Ärzte Komplementärmedizin grundsätzlich ablehnen. Es ist vielmehr so, dass auch auf schulmedizinischer Seite eine gewisse Unwissenheit – auch aufgrund der Vielzahl der Therapieverfahren – besteht und Ärzte daher fälschlicherweise diese Themen umgehen. Man kann es daher nicht oft genug wiederholen:

> **Tipp**
>
> Sprechen Sie mit Ihren behandelnden Ärzten und fragen Sie nach möglichen komplementären Ansätzen. Gibt es eine spezielle Sprechstunde? Arbeiten die Onkologen mit Komplementärmedizinern zusammen? Kann die Pflege Tipps geben? Werden Seminare, Fortbildungen dazu angeboten? Auch Hausärzte sind diesbezüglich oft gute Berater.

Das ► Kap. 9 zu den Patient-Arzt-Gesprächen unterstreicht die Notwendigkeit von Gesprächen „auf Augenhöhe". Dinge, die Ihnen wichtig sind und Ihnen helfen könnten, Therapien durchzuführen oder überhaupt zu beginnen, sollten daher zur Sprache kommen. Wenn Sie vorhaben, CAM-Verfahren, -Therapien oder -Maßnahmen anzuwenden, unterrichten Sie Ihre behandelnden Ärzte **auf jeden Fall** darüber. Zum einen, weil manche CAM-Therapien bei bestimmten Krebserkrankungen nicht zur Anwendung kommen sollen, während sie bei anderen problemlos einsetzbar sind (ein Beispiel hierfür ist die häufig genutzte Misteltherapie), zum anderen erfahren so auch klassisch schulmedizinisch ausgerichtete Kollegen über mögliche sinnvolle, wirksame und hilfreiche Therapieangebote. Ihre Komplementärmediziner und Ihre primär onkologisch tätigen Ärzte können sich im besten Fall austauchen und ein für Sie als Patienten optimales Versorgungs- und Therapiekonzept abstimmen. Es gibt inzwischen viele aufgeschlossene „Schulmediziner" und genauso viele aufgeschlossene „Alternativtherapeuten", die versuchen, gemeinsam etwas für Patienten zu erreichen. Krebsbehandlung im und als Team!

13.3 Was kann ich selbst tun?

Aufgrund der Fülle verfügbarer komplementärmedizinischer Verfahren können im Rahmen dieses Buchkapitels weder alle Verfahren erwähnt noch in Ausführlichkeit zu jedem Verfahren Stellung genommen werden. Im Folgenden finden Sie eine Übersicht mit dem Versuch einer Ordnung komplementärer Verfahren und eine kleine Auswahl einfach anzuwendender Maßnahmen, die für fast jeden Krebspatienten infrage kommen. Im Anschluss wird auf eine Auswahl aus unserer Sicht informativer, verlässlicher und seriöser Informationen verwiesen, anhand derer sich die Leser für sie passende Verfahren suchen und sich weiterführend informieren können.

Komplementäre Verfahren lassen sich grob in folgende Kategorien unterteilen:

- Arzneien/Medikamente
- Ernährungsempfehlungen und -konzepte
- Konzeptuelle Verfahren wie zum Beispiel die traditionelle chinesische Medizin
- Sonstige

Bei allen Verfahren gelten die gleichen Vorgaben wie bei den klassischen Therapien. Die Fragen, die Sie sich vor einer Anwendung stellen sollten, sind:

- Was hilft?
- Was ist (darüber hinaus) empfehlenswert?
- Was ist sinnvoll?
- Was ist überflüssig?
- Was ist schädlich?

13.3.1 Arzneien/Medikamente

CAM-Arzneien kommen häufig aus dem pflanzlichen Bereich, werden unter anderem als organische Extrakte angeboten. Ihnen werden positive, unterstützende Eigenschaften zugeschrieben; sie sollen das Immunsystem auf sanfte Art und Weise stärken, und sie werden häufig zur Milderung von Nebenwirkungen wie Durchfall,

Übelkeit, Erbrechen und Schleimhautentzündungen eingesetzt. Wichtig ist hier gerade bei pflanzlichen Medikamenten, chinesischer Medizin etc. über die Inhaltsstoffe dieser Arzneien informiert zu sein, da diese teilweise die Wirkung und Nebenwirkungen von klassischen (Chemo-)Therapien verstärken oder sogar die Wirkung verhindern können. So existiert zum Beispiel das Centrum für Therapiesicherheit in der Chinesischen Arzneitherapie (CTCA), das potenzielle Nebenwirkungen und ungewünschte Ereignisse erfasst (im Bereich der Medikamentenherstellung spricht man von der sogenannten Pharmakovigilanz).

Ingwer   Ein häufig verwendeter pflanzlicher Inhaltsstoff ist Ingwer. Ingwer ist eines der ältesten kulinarischen Gewürze und wurde von Beginn an auch Speisen und Gerichten zur besseren Verträglichkeit zugegeben. Ingwer wird zur Behandlung einer Fülle von Beschwerden wie Magen-Darm-Problemen (Übelkeit, Verstopfung, Schleimhautentzündung, Aufstoßen/Sodbrennen etc.), Gelenk- und Muskelschmerzen, Krämpfen, Husten und Zahnfleischentzündungen eingesetzt. Ingwer wirkt entzündungshemmend. Im onkologischen Bereich nutzt man häufig die übelkeitshemmende Wirkung von Ingwer, und es gibt einige Studien, die zeigen, dass Ingwer Chemotherapie-induzierte Übelkeit und Erbrechen (CINV) in Kombination mit klassischen gegen CINV gerichteten Medikamenten weiter mildern kann. Die übliche Dosis für Ingwer liegt dabei bei etwa 1–1,5 g täglich. Viele Patienten nehmen hierzu mehrfach täglich Tee, zubereitet aus frischem Ingwer (meist zusätzlich gesüßt), zu sich.

Mistel   Die Misteltherapie ist sicher eines der bekanntesten CAM-Arzneien. Obwohl die Datenlage zur Wirkung der Mistel inzwischen wissenschaftlich eindeutig ist, gibt es wenige Verfahren, die nach wie vor so kontrovers diskutiert werden. Misteln enthalten ca. 600 verschiedene Inhaltsstoffe,

diese beeinflussen das Immunsystem und können über Zellbotenstoffe zu Wirkungen wie Temperaturanstieg oder vermittelt über sogenannte Endorphine stimmungsaufhellend wirken. Über 20 Studien (davon sieben bei Patientinnen mit Brustkrebs) zeigen, dass durch die Anwendung von Mistelpräparaten eine Verbesserung der Lebensqualität erreicht werden kann. Durch die Anwendung von Mistelpräparaten kann die Lebenszeit nicht verlängert werden, und Mistelpräparate sollten bei Blutkrebserkrankungen (Leukämien, Lymphome) nicht angewendet werden.

Weihrauch   Gute Daten existieren auch für die Wirkung von Weihrauchextrakt *(Boswella serratia)*. Die regelmäßige Einnahme von Weihrauchkapseln kann bei Patienten mit hirneigenen Tumoren oder Hirnmetastasen, die oft eine Flüssigkeitsansammlung (Ödem) aufweisen, zu einer klinischen Besserung führen und teilweise die Notwendigkeit der Gabe von hoch dosiertem Kortison verringern. Auch hier gilt: Sprechen Sie Ihren behandelnden Arzt darauf an.

Homöopathie   Darüber hinaus existiert der große Bereich der Homöopathie. Diese mehr als 200 Jahre alte „Heilmethode" basiert auf den drei (mit aktueller Wissenschaftlichkeit nicht haltbaren) Konzepten des deutschen Arztes Samuel Hahnemann: Ähnlichkeitsprinzip (Simile-Prinzip, „similia similibus curentur" = Ähnliches werde durch Ähnliches geheilt), Arzneimittelprüfung am Gesunden und Potenzierung (Wirkungszunahme durch Verdünnung). Homöopathische Therapien werden oft zur Unterstützung gegen Nebenwirkungen eingesetzt. Ob wissenschaftlich fundiert oder nicht, die Anwendung führt bei manchen Menschen zu einer Besserung des Befindens, eine Interaktion mit klassischen Therapien existiert nicht, daher ist die Anwendung grundsätzlich möglich. Eine gegen Tumoren gerichtete Wirkung kann aber auch die Homöopathie nicht nachweisen.

13

13.3.2 **Ernährungsempfehlungen und -konzepte**

Auch dieses Thema wird extrem kontrovers diskutiert, weswegen wir ihm in diesem Buch ein eigenes Kapitel gewidmet haben. Grundsätzlich ist festzuhalten, dass der vorbeugende Charakter einer gesunden Ernährung, eines normalen Körpergewichts oft im Zusammenspiel mit ausreichender körperlicher Aktivität auf die Entstehung einer Vielzahl von Krebserkrankungen klar belegt ist. Zudem entwickeln Patienten mit Krebserkrankungen häufig Mangelernährungszustände, und seriöse professionelle Ernährungsscreenings und -therapien bzw. -beratungen können die Prognose von Erkrankungen und die Auswirkungen von klassischen Therapien (Chemotherapie, Strahlentherapie und Chirurgie) sicher beeinflussen und die Lebensqualität von Krebspatienten verbessern. Diese Ernährungsempfehlungen haben also die Unterstützung einer Krebstherapie zum Ziel (sie sollen supportiv wirken) und wirken nicht gegen den Krebs selbst.

Konzepte, die als sogenannte Krebsdiäten beworben werden, die besondere Einschränkungen auf bestimmte Lebensmittel und/oder Nährstoffe propagieren, nicht selten mit nicht unerheblichen Kosten in der Durchführung vergesellschaftet sind und bei Misserfolg den Fehler grundsätzlich beim Patienten („die Diät wurde nicht richtig/nicht lange genug/nicht konsequent genug/… durchgeführt") suchen, sollten grundsätzlich gemieden werden.

Im Ernährungsbereich gibt es die großen Bereiche der (antioxidativen) Vitamine, der Spurenelemente (zum Beispiel Selen), der unzähligen Nahrungsergänzungsmittel, sogenannter Superfoods wie Spirulina oder Gojibeeren, Kombucha, die orthomolekulare Medizin und zahlreiche weitere. Auch hier steht fest: Eine ausgewogene und gegebenenfalls um fehlende Inhaltsstoffe ergänzte Ernährung ist für Krebspatienten wichtig, ein darauf angelegtes Screening

(zum Beispiel Selenspiegelbestimmung) sinnvoll und eine fundierte Ernährungsberatung integrativer Bestandteil einer ganzheitlichen Behandlung; durch Nahrungsergänzung und durch Nahrungsentzug lassen sich Krebserkrankungen aber nicht heilen.

Wurde die große Gruppe der sogenannten Antioxidantien aus Sorge vor einem Wirkungsverlust von zum Beispiel Chemo- oder Strahlentherapie früher kritisch betrachtet, so gibt es inzwischen immer mehr wissenschaftliche Daten, die belegen, dass Nebenwirkungen auch von intensiven Chemotherapien wie bei der Behandlung der kindlichen akuten lymphatischen Leukämie durch die Einnahme von Antioxidantien – am besten im Rahmen einer ausgewogenen und daraufhin angereicherten Ernährung mit natürlichen Lebensmitteln, wie Gemüse und Obst, gemindert werden können (nähere Einzelheiten siehe ▶ Kap. 2).

Tipps

zur Behandlung und Vermeidung von Mundschleimhaut-/Zahnfleischentzündung und Mundtrockenheit
Hierzu gibt es eine praktisch unüberschaubare Vielfalt von Angeboten; verständlich, sind doch Mukositis und Xerostomie – so die medizinischen Fachbegriffe für Mundschleimhautentzündung und -trockenheit – extrem lästige und teilweise sehr schmerzhafte Nebenwirkungen. Generell sollten Patienten auf eine ausreichende Flüssigkeitszufuhr (keine kohlensäurehaltigen Getränke!) achten, Speisen nicht würzen und Zitrusfrüchte meiden (Alternativen sind Papaya, Ananas, Melonen, Mango). Hilfreich ist das Lutschen von Eiswürfeln vor Beginn bestimmter Chemotherapien, das Lutschen von gefrorenem Ananassaft oder von gefrorenen Papayastücken, die Anwendung von Honig (auch gut zum Süßen von Ingwertees!), Kurkumalösungen **(Vorsicht: nicht** Parallel zu Bestrahlungen)

und Mundspüllösungen aus Kamille, Salbei, Thymian und Pfefferminz (am besten kombiniert). Kamille und Salbei können aber auch die Schleimhaut austrocknen. Sanddornfruchtfleischöl lokal aufgetragen scheint ebenfalls wirksam. Weitere Tees und Lösungen, denen eine Wirksamkeit nachgesagt wird, sind solche mit Ringelblume, Spitzwegerichtkraut, Nelkenöl und anderen. Tee- oder Gewürzhändler können hier weitere Tipps geben.

13.3.3 Konzeptuelle Verfahren

Konzeptuelle Verfahren sind Therapien, deren Wirkung sich aus einem dahinter stehenden Konzept oder Verständnis ableitet. Vereinfacht dargestellt, basiert das Konzept der klassischen Medizin (Schulmedizin) auf dem naturwissenschaftlichen Nachweis von zellulären, genetischen oder physikalischen, molekularen Veränderungen, die wiederum erlauben, dass definierte Angriffspunkte Wirkungen von Medikamenten gegen Tumoren hervorbringen. Die Wirkung einer Chemotherapie, Strahlentherapie, Antikörpertherapie oder zielgerichteten Therapie richtet sich also direkt gegen den Tumor oder die Tumorzelle(n) und führt im besten Fall zu einer raschen Vernichtung des Tumors.

Im Gegensatz dazu basieren traditionelle Medizinsysteme wie asiatische Konzepte – traditionelle chinesische Medizin (TCM), traditionelle koreanische Medizin (TKM), traditionelle japanische Medizin (Kampo), Ayurveda, Unani, australische traditionelle Medizin („bush medicine"), traditionelle afrikanische Medizin, russische Kräutermedizin und viele andere – auf meist kulturellen, häufig sehr lange (Jahrtausende) bestehenden Konzepten und werden manchmal auch unter dem Begriff der Ethnomedizin zusammengefasst. Die Vorstellungen und Konzepte beinhalten zum Beispiel

das Bestehen von Ungleichgewichten (Yin-Yang-Konzept, 5-Elemente-Lehre), in denen die Einnahme von komplexen Rezepturen (Arzneien) Gleichgewichte wiederherstellen. Ayurveda wiederum basiert auf den sogenannten drei Lebensenergien und beinhaltet therapeutisch ein Bewegungs-, ein Stoffwechsel- und ein Strukturprinzip (und wird in unseren Breitengraden häufig eher als Wellnessformat verbreitet). Das bedeutet aber auch, dass beispielsweise die TCM im Hinblick auf einen raschen Rückgang einer Tumormanifestation nur ergänzend wirken kann, das Konzept selbst schließt eine rasche Antitumorwirkung aus!

Weitere oft hilfreiche Methoden sind zum Beispiel Akupunktur (gegen Schmerzen, Übelkeit, Ängstlichkeit, Erbrechen) und Hypnose (verringert Schmerz, Übelkeit, Erbrechen). Gerade Akupunktur und Hypnose zeigen keinerlei Interaktion mit Chemo- oder Strahlentherapie und können daher bedenkenlos – auch zum Beispiel vor Operationen, kleinen Eingriffen oder unangenehmen bildgebenden Verfahren – empfohlen werden.

13.3.4 Sonstige

Komplementäre Anwendungen beinhalten daneben auch Entspannungsverfahren, physikalische Therapien (Lymphdrainage, Massage, Wasseranwendungen/Kneipp), Bewegungskonzepte sowie körperorientierte Anwendungen wie Qi Gong, Tai Chi und Yoga (gerade die körperorientierten Bewegungsverfahren können sämtlich bei Fatigue hilfreich sein). Weitere Infos befinden sich im ► Kap. 5 über Entspannung und ► Kap. 3 über Bewegung. Grundsätzlich können Bewegungskonzepte allen Krebspatienten empfohlen werden, wichtig sind selbstverständlich auch hier die Absprache und der Austausch unter den Behandlern.

Daneben gibt es Daten, die zeigen, dass auch Verfahren wie Hypnose, Akupunktur und hyperbare Sauerstofftherapie nach Bestrahlung möglicherweise wirksam sind.

13

Grundsätzlich kann man sagen, dass sich viele CAM-Anbieter inzwischen über ärztliche Fachgesellschaften organisieren, die Integration ihrer Angebote in ein seriöses medizinisch onkologisches Konzept fördern und sich des Stellenwertes ihrer Therapien bewusst sind sowie die wissenschaftliche (Weiter-)Entwicklung der Konzepte vorantreiben.

13.3.5 Dubiose Behandlungsangebote

Dennoch muss auf eine Vielzahl **dubioser Behandlungsideen,** zum Beispiel

- Thymusextrakte,
- Aprikosenkerne (Vitamin B17)
- Megamin,
- Ukrain,
- Galavit,
- Factor AF2,
- Eigenblut,
- Eigenurin,
- Galvanotherapie,
- Fiebertherapie,
- Ozontherapie,
- Neue Germanische Medizin nach Dr. Hamer,
- Flor-Essence,
- Essiac,
- Juice Plus und
- Noni-Saft,

hingewiesen und vor deren Anwendung gewarnt werden. Die Liste der Angebote ist derart unüberschaubar, dass hier nur wenige genannt werden und immer wieder auf die oben genannten Fragen (Was hilft? Was ist sinnvoll? Was ist schädlich? etc.) hingewiesen werden kann. Nahezu alle dieser genannten „Therapien" haben ein hohes (auch finanzielles!) Gefährdungspotenzial.

13.4 Wo finde ich weitere verlässliche Informationen?

Aus den dargestellten Gründen wird schnell klar, dass die Diskussion im Bereich CAM oft vehement, mit unumstößlicher Überzeugung und mit einer Menge an Vorbehalten geführt wird. Objektive Informationen, die dem Leser gegebenenfalls die Möglichkeit der Erstellung eines eigenen Meinungsbildes erlauben, kann es aus Sicht mancher Interessenvertreter per se nicht geben, aus unserer Sicht schon.

Wir stellen Ihnen eine Auswahl von Informationsportalen vor, die aus unserer (subjektiven) Sicht zum Teil wissenschaftlich fundiert und/oder zumindest seriös sind. Hierzu zählen:

- Krebsgesellschaft Nordrhein-Westfalen zu komplementärmedizinischen Methoden: ▶ https://www.komplementaermethoden.de/
- Deutsche Krebsgesellschaft: ▶ https://www.krebsgesellschaft.de/onko-internetportal/basis-informationen-krebs/therapieformen/komplementaere-medizin-moeglichkeiten-und-grenzen.html
- Arbeitsgemeinschaft für Prävention und Integrative Onkologie: ▶ https://prio-dkg.de/
- Deutsche Gesellschaft für Hämatologie und Onkologie (DGHO): ▶ www.onkopedia.com, Stichwort Leitlinien → Komplementäre und Alternative Therapieverfahren
- Kompetenznetz Komplementärmedizin in der Onkologie: ▶ https://www.kompetenznetz-kokon.de/
- Informationsnetzwerk Homöopathie; ▶ https://netzwerk-homoeopathie.info/
- Centrum für Therapiesicherheit in der Chinesischen Arzneitherapie (CTCA): ▶ https://ctca.center/de

- Deutsche Ärztegesellschaft für Ayur-veda-Medizin: ▶ https://daegam.de/
- Deutsche Zeitschrift für Onkologie, Kom-plementäre und integrative Ansätze für die Praxis: ▶ https://www.thieme.de/de/deut-sche-zeitschrift-onkologie/profil-6957.htm
- Gesellschaft für Biologische Krebsab-wehr: ▶ https://www.biokrebs.de/

13

Hoffnung auf ein abgesichertes Leben

Inhaltsverzeichnis

Sozialrecht – durch den Dschungel der Sozialgesetzgebung

Andrea Schotten

Inhaltsverzeichnis

© Springer-Verlag GmbH Deutschland, ein Teil von Springer Nature 2021
A. Petermann-Meyer et al. (Hrsg.), *Leben mit Krebs*,
https://doi.org/10.1007/978-3-662-59166-6_14

14.1 Ausgangslage

Neben den persönlichen und psychischen Verunsicherungen und all den Fragen, die eine Krebserkrankung mit sich bringt, gibt es sehr häufig auch sozialrechtliche Fragen, die auch Sie betreffen könnten:

Fragen zur beruflichen und finanziellen Situation:

- Ist mein Einkommen gesichert?
- Wie lange erhalte ich Krankengeld?
- Welche anderen finanziellen Leistungen gibt es?
- Kann ich während der Therapien eventuell auch weiterarbeiten?
- Behalte ich meinen Arbeitsplatz?
- Gibt es Unterstützung bei der Wiedereingliederung in den Beruf?
- Wo muss ich Zuzahlungen leisten?

Fragen zu weiteren Unterstützungsmöglichkeiten:

- Ist ein Schwerbehindertenausweis hilfreich?
- Wann und wie kann ich eine Rehabilitationsmaßnahme in Anspruch nehmen? Anschlussheilbehandlung oder Nachsorgekur?
- Was gibt es für Hilfen im Alltag?
- Wo finde ich eine Selbsthilfegruppe?
- Gibt es Unterstützung für Angehörige?

Im Folgenden finden Sie die passenden rechtlichen Informationen zu diesen Fragen und erfahren, was Sie selbst unternehmen können.

Am Ende des Kapitels helfen Ihnen konkrete Adressen, auf die Sie zurückgreifen können, wenn Sie hier nicht auf alle Fragen, die Sie beschäftigen, eine zufriedenstellende Antwort finden sollten.

14.2 Finanzielle Sicherung

14.2.1 Lohnfortzahlung bei Arbeitsunfähigkeit

- Erfolgt durch den Arbeitgeber.
- In der Regel sechs Wochen lang.

14.2.2 Krankengeld (§§ 44, 46–51 SGB V)

- Wird von der Krankenkasse gezahlt.
- Längstens 78 Wochen (innerhalb eines 3-Jahres-Zeitraums für ein und dieselbe Erkrankung und deren Folgeerkrankungen) inklusive der Lohnfortzahlung und eventuell gezahltem Übergangsgeld (siehe unten) während einer Rehabilitationsmaßnahme.
- Beträgt 70 % des Bruttoeinkommens, höchstens 90 % des Nettoeinkommens.
- Es gibt ein Höchstregelentgelt.
- Für die Dauer einer Rehabilitationsmaßnahme beziehen Sie auch Krankengeld, wenn die Maßnahme zulasten der Krankenkasse geht.
- Dies gilt auch während einer stufenweisen Wiedereingliederung zulasten der Krankenkasse.
- Die Auszahlung erfolgt pro Kalendertag für 30 Tage pro Monat, entweder ein- oder zweimalig im Monat.

> **Tipp**
>
> Für alle Fragen rund um das Krankengeld wenden Sie sich an Ihre Krankenkasse oder eine Krebsberatungsstelle in Ihrer Nähe.

14

14.2.3 Übergangsgeld

- Wird von der Rentenversicherung gezahlt.
- Für die Dauer einer Rehabilitationsmaßnahme, wenn diese zulasten der Rentenversicherung geht.
- Dies gilt auch während einer stufenweisen Wiedereingliederung zulasten der Rentenversicherung.
- Für Versicherte ohne Kind beträgt das Übergangsgeld 68 % des letzten Nettoarbeitsentgelts.
- Für Versicherte mit einem Kind (oder mehreren Kindern) mit noch laufendem Kindergeldanspruch beträgt das Übergangsgeld 75 % des letzten Nettoarbeitsentgelts.

14.2.4 Leistungen über die Agentur für Arbeit nach Ende des Krankengeldes

- Arbeitslosengeld nach § 145 SGB III, sogenannte Nahtlosigkeitsregelung.
- Je nach Vorversicherungszeit, in der Regel für sechs Monate bis maximal 18 Monate.

Wenn Sie länger als 78 Wochen wegen ein und derselben Krankheit krankgeschrieben sind, noch nicht wieder arbeitsfähig sind und die Erwerbsminderungsrente noch nicht beantragt oder genehmigt wurde, dann tritt die Agentur für Arbeit als Überbrückung ein (wenn ein prinzipieller Anspruch auf Arbeitslosengeld I besteht).

❯ Sie müssen sich mit dem Aussteuerungsbescheid der Krankenkasse (erhalten Sie automatisch etwa sechs Wochen vor Ende der Krankengeldzahlung) unbedingt zeitnah bei der Agentur für Arbeit melden.

Sollten Sie weiterhin nicht arbeitsfähig sein, dann werden Sie aufgefordert, einen Antrag zur Teilhabe am Arbeitsleben (einen Rehabilitationsantrag) oder einen Antrag auf Erwerbsminderungsrente zu stellen.

14.2.5 Erwerbsminderungsrente

Eine Erwerbsminderungsrente können Sie beantragen, wenn Sie die Vorversicherungszeiten bei Ihrer Rentenversicherung erfüllt haben. Ausreichende Vorversicherungszeiten sind:

- Mindestens 60 Kalendermonate eingezahlt
- Davon 36 Monate Pflichtbeiträge innerhalb der letzten 5 Jahre

Es wird geprüft, wie viele Stunden Sie täglich noch arbeitsfähig sind. Dabei gibt es nur drei Kategorien:

- Weniger als drei Stunden pro Tag arbeitsfähig: für die Bewilligung der **vollen** Erwerbsminderungsrente
- Drei bis sechs Stunden pro Tag arbeitsfähig: für die Bewilligung einer **teilweisen** Erwerbsminderung
- Mehr als sechs Stunden pro Tag arbeitsfähig: Ablehnung der Erwerbsminderungsrente

In der Regel erfolgt eine Befristung der Erwerbsminderungsrente auf maximal drei Jahre.

Weitere Informationen: ❯ www.deutsche-rentenversicherung.de/erwerbsminderungsrente.

❯ Die Regelungen für Versicherte in Ärztekammern oder Architektenkammern unterscheiden sich hiervon. Bitte erkundigen Sie sich bei Ihrer zuständigen Kammer.

14.2.6 Weitere finanzielle Unterstützungs- und Entlastungsmöglichkeiten

Fahrtkostenerstattung (SGB V) Sollten bei Ihnen Fahrtkosten durch Fahrten zur Krebstherapie (Chemotherapie, Bestrahlung, Antikörper etc.) entstehen, werden die Fahrtkosten von der Krankenkasse übernommen. Die Krankenkasse muss dies zuvor genehmigen.

Auch hier besteht eine Zuzahlungspflicht von 10 % der Kosten, mindestens 5 €, höchstens 10 €.

Zuzahlungsbefreiung Siehe auch Chronikerregelung im nächsten Punkt. Sie können bei Ihrer Krankenkasse eine Zuzahlungsbefreiung beantragen. Als Zuzahlung müssen Sie selbst maximal 2 % Ihres Bruttojahreseinkommens zahlen (Ehepaare werden gemeinsam veranschlagt), darüber hinaus werden Sie befreit von jeglicher Zuzahlung.

Chronikerregelung Bei chronisch Erkrankten vermindert sich dieser Betrag auf 1 % des Bruttojahreseinkommen, tritt ab dem zweiten Jahr in Kraft und wenn Sie wegen Ihrer Erkrankung ein Jahr lang mindestens einmal pro Quartal wegen derselben Krankheit in ärztlicher Behandlung sind **und** mindestens einen der folgenden Punkte erfüllt:

- Pflegebedürftigkeit Pflegegrad III oder höher
- Einen GDB (Grad der Behinderung) von mindestens 60 %
- Erforderliche kontinuierliche medizinische Versorgung, ohne die aufgrund der chronischen Krankheit eine lebensbedrohliche Verschlimmerung oder Verminderung der Lebenserwartung oder dauerhafte Beeinträchtigung der Lebensqualität zu erwarten ist

> **Tipp**
>
> Unter bestimmten finanziellen Voraussetzungen können Sie einen **Antrag auf einmalige finanzielle Unterstützung** beim Härtefonds der Deutsche Krebshilfe e. V. Bonn stellen: ▶ www.krebshilfe.de/wir-helfen/haertefonds.

> **Tipp**
>
> Erkundigen Sie sich, ob es in Ihrer Stadt oder Umgebung lokale Vereine zur einmaligen finanziellen Unterstützung in Notsituationen gibt.

14.3 Rehabilitation

Um sich von den Folgen einer Krebserkrankung zu erholen und zum Beispiel den Wiedereinstieg in den Beruf vorzubereiten, kann es sinnvoll für Sie sein, eine Rehabilitationsmaßnahme in Anspruch zu nehmen. Man unterscheidet eine

- medizinische,
- psychosoziale und
- berufliche Rehabilitation.

14.3.1 Medizinische Rehabilitation

Es wird unterschieden:

- Anschlussrehabilitation (AHB; ambulant oder stationär)
- Nachsorgerehabilitation (AR; ambulant oder stationär)

In der Regel werden die Kosten von Ihrem zuständigen Rentenversicherungsträger (RV-Träger) (unter bestimmten Voraussetzungen) übernommen. Bei Wohnsitz oder

Ort der Berufstätigkeit in Nordrhein-Westfalen ist die Arbeitsgemeinschaft für Krebsbekämpfung (Bochum) in den ersten zwei Jahren nach Ende der Primärbehandlung als Kostenträger zuständig.

Im Zweifel wenden Sie sich an Ihre **Krankenkasse,** die wird Ihnen behilflich sein, den Antrag beim zuständigen Kostenträger zu stellen.

Anschlussheilbehandlung (AHB) oder Anschlussrehabilitation (AR) (ambulant oder stationär)

- Den Antrag stellen Sie in der Akutklinik oder in Ihrer onkologischen Praxis (Sozialarbeiter, Arzt).
- Es gibt Vertragsrehabilitationskliniken je nach Kostenträger, bedingt können Sie Einfluss auf die Auswahl der Klinik nehmen. Es muss jedoch eine Klinik sein, die einen ihrer Schwerpunkte bei Ihrer Erkrankung (zum Beispiel Schwerpunkt Verdauungsorgane oder Schwerpunkt Gynäkologie) hat.
- Der Antrag wird durch die Akutklinik oder Ihrer onkologischen Praxis gestellt, bestehend aus zwei Teilen: der Zustimmungserklärung des Patienten und dem ärztlichen Befundbericht.
- Sie müssen die AHB innerhalb von zwei bis vier Wochen nach Entlassung aus dem Krankenhaus oder Ende der Akutbehandlung antreten (Ausnahmen: Bestrahlungen im Kopf-Hals-Bereich – bis zu zehn Wochen).
- Die Dauer einer AHB beträgt 21 Tage (Verlängerung um eine Woche möglich).
- In der Regel werden die Maßnahmen stationär durchgeführt. Es gibt jedoch auch die Möglichkeit einer ambulanten AHB am Wohnort. Dies ist jedoch nur in wenigen Städten möglich.

- Es muss in der Regel eine alleinige Reisefähigkeit mit öffentlichen Verkehrsmitteln vorliegen. Sollte dies nicht der Fall sein, muss eine Fahrtkostenübernahme beantragt werden oder eine Klinik in der Nähe des Wohnortes ausgewählt werden, die einen Abholservice hat.
- Sollten Sie einen Pflegegrad haben, muss mit der Klinik abgestimmt werden, ob Sie aufgenommen werden können.

Antragsformulare für AHB und AR
- Zustimmungserklärung des Patienten und ärztlicher Befundbericht CA5-AHB (▶ www.argekrebsnw.de → Service → Formulare → Formularpakete für Versicherte)

Nachsorgerehabilitation (ambulant oder stationär)

- Sie können bis zum Ablauf eines Jahres nach Ende der Primärbehandlung (erneut) einen Antrag auf Nachsorgerehabilitation stellen.
- Dies ist im Einzelfall bei erheblichen Funktionseinbußen auch spätestens bis zum Ablauf von zwei Jahren möglich.
- Die Antragstellung erfolgt durch den Hausarzt oder den behandelnden Facharzt.
- Die Dauer beträgt auch hier 21 Tage (Verlängerung möglich).
- Auch diese Maßnahmen finden in der Regel stationär statt. Ambulante Angebote müssen nah am Wohnort (nur in wenigen Städten möglich) sein.

Antragsformulare für die Nachsorgerehabilitation
- Ärztlicher Befundbericht (CA5), Patient: Antragsformular CA0100 (▶ www.argekrebsnw.de → Service → Formulare → Formularpakete für Versicherte)

> **Tipp**
>
> Lassen Sie sich bei der Antragstellung beraten, denn es kann für Sie infrage kommen, auch hier zusätzlich einen Antrag auf Zuzahlungsbefreiung (unabhängig von dem bei der Krankenkasse), einen Antrag auf Übergangsgeld oder einen Antrag auf Kostenübernahme für Kinderbetreuung zu stellen.

Wiederholungsmaßnahmen

- Wie oft kann eine Rehabilitationsmaßnahme in Anspruch genommen werden? Immer dann, wenn diese zur Wiederherstellung der Gesundheit oder zum Erhalt der Erwerbsfähigkeit des Erkrankten oder der Selbstversorgungsfähigkeit im Alltag erforderlich ist.
- Die Notwendigkeit und Dringlichkeit muss mit einem Gutachten des behandelnden Arztes oder entsprechenden Arztberichten nachgewiesen werden.
- Den Antrag stellen Sie über die Arbeitsgemeinschaft (innerhalb von zwei Jahren nach Ende der Akutbehandlung), danach über den RV-Träger.

Finanzielle Leistungen während der Rehamaßnahme

- In der Regel erhalten Sie finanzielle Leistungen während der Reha. Es gibt nur einige wenige besondere Situationen, in denen es keine finanziellen Leistungen während der Maßnahme vom Kostenträger gibt.
- Sie erhalten Krankengeld bei einer Rehabilitationsmaßnahme zulasten der Krankenkasse.
- Sie erhalten Übergangsgeld bei einer Rehabilitationsmaßnahme zulasten der Rentenversicherung.

Informationen und Anträge zur medizinischen Rehabilitation

- Deutsche Rentenversicherung: ▶ www.deutsche-rentenversicherung.de; Allgemein/Formulare und Anträge: G0100 und G0110
- Arbeitsgemeinschaft für Krebsbekämpfung in Nordrhein-Westfalen: ▶ www.argekrebsnw.de; Nachsorgerehabilitation, Formulare: CA0100 (Patient) und CA5 (ärztlicher Befundbericht)

14.3.2 Stufenweise Wiedereingliederung

Wenn Sie einen Arbeitsplatz haben und dort nach Ende Ihrer Therapien und/oder nach Rückkehr aus der Rehamaßnahme Ihre Berufstätigkeit wieder aufnehmen möchten, kann es sein, dass Sie Bedenken haben, ob Sie das körperlich schaffen. Für den Übergang gibt es die Möglichkeit einer stufenweisen Wiedereingliederung:

- Ist eine Maßnahme der medizinischen Rehabilitation
- Genannt Hamburger Modell, eine Wiedereingliederung nach § 74 SGB V
- Soll Sie schrittweise an die volle Arbeitsbelastung heranführen
- Voraussetzung: Zusammenwirken und Einverständnis von Patient, Arzt, Arbeitgeber und Krankenkasse
- Dauer: in der Regel sechs Wochen bis sechs Monate (Ausnahmen möglich)
- Sie sind in dieser Zeit weiter krankgeschrieben
- Kann jederzeit von einem der Partner sofort beendet werden

> ❯ Ziel: Erprobung der Leistungsfähigkeit am bisherigen Arbeitsplatz.

Sie stellen gemeinsam mit dem behandelnden Arzt einen Stufenplan auf, und es erfolgt eine Abstimmung mit allen Beteiligten (Patient, Arzt, Arbeitgeber).

Entweder:

- Sie beginnen die stufenweise Wiedereingliederung innerhalb von vier Wochen im Anschluss an die medizinische Rehabilitation
- Dann erfolgt die Feststellung und Einleitung durch die Rehabilitationseinrichtung
- Sie erhalten Übergangsgeld nahtlos bis zum Beginn der Eingliederung und für die Dauer der Wiedereingliederung

Oder:

- Ihr Gesundheitszustand stabilisiert sich während des Krankengeldbezugs
- Dann erhalten Sie weiterhin Krankengeld nahtlos bis zur Beendigung. Dies gilt auch dann, wenn zwischen Ende der medizinischen Rehabilitation und dem Beginn der Wiedereingliederung mehr als vier Wochen liegen (aber nur bis insgesamt 78 Wochen)

Oder:

- Ihr Gesundheitszustand stabilisiert sich während des Arbeitslosengeldbezugs (während der Nahtlosigkeitsregelung)
- Dann erhalten Sie Arbeitslosengeld I bis zur Beendigung (bzw. bis zum Ende des Arbeitslosengeld-I-Anspruchs)

> Bei allen Modellen: Sie haben währenddessen keinen Anspruch auf Erholungsurlaub. Die Maßnahme darf für maximal sieben Tage unterbrochen werden.

Informationen

- ▶ www.betanet.de: Stichwort „stufenweise Wiedereingliederung".

14.3.3 Psychosoziale Rehabilitation

Viele Erkrankte fühlen sich nicht nur körperlich, sondern auch psychisch/seelisch und sozial durch die Erkrankung sehr beeinträchtigt. Wenn das bei Ihnen der Fall sein sollte, wenden Sie sich bitte an Ihre Krankenkasse, Ihren Hausarzt oder eine Krebsberatungsstelle in Ihrer Nähe. Es kann sein, dass eine psychosoziale Begleitung oder aber eine psychotherapeutische Unterstützung für Sie hilfreich sein könnte.

Wenn Sie vor Ort keine psychosoziale Beratung oder Begleitung finden, können Sie sich mit dieser Frage an den Krebsinformationsdienst wenden: Telefon: 0800 4203040 oder ▶ www.krebsinformationsdienst.de.

Psychotherapeutensuche Über verschiedene Internetadressen möglich:

- Deutsche PsychotherapeutenVereinigung (DPtV): ▶ https://www.deutschepsychotherapeutenvereinigung.de
- Zentrale Informationsbörse Psychotherapie (ZIP): ▶ https://www.kvb.de/service/patienten/koordinationsstelle-psychotherapie/

14.3.4 Berufliche Rehabilitation

Wenn Sie sich aufgrund der Folgen und Einschränkungen Ihrer Krebserkrankung nicht mehr – oder nur teilweise – in der Lage sehen, in Ihren alten Beruf und insbesondere auf Ihren konkreten Arbeitsplatz zurückkehren zu können, dann können Sie einen entsprechenden Antrag beim zuständigen Rentenversicherungsträger stellen (Leistungen zur Teilhabe am Arbeitsleben).

Dies können sein:

- Maßnahmen zur Erleichterung der Rückkehr an den Arbeitsplatz
- Leistungen an Arbeitgeber zur Unterstützung der Beschäftigungsbereitschaft
- Hilfen zur Erhaltung oder Erlangung eines Arbeitsplatzes, berufliche Anpassung, Ausbildung und Weiterbildung

> **Tipp**
>
> Wenden Sie sich hierfür zum Beispiel an Ihre Rentenversicherung, eine Beratungsstelle oder den Integrationsfachdienst (IFD) in Ihrer Nähe. Die Zuständigkeit des IFD richtet sich nach dem Ort des Arbeitgebers.

14.4 Zuzahlungen

Bei allen medizinischen Leistungen, die für die Behandlung einer Krebserkrankung erforderlich sind, entstehen hohe Kosten, wovon die meisten von den Krankenkassen übernommen werden.

Zuzahlen müssen Sie unter anderem zu den Medikamenten, Fahrtkosten und stationären Aufenthalten. Dabei müssen Sie 10 % der Kosten selbst tragen, mindestens 5 €, maximal 10 €. Liegen die Kosten unter 5 €, zahlen Sie den tatsächlichen Preis.

Es gibt jedoch Belastungsgrenzen. Es werden die Zuzahlungen des Versicherten und der im gemeinsamen Haushalt lebenden Angehörigen gerechnet. So müssen Sie höchstens 2 % des jährlichen Familienbruttoeinkommens hinzuzahlen. Wenn Sie als chronisch krank gelten und mindestens ein Jahr lang einmal pro Quartal wegen derselben Erkrankung in ärztlicher Behandlung sind, gilt die Chronikerregelung (siehe ▶ Abschn. 14.2.6) und die Zuzahlung beträgt nur 1 % des Bruttoeinkommens.

Sammeln Sie alle Quittungen, damit Sie Ihre Ausgaben belegen können.

> **Tipp**
>
> Alle konkreten Fragen zur Zuzahlung klären Sie am besten mit Ihrer zuständigen Krankenkasse.

14.5 Schwerbehinderung (SGB IX)

Wenn Sie Ihren Wohnsitz oder eine Beschäftigung im Geltungsbereich des Sozialgesetzbuches (SGB) IX haben (Deutschland), können Sie einen Antrag auf Schwerbehinderung stellen.

Beim Vorliegen einer onkologischen Erkrankung wird in der Regel befristet ein Schwerbehindertenausweis gewährt, um durch die Erkrankung entstandene (finanzielle) Nachteile auszugleichen:

- Die Antragsstellung erfolgt beim zuständigen Versorgungsamt (wohnortabhängig)
- Sie erhalten einen Bescheid über den Grad der Behinderung (GdB) und gegebenenfalls ein Merkzeichen (MZ), zum Beispiel für Gehbehinderung oder Notwendigkeit einer Begleitung
- Erst ab einem GdB 50 erhalten Sie einen Ausweis, bei einem niedrigeren GdB nur einen Bescheid
- In der Regel wird die Anerkennung der Schwerbehinderung bei onkologischen Erkrankungen auf zwei bis fünf Jahre befristet, die sogenannte Heilungsbewährung; danach erfolgt eine erneute Prüfung
- Grundlage für die Feststellung sind die Versorgungsmedizinischen Grundsätze (BMAS)

Welche Vorteile entstehen durch einen Schwerbehindertenausweis? Der Schwerbehindertenausweis ist angelegt als Nachteilsausgleich für die Mehrbelastungen und Unsicherheiten, die durch eine Krebserkrankung entstehen. Die folgenden Unterstützungen werden wirksam ab einem GdB von 50:

- Sie haben einen besonderen Kündigungsschutz, wenn Sie in einem unbefristeten Beschäftigungsverhältnis stehen
- Sie haben einen erhöhten bezahlten Urlaubsanspruch (fünf Tage pro Jahr bei 5-Tage-Woche)
- Sie haben ein Anrecht auf einen behindertengerechten Arbeitsplatz, sollte dies notwendig sein
- Sie haben Anspruch auf Steuerermäßigungen je nach GdB als Pauschbeträge; dies kann in der Einkommenssteuererklärung angegeben oder in der Lohnsteuerkarte eingetragen werden
- Je nach Merkzeichen (MZ) oder GdB gibt es noch weitere spezielle Steuererleichterungen oder Vergünstigungen im Bereich der Mobilität, zum Beispiel Preisnachlässe im ÖPNV (öffentlicher Personennahverkehr) bei Anerkennung des Merkzeichens G
- Sie haben die Möglichkeit, zu einem früheren Zeitpunkt als üblich den Renteneintritt oder Pensionseintritt zu beginnen
- Fragen Sie bei Mitgliedsbeiträgen in Vereinen oder Eintrittspreisen in öffentliche Einrichtungen wie Museen und Schwimmbädern nach einer Ermäßigung!
- Bei einem GdB von 30 oder 40 kann man einen Antrag auf Gleichstellung bei der Agentur für Arbeit stellen; das bedeutet für Sie, dass Sie bei Bewilligung auch schon bei einem GdB von 30 ebenfalls erhöhten Kündigungsschutz und zusätzliche Urlaubstage haben

Anträge
- Die Anträge finden Sie online unter ▶ www.versorgungsaemter.de/Antragsformulare
- In den meisten Fällen einer onkologischen Erkrankung ist es sinnvoll, einen Antrag auf Schwerbehinderung zu stellen

Wenn Sie unsicher sind, ob Sie einen Antrag auf Schwerbehinderung stellen sollen, wenden Sie sich an eine **Krebsberatungsstelle** in Ihrer Nähe, an den **Sozialdienst des Krankenhauses**, in dem Sie behandelt werden, oder direkt an das **Versorgungsamt**.

14.6 Haushaltshilfen (§ 38 Abs. 4 SGB V)

Es kann sein, dass Sie wegen Ihrer Erkrankung oder der Ihres Partners sehr belastet sind, weil Sie jetzt zusätzlich noch den Haushalt führen müssen. In manchen Fällen kann man die Kosten für eine Haushaltshilfe bei der Krankenkasse beantragen.

Um eine Haushaltshilfe zu beantragen,
- benötigen Sie eine ärztliche Bescheinigung vom Arzt des Erkrankten
- muss mindestens ein Kind unter 12 Jahren (oder ein Kind mit einem erhöhten Pflege- oder Betreuungsaufwand) im Haushalt leben (bei manchen Krankenkassen bis zum 14. Lebensjahr)
- muss die haushaltführende Person erkrankt sein
- ist es so, dass niemand anders im Haushalt die Aufgaben übernehmen kann
- Sie müssen eine Zuzahlung von mindestens 5 €, maximal 10 € pro Tag leisten
- Die Dauer der Leistung durch die Krankenkasse ist begrenzt; sollten Sie darüber hinaus noch weiteren Bedarf haben, wenden Sie sich bitte an Ihr örtliches Jugendamt
- In Ausnahmefällen (zum Beispiel wenn dadurch ein Krankenhausaufenthalt verhindert werden kann) können Sie

auch ohne im Haushalt lebende Kinder einen Antrag bei der Krankenkasse stellen; dies gilt jedoch nur für gesetzliche Krankenkassen, in der Regel übernehmen private Krankenkassen diese Kosten nicht

❯ Wenden Sie sich mit Ihrer ärztlichen Bescheinigung an Ihre zuständige Krankenkasse.

14.7 Pflegeleistungen

Manchmal schreitet eine onkologische Erkrankung so weit fort, dass Sie sich nicht mehr selbst versorgen können und auf fremde Hilfe angewiesen sind. Egal, ob Angehörige oder professionelle Pflegedienste Sie unterstützen: In dieser Situation kann es sinnvoll sein, einen **Antrag** auf Pflegeleistungen bei Ihrer Pflegeversicherung zu stellen.

Nach der Pflegereform 2016/2017 gibt es eine Einstufung in fünf Pflegegrade, die die vorherigen drei Pflegestufen abgelöst haben (§ 140 SGB XI).

Da es Unterschiede gibt zwischen ambulanter und stationärer Pflege, zwischen Geldleistung und Sachleistung und verschiedenen Kombinationsmöglichkeiten, macht es Sinn, sich ausführlicher zu dem Punkt bei Ihrer Pflegekasse zu informieren.

Die Begutachtung:
— Ob für Sie ein Pflegegrad infrage kommt, ist abhängig vom Zeitumfang und der Art der Unterstützung, auf die Sie angewiesen sind
— Begutachtet werden Sie von einem neutralen Gutachter, der sich ein Bild von Ihrer individuellen Situation macht
— Die Beurteilung durch den MDK (Medizinischen Dienst) findet in Ihrem häuslichen Umfeld statt oder bei Erstbegutachtung auch im Krankenhaus
— Es erfolgt nach den Kriterien des NBA (neues Begutachtungsassessment)
— Es werden Fragen zum noch vorhandenen Grad der Selbstständigkeit durch den MDK geklärt
— Es werden kognitive, psychische und körperliche Beeinträchtigungen untersucht

14.7.1 Einteilung in Pflegegrade

Die Berechnung Ihres Pflegegrades können Sie mithilfe eines Pflegegradrechners einschätzen. Für jedes Modul gibt es Unterpunkte, die sich in die oben genannten Kategorien aufteilen (◻ Tab. 14.1, 14.2). Je nachdem, ob Sie diese Tätigkeit selbstständig, überwiegend selbstständig, überwiegend unselbstständig oder unselbstständig ausführen können, gibt es unterschiedliche

◻ **Tab. 14.1** Module

Modul	Inhalt
1	Mobilität
2	Kognitive und kommunikative Fähigkeiten
3	Verhaltensweisen und psychische Problemlagen
4	Selbstversorgung
5	Bewältigung von und selbstständiger Umgang mit krankheits- oder therapiebedingten Anforderungen und Belastungen
6	Gestaltung des Alltagslebens und sozialer Kontakte
7 + 8	Außerhäusliche Aktivitäten und Haushaltsführung

◨ **Tab. 14.2**   Beispiel: Punkte für Modul 1: Mobilität

Kriterien	Selbstständig	Überwiegend selbstständig	Überwiegend unselbstständig	Unselbstständig
Positionswechsel im Bett	0	1	2	3
Halten einer stabilen Sitzposition	0	1	2	3
Umsetzen	0	1	2	3
Fortbewegen innerhalb des Wohnbereiches	0	1	2	3
Treppensteigen	0	1	2	3

◨ **Tab. 14.3**   Einteilung der Pflegegrade

Pflegegrad	Grad der Beeinträchtigung	Punktzahl
1	Geringe Beeinträchtigung der Selbstständigkeit	12,5 bis unter 27
2	Erhebliche Beeinträchtigung der Selbstständigkeit	27 bis unter 47,5
3	Schwere Beeinträchtigung der Selbstständigkeit	47,5 bis unter 70
4	Schwerste Beeinträchtigung der Selbstständigkeit	70 bis unter 90
5	Schwerste Beeinträchtigung der Selbstständigkeit mit besonderen Anforderungen an die pflegerische Versorgung	90 bis 100

◨ **Tab. 14.4**   Pflegeleistungen seit 20.11.2019

Pflegegrad	Pflegegeld (€)	Pflegesachleistungen (€)
1	125	0
2	316	689
3	545	1298
4	728	1612
5	901	1995

Punkte. Die Gesamtpunktzahl errechnet sich aus allen Modulen mit ihren jeweiligen Unterpunkten. Aus der Summe der erreichten Punktzahl in den einzelnen Modulen ergibt sich dann die Einteilung der Pflegegrade je nach erreichter Gesamtpunktzahl (◨ Tab. 14.3).

14.7.2 Ambulante Pflegeleistungen

◨ Tab. 14.4 gibt einen Überblick der Pflegeleistungen seit dem 20.11.2019.

Personen mit **Pflegegrad 1** steht kein Pflegegeld zu, da sie sich noch weitgehend selbst versorgen können. Ihnen steht ein Entlastungsbeitrag in Höhe von 125 € zu, der nicht ausgezahlt, sondern nur über Leistungen in Anspruch genommen werden kann, wie zum Beispiel:

- Teilnahme an einer Betreuungsgruppe für leicht Hilfsbedürftige, die sie geistig und körperlich aktiviert,
- Bezahlen eines Alltagsbegleiters, zum Beispiel für Gespräche oder Spaziergänge, oder einer Einkaufshilfe
- Beschäftigung von Haushaltshilfen, die ihnen etwa beim Putzen der Wohnung helfen oder beschwerliche Hausarbeiten, wie zum Beispiel die Gardinenwäsche, übernehmen

Pflegegeld ist das Geld, das Sie einer privaten von Ihnen gewählten Pflegeperson oder Personen auszahlen können.

Bei jedem Pflegegrad gibt es unterschiedliche Möglichkeiten, die Sie in Anspruch nehmen können und wie viel finanzielle Unterstützung Sie von der Pflegekasse bekommen.

Beispiel: Geld- und Sachleistungen bei Pflegegrad 2 Versicherte mit Pflegegrad 2 haben Anspruch auf Pflegegeld bei häuslicher Pflege durch Angehörige oder Freunde sowie auf Pflegesachleistungen bei professioneller Versorgung durch einen ambulanten Pflegedienst sowie auf Zuschüsse zur Tages- und Nachtpflege, Kurzzeit-, Verhinderungs- und zur vollstationären Pflege (◘ Tab. 14.5).

Pflegesachleistung beinhaltet die Inanspruchnahme von zum Beispiel ambulanten Pflegediensten, die Sie bei der Körperpflege, Haushaltsführung oder Alltagsbegleitung unterstützen.

Wohnraumanpassung und Inanspruchnahme von Hilfsmitteln sind bei allen Pflegegraden möglich. Bitte erkundigen Sie sich bei Bedarf bei Ihrer zuständigen Pflegeversicherung.

Genauere Informationen über das **Begutachtungsverfahren** finden Sie unter ▶ www.mdk.de.

◘ **Tab. 14.5** Überblick Geldleistungen bei Pflegegrad 2

Leistungsart	Leistung und Häufigkeit
Pflegegeld	316 €/Monat
Pflegesachleistung	689 €/Monat
Tages- und Nachtpflege	689 €/Monat
Kurzzeitpflege	1612 €/Jahr
Verhinderungspflege	1612 €/Jahr
Vollstationäre Pflege	770 €/Monat
Betreuungs- und Entlastungsleistungen	125 €/Monat
Zum Verbrauch bestimmte Pflegehilfsmittel	40 €/Monat
Hausnotruf	23 €/Monat
Wohnraumanpassung	4000 €/Gesamtmaßnahme
Wohngruppenzuschuss	214 €/Monat

Tipp

Ausführliche Informationen (auch zur stationären und teilstationären Pflege) erhalten Sie zum Beispiel:

- Bei Ihrer Pflegekasse
- Blaue Ratgeber der Deutschen Krebshilfe zum Thema „Wegweiser zu Sozialleistungen": ▶ www.krebshilfe.de/wir-informieren/material-fuer-betroffene/blaue-ratgeber
- ▶ www.verbraucherzentrale.de/Pflegeversicherung-alle-Leistungen
- Für Privatversicherte: COMPASS: eine unabhängige und kostenfreie Pflegeberatung bundesweit zu allen Fragen der Pflegebedürftigkeit, Tel. 0800 1018800, ▶ www.compass-pflegeberatung.de

14.8 Jung und Krebs – Besonderheiten

14.8.1 Krank während der Ausbildung

- Lohnfortzahlung
- Krankengeld nach sechs Wochen
- Anspruch insgesamt 78 Wochen (3-Jahres-Zeitraum)
- Klären mit dem Arbeitgeber, wie viele Fehlzeiten erlaubt sind
- Eventuell Sonderregelungen mit „Aussetzen"

14.8.2 Krank während des Studiums

- BAföG-Anspruch bei längerer Krankheit, Antrag auf Verlängerung der Förderdauer
- Ärztliches Attest erforderlich
- Schwerbehinderung: Studiumhärtefall
- Urlaubssemester: BAföG-Anspruch erlischt nach 3 Monaten (§ 15 Abs. 2a BAföG)
- Anspruch auf Hartz IV (Arbeitslosengeld II) ist auf die Anzahl der Urlaubssemester begrenzt
- Falls Exmatrikulation notwendig ist, vorher klären, ob garantiertes Rückkehrrecht

14.8.3 Jung und Schwerbehinderung

Macht das Sinn?
- Je nach Lebenssituation: ja!
- Nachteilsausgleichsregelung beim Bezug von BAföG (eventuell weiterhin BAföG)
- Seit 03/2009 UN-Behindertenrechtskonventionen

- Gesetzliche Schwerbehindertenquote: Für Arbeitgeber, die im Jahresdurchschnitt monatlich mehr als 20 Mitarbeiter haben, gilt: 5 % der Mitarbeiter müssen Schwerbehinderte sein, ansonsten muss der Arbeitgeber Abgaben zahlen
- Prüfen, welche Nachteilsausgleiche wichtig für Sie sind

14.8.4 Erhalt der Fertilität (Fruchtbarkeit) trotz Chemotherapie

- Möglichkeit des Einfrierens von Spermien, Eizellen oder Eierstockgewebe
- Kosten werden ab Mai 2019 teilweise von der Krankenkasse übernommen, Informationen am besten vor der Therapie einholen

14.8.5 Krank in der Elternzeit

- Erkrankung während der Elternzeit verlängert nicht die Dauer der Elternzeit
- Der 6-Wochen-Zeitraum der Lohnfortzahlung durch den Arbeitgeber beginnt erst wieder mit dem erneuten Wiederaufleben des Arbeitsverhältnisses, somit Anspruch auf Entgeltfortzahlung nur außerhalb der Elternzeit
- Es besteht die Möglichkeit der vorzeitigen Beendigung der Elternzeit (§ 16 Abs. 3 Satz 2 BEEG), wenn eine besondere Härte vorliegt, zum Beispiel wegen schwerer Erkrankung, sodass die Betreuung des Kindes nicht mehr möglich ist; dann kann zum Beispiel der Vater übernehmen
- Nach der Entgeltfortzahlung besteht bei weiterer Krankschreibung Anspruch auf Krankengeld
- Oft lohnt sich eine individuelle sozialrechtliche Beratung zur Abwägung des weiteren Vorgehens zwischen Elternzeit, Arbeitsunfähigkeit etc.

14.8.6 Rehamaßnahmen für junge Erkrankte

Es gibt speziell auf die Rehabilitation junger Erkrankter ausgerichtete Kliniken, die häufig in festen Gruppen stattfinden:

- Rehaklinik Bad Oexen, Bad Oeynhausen
- Rehaklinik Ostseedeich für Mütter mit kleinen Kindern nach Ersterkrankung Brustkrebs (Rexrodt von Fircks Stiftung)
- Paracelsus-Klinik am See, Bad Gandersheim
- Rehabilitationsklinik Katharinenhöhe, Schönwald
- Winkelwaldklinik Nordrach

14.9 Psychosoziale Unterstützung

Detaillierte Infos über die Möglichkeiten und Rahmenbedingungen psychosozialer Unterstützung finden Sie in den Kapiteln Angst- und Angstbewältigung (▶ Kap. 4), Angehörige (▶ Kap. 18) und Jung und Krebs (▶ Kap. 17).

Hier nur zusammengefasst ein stichwortartiger Überblick:

Anbieter von Einzel-, Paar- oder Familiengesprächen

- Krebsberatungsstellen (KBS) in Ihrer Nähe finden Sie unter ▶ www.krebsinformationsdienst.de
- Lokale Vereine mit dem Schwerpunkt der Beratung onkologisch Erkrankter und deren Angehörigen: Fragen Sie in Ihrer Krebsberatungsstelle nach
- Psychotherapeuten finden Sie über die kassenärztliche Vereinigung (KBV = Kassenärztliche Bundesvereinigung)
- Psychoonkologen in Ihrer Nähe finden Sie unter ▶ www.krebsinformationsdienst.de

Angehörigengruppen

- Keine feste Regelung, Angebote in den Städten unterschiedlich

- Informationen über KBS oder Krankenkasse

Selbsthilfegruppen

- Finden Sie bei Ihrer KBS oder unter ▶ https://www.hausderkrebsselbsthilfe.de/
- ▶ www.nakos.de: Nationale Kontakt- und Informationsstelle zur Anregung und Unterstützung von Selbsthilfegruppen

Weitere verlässliche Informationen

- ▶ www.inkanet.de: Informationsnetz für Krebserkrankte und deren Angehörige
- ▶ www.krebsgesellschaft.de
- ▶ www.krebsinformationsdienst.de: Krebsinformationsdienst des Deutschen Krebsforschungszentrums, Tel. 0800 4203040 (täglich 8–20 Uhr)
- ▶ www.krebshilfe.de/haertefonds
- ▶ www.krebshilfe.de: Blaue Ratgeber der Deutschen Krebshilfe
- ▶ www.krebs-webweiser.de: Informationen des Tumorzentrums Freiburg
- ▶ www.betanet.de
- ▶ www.vdk.de: Sozialverband VdK; unabhängige Beratung (gegen einen geringen Mitgliedsbeitrag zu folgenden Gebieten:
  - Gesetzliche Rentenversicherung
  - Gesetzliche Krankenversicherung
  - Gesetzliche Pflegeversicherung
  - Rehabilitation und Schwerbehindertenrecht
  - Sozialhilferecht
  - Gesetzliche Unfallversicherung
  - Arbeitslosenversicherung und Arbeitslosengeld II
  - Soziales Entschädigungsrecht
- ▶ www.versorgungsaemter.de/Antragsformulare

Also …

Nicht alle diese Fragen und Themen müssen für Sie wichtig sein oder zutreffen.

Oft sind Erkrankte und ihre Angehörigen verunsichert und wissen nicht genau, welche Informationen für Sie wichtig wären, oder haben Sorge, etwas zu versäumen.

Es kann sehr hilfreich sein, wenn man sich eine Vertrauensperson (aus der Familie oder dem Freundeskreis oder jemand Professionelles) sucht, die einen bei der Klärung dieser Fragen begleitet und unterstützt.

Diese Themensammlung hat nicht den Anspruch auf Vollständigkeit und berücksichtigt nicht alle Aspekte im kleinsten Detail, sondern soll Ihnen einen möglichst einfachen Überblick über die Themenvielfalt, Ihre Rechte und Unterstützungsmöglichkeiten geben. Bei konkreten Zahlenangaben vergewissern Sie sich bitte, ob diese noch aktuell sind, es gibt immer wieder Veränderungen.

Patientenverfügung und Vorsorgevollmacht – einfach erklärt

Dagmar Schmitz

Inhaltsverzeichnis

© Springer-Verlag GmbH Deutschland, ein Teil von Springer Nature 2021
A. Petermann-Meyer et al. (Hrsg.), *Leben mit Krebs*,
https://doi.org/10.1007/978-3-662-59166-6_15

15.1 Einleitung

Wird eine Krebserkrankung diagnostiziert, beginnt für viele Menschen eine Zeit der Unsicherheit und der offenen Fragen. Die eigene Gegenwart, aber vor allem auch die eigene Zukunft rücken plötzlich in ein ganz neues, unter Umständen beunruhigendes Licht. Vieles verändert sich, die Belastbarkeit des eigenen Körpers etwa, und manches scheint zeitweise überhaupt nicht mehr planbar. In einer solchen Situation bieten sogenannte Vorsorgedokumente wie die Patientenverfügung oder die Vorsorgevollmacht die Chance, für bestimmte Situationen im Voraus Regelungen festzulegen und damit vielleicht etwas Sicherheit zurückzugewinnen. In diesem Kapitel soll nicht nur ein Überblick über die wichtigsten Dokumente, ihre Funktionen und rechtlichen Hintergründe gegeben, sondern auch aufgezeigt werden, welche Probleme in der Praxis auftauchen können und wie man diese möglichst vermeidet. Das Kapitel schließt mit Hinweisen zu Beratungsstellen; am Ende des Buches finden Sie weiterführende Literatur und Internetadressen.

15.2 Die Grundidee – Stärkung der Selbstbestimmung

Alle ärztlichen und pflegerischen Handlungen – im stationären wie auch im ambulanten Umfeld – basieren auf zwei ethischen Leitideen bzw. Prinzipien: auf dem **Patientenwohl,** also dem körperlichen wie seelischen Wohlergehen des Patienten, und dem **Patientenwillen,** also dem, was sich ein Patient für sich selbst wünscht. Beide sind von großer Bedeutung für den klinischen Alltag. Die Verpflichtung gegenüber dem Patientenwohl ist elementar in der Medizin verankert und fester Bestandteil der Berufsethik aller medizinischen Berufe. Die Medizin als praktische Wissenschaft versteht sich in all ihrem Handeln auf das Wohl des Patienten, auf seine

Heilung ausgerichtet. Zu einem verstärkten Bewusstsein für die Bedeutung des Patientenwillens hat unter anderem die Weiterentwicklung der Medizin – insbesondere die Etablierung der Intensivmedizin seit den 1960er-Jahren – geführt. Viele Erkrankungen, die bis dahin unweigerlich zum Versterben des Patienten geführt haben, konnten nun behandelt werden. Es gab erstmals Beatmungsmaschinen und Dialysegeräte, die lebenswichtige Organfunktionen ersetzen konnten. Bei der Vielzahl an therapeutischen Möglichkeiten war es zunehmend schwieriger zu bestimmen, welche Maßnahme dem Patientenwohl am ehesten entsprechen könnte. Aus medizinischer Sicht sind Entscheidungen dann besonders herausfordernd, wenn zwar keine Heilung des Patienten, aber sein Überleben und die Erhaltung eines deutlich eingeschränkten Zustandes erreicht werden können. Was in einer solchen Situation das Beste für den Patienten ist, was sein Wohl am ehesten befördert, lässt sich aus rein medizinischer Sicht oft nicht bestimmen. Die Sinnhaftigkeit einzelner Maßnahmen kann nur individuell, von jedem Patienten selbst beantwortet werden. Es war also durch die neu entwickelten medizinischen Verfahren und Therapien notwendig geworden, Patienten aktiver als bisher zu informieren, sie stärker in die Entscheidungsprozesse mit einzubeziehen und hierfür Regeln sowie Möglichkeiten der Überprüfung (wie zum Beispiel durch Aufklärungsformulare für Operationen) zu entwickeln.

Wie jedoch kann eine solche Entscheidungsfindung aussehen, wenn der Patient selbst vorübergehend oder dauerhaft gar nicht in der Lage ist, sich an der Entscheidungsfindung zu beteiligen? Dies ist genau dann häufig der Fall, wenn Intensivmedizin zum Einsatz kommt, wenn also zum Beispiel über eine künstliche Beatmung oder über Wiederbelebungsmaßnahmen entschieden werden muss. In den meisten Fällen kann das Einverständnis des Patienten vorausgesetzt bzw. der sogenannte

mutmaßliche Wille des Patienten, also das, was der Patient entsprechend der Vermutung nahestehender Menschen für sich wollen würde, leicht ermittelt werden. Viele akute Krankheitszustände sind heute behandelbar, sodass auch für intensivmedizinische Patienten im Einzelfall gute Heilungschancen bestehen. Bei den oben beschriebenen Grenzfällen jedoch, in denen eine Heilung nicht mehr möglich oder unwahrscheinlich ist bzw. nur unter Inkaufnahme eines langen und anstrengenden Behandlungsprozesses überhaupt mit lediglich einer Wahrscheinlichkeit, aber nicht sicher zu erreichen ist, kann der mutmaßliche Patientenwille nicht mehr so leicht vorhergesagt werden. Es ist daher nicht verwunderlich, dass kurze Zeit nachdem die Intensivmedizin an Bedeutung gewonnen und sich als reguläre medizinische Versorgungsform etabliert hatte, also Ende der 1960er-Jahre, die ersten Patientenverfügungen (als sogenannter „living will" zunächst in den USA) entwickelt wurden. Diese Dokumente ermöglichten es erstmals, für Situationen, in denen man selbst nicht aktiv mitentscheiden konnte, die eigenen Wünsche, Vorstellungen und Prioritäten festzulegen. Hierzu zählten von Beginn an der Verzicht auf Wiederbelebungsmaßnahmen oder auf andere lebenserhaltende Maßnahmen zum Beispiel im Falle einer schweren Hirnschädigung. Die grundsätzliche Idee der Vorausverfügung für derartige Situationen fand schnell Anklang in der Bevölkerung.

Die erste gesetzliche Regelung hierzu trat 1976 in Kalifornien in Kraft. 1991 hatten bereits mehr als 40 Bundestaaten in den USA Gesetze zum Umgang mit Patientenverfügungen erlassen, und es gab eine Vielzahl an Vordrucken und möglichen Verfahrensweisen (Annas 1991). Sie alle hatten jedoch (neben weiteren problematischen Aspekten) vor allem ein Manko: Sie beinhalteten keine Möglichkeit, einen möglichen Stellvertreter zu benennen, der den Patientenwillen in medizinisch-therapeutischen Entscheidungsprozessen vertritt.

Auch eine noch so umfangreiche Patientenverfügung kann unmöglich alle Situationen beschreiben, in die ein Mensch als Patient kommen könnte, bzw. für diese genaue Vorkehrungen treffen. Wenn der Patient selbst nicht mehr aktiv in Entscheidungen mit einbezogen werden kann, brauchen Ärzte also einen Stellvertreter des Patienten, der mit ihnen zusammen den in der Patientenverfügung dargelegten Willen (und unter Umständen auch mündliche Äußerungen des Patienten) für die aktuell vorliegende Situation interpretiert. Das machte die Praxis im Umgang mit Patientenverfügungen schnell deutlich. Auf die Welle an gesetzlichen Regelungen zu Patientenverfügungen folgte daher in den frühen 1990er-Jahren eine zweite Welle an Gesetzen zur Stellvertreterregelung im medizinischen Kontext in den USA.

In Deutschland fand die nachgezeichnete Entwicklung mit einer Verzögerung und in etwas abgewandelter Form statt, bis letztendlich der Umgang mit Vorsorgedokumenten für medizinische Zwecke im Jahr 2009 umfassend und klar gesetzlich geregelt wurde. Die Akzeptanz von Patientenverfügungen nimmt seitdem kontinuierlich zu. Während laut einer Allensbach-Umfrage im Jahr 2009 nur 15 % der Befragten eine Patientenverfügung verfasst hatten, war es im Jahr 2014 bereits fast jeder Dritte (Allensbach 2014). Nach einer repräsentativen Umfrage des Deutschen Hospiz- und PalliativVerbands e. V. aus dem Jahr 2017 verfügen mittlerweile bereits 43 % der Deutschen über eine Patientenverfügung (Hörschelmann 2017). Eine Umfrage unter mehr als 1000 Patienten von Intensivstationen eines Universitätsklinikums ergab, dass hier sogar jeder zweite im Vorfeld Vorsorgedokumente ausgefüllt hatte (de Heer et al. 2017). Ist damit also die Selbstbestimmtheit des Patienten auch in der heutigen Intensivmedizin, wo dies aufgrund häufig nicht entscheidungsfähiger Patienten besonders schwierig ist und gleichzeitig so besonders wichtig wäre, umfassend in der Praxis realisiert? Bei aller Motivation scheint der praktische Umgang mit den Dokumenten im Krankenhaus und auch für die Patienten selbst immer noch herausfordernd, wie die zitierte Umfrage (und ähnliche Arbeiten, zum Beispiel Langer et al. 2016) ebenfalls zeigte. Die meisten Vorsorgedokumente lagen auf den Stationen nicht vor, und die vorliegenden Dokumente waren zu fast 40 % schwer interpretierbar oder widersprüchlich ausgefüllt (de Heer et al. 2017). Wie jedoch können solche Probleme vermieden werden? Nach einem kurzen Überblick über die verschiedenen Formen der existierenden Vorsorgedokumente in Deutschland sollen die typischen Fallstricke im Umgang mit diesen erläutert werden.

> Durch weitergehende medizinische Möglichkeiten wird es immer wichtiger, dass behandelnde Ärzte wissen, was ihre Patienten – auch in Ausnahmesituationen – möchten. Vorsorgedokumente wie Patientenverfügungen und Vorsorgevollmachten können hierbei helfen.

15.3 Ein Überblick – Welche Dokumente gibt es?

Grundsätzlich können Vorsorgedokumente in zwei große Gruppen unterteilt werden: a) Dokumente, die die eigenen Wünsche und Vorstellungen für bestimmte medizinische Situationen betreffen und b) Dokumente, die die Auswahl eines Stellvertreters betreffen. Beide Gruppen sollen im Folgenden kurz beschrieben werden.

15.3.1 Die eigenen Wünsche: Patientenverfügung – Wieso? Wann? Was?

Manchmal müssen auch in Situationen, in denen ein Mensch krankheitsbedingt für einen bestimmten Zeitraum oder dauerhaft nicht in der Lage ist, seine eigenen

Wünsche und Vorstellungen zu äußern, wichtige und weitreichende medizinische Entscheidungen getroffen werden. In lebensbedrohlichen Akutsituationen haben Ärzte unter Umständen keine andere Möglichkeit, als umgehend so zu handeln, wie es aus ihrer Sicht das Patientenwohl erfordert. Bleibt aber mehr Zeit, werden Ärzte versuchen, so viel wie möglich über die Wünsche und Vorstellungen des Patienten, also über seinen mutmaßlichen Willen zu der anstehenden Entscheidung, von Angehörigen oder Freunden zu erfahren. Besonders hilfreich und entlastend ist es hierbei nicht nur für die Behandelnden, sondern vor allem auch für die Angehörigen oder Freunde, wenn der Patient selbst, als er noch entscheidungsfähig war, seine Vorstellungen für die vorliegende (oder eine ähnliche) Situation als Patientenverfügung niedergeschrieben hat. In der 2009 verabschiedeten Ergänzung des Betreuungsrechts (Patientenverfügungsgesetz) hat der Gesetzgeber für Deutschland festgelegt, dass Patientenverfügungen schriftlich verfasst werden und die Unterschrift des Patienten tragen müssen. Nur volljährige und einwilligungsfähige Menschen dürfen eine Patientenverfügung verfassen. Die Einwilligungsfähigkeit muss jedoch nicht belegt werden. Weitere Vorschriften gibt es nicht. Weder ein Arzt noch ein Notar oder eine andere dritte Person müssen beim Abfassen der Patientenverfügung beteiligt sein oder ihre Gültigkeit bescheinigen. Es ist auch nicht gesetzlich gefordert, dass eine Patientenverfügung in regelmäßigen Abständen überprüft und neu unterschrieben wird. Eine einmal verfasste Patientenverfügung verliert erst dann ihre Gültigkeit, wenn sie durch den Verfasser widerrufen wird. Der Widerruf kann hierbei sowohl schriftlich als auch mündlich erfolgen. Es ist jedoch empfehlenswert, nach einigen Jahren mal wieder einen Blick in die verfassten Dokumente zu werfen und zu überprüfen, ob man alles noch einmal genau so ausfüllen würde, bzw. einzelne Inhalte anzupassen. Wenn keine Anpassung notwendig ist, sollte man durch erneute Unterschrift mit neuem Datum dokumentieren, dass man sich wiederholt mit der Thematik auseinandergesetzt hat.

In welcher schriftlichen Form die Patientenverfügung verfasst wird, kann frei gewählt werden. Von den verschiedensten Organisationen (zum Beispiel von Ärztekammern, dem Bundesministerium für Justiz und Verbraucherschutz oder dem Malteser Hilfsdienst) wurden Vordrucke und Textbausteine für diesen Zweck veröffentlicht. Es ist aber auch möglich, selbst einen freien Text zu verfassen. Üblicherweise haben Vordrucke für Patientenverfügungen einen mindestens dreiteiligen Aufbau. Zunächst besteht häufig die Möglichkeit, die allgemeinere **Motivation (wieso?)** (zum Beispiel besondere Befürchtungen oder einen spezifischen religiösen Hintergrund) zu beschreiben, die hinter dem verfassten Text steht. Im zweiten Teil wird dann möglichst konkret erläutert, **wann bzw. unter welchen Umständen** die Verfügung greifen soll. Es geht also darum, bestimmte Situationen zu beschreiben, für die man Vorkehrungen treffen (zum Beispiel bestimmte Therapien ablehnen) möchte. Oft eingesetzte Beispiele hierfür sind Zustände einer fortgeschrittenen Demenz, einer fortgeschrittenen, unheilbaren Erkrankung oder der dauerhafte Bewusstseinsverlust. Auch wenn natürlich niemand vorhersehen kann, in welche Behandlungssituationen er im Laufe seinen Lebens kommen wird, so ist es doch wichtig, so genau wie möglich zu beschreiben, wann die Patientenverfügung gelten soll. Bleibt dieser Teil der Patientenverfügung ungenau oder fehlt er unter Umständen komplett, kann die Verfügung nicht wirksam werden. Im abschließenden, dritten Teil der Patientenverfügung wird dann festgelegt, **was** genau für die beschriebenen Situationen verfügt wird. Auch hier sollten die Wünsche so weit wie möglich konkretisiert werden. Als für sich genommen nicht ausreichend gelten allgemeine Formulierungen wie „lebenserhaltende Maßnahmen"

oder ein „würdiges Sterben". Was der Einzelne beispielsweise unter „lebenserhaltenden Maßnahmen" versteht, kann sehr verschieden sein. Insbesondere in Bezug auf künstliche Ernährung und Flüssigkeitszufuhr haben viele Menschen sehr unterschiedliche Einstellungen, sodass diese Formel für den behandelnden Arzt (und häufig auch für Angehörige) schwer zu interpretieren ist. Zwei jüngere Entscheidungen des Bundesgerichtshofes (XII ZB 61/16 und XII ZB 107/18) haben die Problematik der Konkretisierung sowohl für den zweiten Teil (wann?) als auch den dritten Teil (was?) einer Patientenverfügung noch einmal verdeutlicht, woraufhin viele Vordrucke für Patientenverfügungen überarbeitet und an die gesetzlichen Vorgaben angepasst wurden.

> **Patientenverfügungen** müssen schriftlich verfasst werden und die Unterschrift des Patienten tragen. Nur volljährige und einwilligungsfähige Menschen dürfen eine Patientenverfügung verfassen. Die Einwilligungsfähigkeit muss nicht belegt werden. Weitere formale Vorschriften gibt es nicht.

15.3.2 Die Wahl des Stellvertreters (Vorsorgevollmacht und Betreuungsverfügung – Wer?)

Die zweite Gruppe von Dokumenten dient der Bestimmung eines Stellvertreters für den Fall, dass man selbst vorübergehend oder dauerhaft nicht in der Lage sein sollte, in medizinische Behandlungen einzuwilligen. Die Aufgabe des Stellvertreters ist es dann, die Wünsche des Patienten gegenüber dem Behandlungsteam zu erläutern bzw. zu interpretieren und dazu beizutragen, dass Behandlungsentscheidungen so getroffen werden, wie der Patient es wollen würde. Ein Stellvertreter sollte daher die Wünsche des Patienten kennen und über den Inhalt einer etwaigen Patientenverfügung informiert sein. Auch wenn Angehörige häufig als Stellvertreter agieren, besteht hier kein Automatismus. Weder ein Ehepartner noch andere Angehörige (zum Beispiel leibliche Kinder) können automatisch als Stellvertreter handeln. Es muss immer erst eine formelle Ernennung erfolgen.

Prinzipiell kann ein Patientenstellvertreter auf zwei verschiedene Arten ernannt werden: als Betreuer oder aber als Bevollmächtigter des Patienten. Der Betreuer wird durch den Beschluss eines Betreuungsgerichts eingesetzt, während eine Bevollmächtigung direkt durch jeden volljährigen, einwilligungsfähigen Menschen mittels einer Vorsorgevollmacht vorgenommen werden kann. Beide – sowohl der Betreuer als auch der Bevollmächtigte – verfügen über annähernd die gleichen Befugnisse und Pflichten (die auch über das rein Medizinische hinausgehen können; siehe unten), wenn die Vorsorgevollmacht korrekt erteilt wurde und wirksam ist.[1]

Auch für die **Vorsorgevollmacht** existieren viele Vordrucke von den unterschiedlichsten Institutionen. Die rechtlichen Vorgaben sind denjenigen der Patientenverfügung vergleichbar: Die Schriftform sowie die Unterschrift (sowohl des Vollmachtgebers wie auch des Bevollmächtigten) sind gefordert. Sie kann nur von einwilligungsfähigen Erwachsenen erteilt werden. Weitere Vorgaben gibt es nicht. Eine Vorsorgevollmacht muss weder durch einen Notar beglaubigt, noch muss die Einwilligungsfähigkeit durch einen Arzt bescheinigt werden. Auch muss ihre Rechtmäßigkeit nicht durch ein Betreuungsgericht überprüft werden. Wesentliches Element einer Vorsorgevollmacht ist neben den Namen von

Vollmachtgeber und Bevollmächtigten die Kennzeichnung der Bereiche, für die die Vollmacht erteilt werden soll. Neben der in diesem Kontext wichtigen Gesundheitssorge kann die Vollmacht auch für die Bestimmung des Aufenthalts und für Wohnungsangelegenheiten, den Umgang mit Behörden sowie für Vermögensangelegenheiten gelten. Grundsätzlich kann eine Vollmacht einem oder mehreren Bevollmächtigten (gleichberechtigt oder hierarchisch geordnet) übertragen werden. Sie ist bis zum Widerruf gültig und setzt, da sie keiner zusätzlichen Prüfung unterzogen wird, ein sehr vertrauensvolles Verhältnis zwischen den Parteien voraus.

Für den Fall, dass keine Vollmacht vorliegt, aber dennoch ein Patientenstellvertreter benötigt wird, kann beispielsweise von ärztlicher Seite ein Betreuungsverfahren eingeleitet werden. Da ein Betreuer ebenso wie der Bevollmächtigte den Patientenwillen in medizinischen Entscheidungen vertritt, sollte er dem Patienten nahestehen und seine Wünsche und Wertvorstellungen kennen. Häufig werden nahe Angehörige als Betreuer eingesetzt. Auch wenn der Patient selbst zu diesem Zeitpunkt keinen direkten Einfluss auf die Wahl des Betreuers ausüben kann, so hat er doch die Möglichkeit, durch eine **Betreuungsverfügung** vorab einen Wunsch bzw. eine Empfehlung an das Betreuungsgericht hierzu zu äußern. Eine Betreuungsverfügung nennt also (ähnlich wie die Vorsorgevollmacht) Menschen, die aus der Sicht des Patienten als Stellvertreter geeignet wären, kann diese aber nicht einsetzen. Das Gericht muss nach wie vor aktiv werden und den Betreuer bestellen. Dieser unterliegt (anders als der Bevollmächtigte) im Gegenzug der Kontrolle des Betreuungsgerichtes. Die Durchführung eines Betreuungsverfahrens ist mit Kosten verbunden, die der Patient selbst zu tragen hat. Falls eine Vorsorgevollmacht vorliegt und daher auf das Betreuungsverfahren verzichtet werden kann, fallen keine Kosten an.

---

1   Problematisch sind bei einigen Vordrucken die Passagen, in denen es um die Einwilligung in ärztliche Zwangsmaßnahmen (zum Beispiel im Rahmen einer psychiatrischen Erkrankung) geht, sodass dann für diesen Bereich gegebenenfalls doch noch zusätzlich ein Betreuer bestellt werden muss.

> **Wichtig**
> **Bevollmächtigter:** Befugnisse sind eigenständig vom Verfasser (Vollmachtgeber) zu bestimmen und unterliegen nicht der Kontrolle.
> **Betreuer:** Befugnisse müssen vom Gericht erteilt werden und unterliegen der Kontrolle.

15.4 Die Praxis – Vorsorgedokumente im Krankenhausalltag

Wenn Menschen sich mit Vorsorgedokumenten beschäftigen, ist der Auslöser dafür manchmal das Miterleben einer Situation im Freundes- oder Familienkreis, in der solche Dokumente hilfreich waren bzw. hätten sein können. Aber auch die Auseinandersetzung mit der eigenen (schweren) Erkrankung kann den Anstoß geben, ohne dass man eine konkrete Situation dabei vor Augen hat. Eine möglichst klare Vorstellung davon, unter welchen Umständen und in welcher Form Vorsorgedokumente zum Tragen kommen können, hat sich jedoch als hilfreich bei der sinnvollen Ausgestaltung der Dokumente erwiesen, weshalb im Folgenden einige Eckpunkte dargestellt werden sollen.

15.4.1 Nicht mehr selbst bestimmen können

Entscheidungen zu medizinischen Maßnahmen werden immer in zwei Schritten getroffen. Im ersten Schritt muss der behandelnde Arzt prüfen, ob die geplante diagnostische oder therapeutische Maßnahme wirksam ist und für den Patienten von Nutzen. Falls ja, gibt es eine sogenannte *medizinische Indikation* für die Maßnahme. Im zweiten Schritt dann muss der Patient nach angemessener Aufklärung und Beratung seine Einwilligung zu dieser Maßnahme

geben. Tut der Patient dies nicht, darf die Maßnahme grundsätzlich nicht durchgeführt werden. Ausnahmen hiervon gelten vor allem für den Bereich der Notfallmedizin bei bewusstlosen Patienten, aber auch in der Psychiatrie.

> **Wichtig**
> Medizinische Entscheidungen setzen voraus:
> - Die medizinische Indikation (Notwendigkeit)
> - Die Einwilligung des Patienten
>
> Ausnahme: Notfallsituation.

Im Gegenzug haben Patienten allerdings nicht das Recht, die Durchführung diagnostischer Tests, Untersuchungen oder Therapien zu verlangen, für die es aus ärztlicher Sicht zu diesem Zeitpunkt keine Indikation gibt. Sie haben aber sehr wohl das Recht, ärztlich empfohlene Maßnahmen abzulehnen. Dieses Selbstbestimmungsrecht des Patienten gilt natürlich auch dann weiter, wenn der Patient selbst nicht dazu in der Lage ist, es auszuüben, wenn er also nicht mehr einwilligungsfähig ist. Als einwilligungsfähig gelten Patienten dann, wenn sie in der Lage sind, die Bedeutung und Tragweite medizinischer Entscheidungssituationen zu verstehen, die zur Verfügung stehenden Entscheidungsoptionen zu bewerten und entsprechend zu handeln. Ob der Patient einwilligungsfähig ist, muss der behandelnde Arzt im Vorfeld jeder medizinischen Entscheidung individuell prüfen. Sie kann nicht generell als gegeben angenommen werden und ist nicht erst ab dem 18. Lebensjahr erreichbar. Auch Jugendliche können unter Umständen einwilligungsfähig für bestimmte medizinische Maßnahmen sein. Ihre Vorstellungen und Wünsche müssen bei therapeutischen Entscheidungen berücksichtigt werden.

Viele Patienten sind im Laufe eines Krankenhausaufenthalts zumindest kurze Zeit nicht einwilligungsfähig, zum Beispiel während einer Operation oder kurz danach in der Aufwachphase. Viele Erkrankungen können mit einer vorübergehenden Bewusstlosigkeit einhergehen. Manche akute Erkrankungen machen es erforderlich, dass der Patient über einen längeren Zeitraum mit Medikamenten in einem schlafähnlichen Zustand (künstliches Koma) gehalten wird, damit der Körper sich besser erholen kann. Aber auch vorübergehende oder dauerhafte Erkrankungen bzw. Schädigungen des Gehirns (beispielsweise durch Sauerstoffmangel oder durch einen Unfall) oder schwere psychiatrische Erkrankungen können zu einer Einwilligungs**un**fähigkeit führen.

15.4.2 Stellvertreter sein

Dem Stellvertreter eines Patienten kommt eine wichtige Funktion zu, falls dieser selbst nicht in der Lage ist, in medizinische Entscheidungen einzuwilligen. Er ist dann „die Stimme des Patienten" in den anstehenden Entscheidungen. Das gilt für vorübergehende wie auch für dauerhafte Zustände der Einwilligungs**un**fähigkeit. Hat der Patient selbst durch eine Vorsorgevollmacht erklärt, wer ihn vertreten soll, müssen keine weiteren Schritte erfolgen. Liegt keine Vollmacht vor und ist der Patient voraussichtlich über einen längeren Zeitraum nicht in der Lage, sein Selbstbestimmungsrecht auszuüben, stellt das ärztliche Behandlungsteam den Antrag auf Einrichtung einer Betreuung an das zuständige Betreuungsgericht. Hierbei wird auch eine Person vorgeschlagen, die aus ärztlicher Sicht für die Übernahme der Betreuung geeignet wäre (in der Regel nahe Verwandte oder enge Freunde). Ist das nicht möglich, wird vom Gericht ein Berufsbetreuer eingesetzt, der den Patienten zwar zunächst nicht kennt, der aber dessen Vertretung ebenso in allen erforderlichen Bereichen übernimmt. Die Kosten für das Betreuungsverfahren muss in der Regel der Patient selbst tragen.

Als Stellvertreter eines Patienten trägt man unter Umständen eine große Verantwortung. Die anstehenden medizinischen Entscheidungen können komplex sein und gravierende Auswirkungen haben. Nicht immer erfassen Patientenverfügungen die vorliegende Situation. Oft gibt es auch weder Patientenverfügung, noch konkrete Aussagen des Patienten zu seinen Wünschen in der aktuellen Situation. Dann ist es die Aufgabe des Stellvertreters, nach bestem Wissen wiederzugeben, was mutmaßlich dem Willen des Patienten in der aktuellen Situation entsprechen würde. Das stellt häufig eine große Herausforderung für die Stellvertreter dar. Auch wenn das Behandlungsteam letztendlich die Verantwortung für die Durchführung einer Maßnahme (oder deren Beendigung) übernimmt, kommt der „Stimme des Patienten" doch eine so wichtige Rolle in der Entscheidungsfindung zu, dass mancher Stellvertreter sich überfordert fühlt. Es ist nicht nur unter Umständen extrem schwierig, den mutmaßlichen Willen eines Patienten zu identifizieren. Zusätzlich kann es emotional sehr belastend sein, diesen dann auch vor dem Behandlungsteam zu vertreten. Weiß ich als Ehefrau und Stellvertreterin eines Patienten beispielsweise, dass dieser unter keinen Umständen in seiner aktuellen Situation (zum Beispiel mit schwerer Hirnschädigung) weiterleben wollen würde, so bin ich verpflichtet, diesen Wunsch auch gegenüber dem Behandlungsteam so zu vertreten. Das kann dann dazu führen, dass das Behandlungsteam sich dazu entscheidet, die lebenserhaltenden Maßnahmen bei meinem Mann zu beenden und ihn sterben zu lassen. In derartigen Entscheidungssituationen kann es für Stellvertreter sehr schwierig sein, die eigenen Gefühle, Ängste und Wünsche hintenan zu stellen und wirklich den Willen des Patienten in der medizinischen Entscheidung zu vertreten. Dessen sollte man sich bewusst sein, bevor man das wichtige Amt des Stellvertreters für einen nahen Angehörigen übernimmt. Erleichtern kann man als Patient die Situation für Stellvertreter, indem man – falls möglich – vorab gemeinsam ausführlich die möglichen Entscheidungen und Präferenzen bespricht (und am besten auch noch schriftlich beispielsweise in einer Patientenverfügung niederlegt). Außerdem sollte man ehrlich und offen die Frage klären, ob der jeweilige Wunschstellvertreter sich dieser schweren Aufgabe auch gewachsen fühlt, und gegebenenfalls nach Alternativen suchen.

15.4.3 Entscheidungen am Lebensende

In Vorsorgedokumenten muss es nicht nur um Entscheidungen am Lebensende gehen. Prinzipiell kann der eigene Wille bzw. ein Stellvertreter für jede erdenkliche medizinische Entscheidung festgelegt werden. Vielen Menschen geht es aber vor allem darum, ihren Willen festzulegen für Situationen, in denen sie bestimmte medizinischen Maßnahmen nicht mehr wollen, diese Maßnahmen deshalb also beendet oder aber gar nicht erst begonnen werden sollen, auch wenn das zum Versterben führt. So gibt es Patienten, die im Fall einer schwersten, dauerhaften Hirnschädigung mit Verlust jeder Kommunikationsfähigkeit nicht noch durch die Zufuhr künstlicher Ernährung am Leben erhalten werden wollen. Ein für sie wichtiges Therapieziel (Fähigkeit der Kommunikation mit der Außenwelt) kann durch die künstliche Ernährung nicht mehr erreicht werden, sodass das Behandlungsteam die Maßnahme beenden muss. Das bedeutet jedoch nicht, dass damit auch alle weiteren therapeutischen Maßnahmen eingestellt werden. Die Behandlung von Schmerzen, Luftnot, Übelkeit, Hunger, Durst oder Angst ist eine Selbstverständlichkeit in jeder Lebensphase, aber ganz besonders in der Sterbephase und muss auch nicht eigens in einer Patientenverfügung

festgehalten werden. Ebenso ist es – wie oben bereits erwähnt – ärztliche Pflicht, die Wirksamkeit und den individuellen Nutzen medizinischer Maßnahmen gegen die mit der Maßnahme verbundenen Risiken abzuwägen. Für den Patienten nutzlose Maßnahmen (die beispielweise in der Sterbephase nicht der Leidensvermeidung dienen) müssen in der Patientenverfügung nicht ausgeschlossen werden, sie sollten ohnehin unterbleiben.

Hilfreich hingegen können Hinweise in der Patientenverfügung zum Leben in (schwerer) Pflegebedürftigkeit oder bei dauerhaftem Bewusstseinsverlust sein. Hierzu haben unterschiedliche Patienten ganz verschiedene Präferenzen, und es kann auch aus medizinischer Sicht häufig keine klare Nutzen-Risiken-Abwägung vorgenommen werden. Mindestens ebenso hilfreich ist es, sich über einen geeigneten Stellvertreter Gedanken zu machen (und dies entsprechend in einer Vorsorgevollmacht oder Betreuungsverfügung zu dokumentieren). Der jeweilige Stellvertreter wird seiner Aufgabe deutlich leichter gerecht werden können, wenn Sie die eigenen Wünsche sowie Wertvorstellungen in Ruhe miteinander besprechen. Eventuell kann in der Vorbereitung von Vorsorgedokumenten auch ein gemeinsames Beratungsgespräch beim Hausarzt für zusätzliche Klarheit und Beruhigung sorgen.

15.5 Fallstricke – Worauf man achten sollte

15.5.1 Nicht zu viele Stellvertreter

Prinzipiell eröffnet die Vorsorgevollmacht die Möglichkeit, mehrere Bevollmächtigte zu ernennen. Die Ernennung kann entweder in einer Hierarchie erfolgen (zum Beispiel der Ehepartner als Hauptbevollmächtigter und die älteste Tochter als dessen

170D. Schmitz

Stellvertreterin, falls er die Aufgabe nicht mehr erfüllen kann) oder gleichberechtigt (zum Beispiel alle Kinder unabhängig voneinander und gleichberechtigt). Während die Nennung von Haupt- und Ersatzbevollmächtigten in der Praxis häufig hilfreich ist (wenn zum Beispiel der Ehepartner bereits verstorben ist), bringt die gleichberechtigte Benennung mehrerer Stellvertreter unter Umständen Probleme mit sich. Akute Erkrankungen eines nahestehenden Menschen – insbesondere am Lebensende – gehen mit einer immensen psychischen Belastung für die Angehörigen einher. Mit dieser möglichen Belastung geht jeder individuell sehr unterschiedlich um. Gleiches gilt für die hohe Verantwortung, die Stellvertreter für die Patienten wahrnehmen. Nicht selten kommt es daher zu Konflikten zwischen Angehörigen in diesen teilweise schweren Belastungssituationen und unter Umständen auch zu völlig unterschiedlichen Interpretationen des (mutmaßlichen) Patientenwillens. So können sich Behandlungsteams beispielsweise in der Situation wiederfinden, dass ein Bevollmächtigter die sofortige Beendigung einer maschinellen Beatmung im Sinne des mutmaßlichen Patientenwillens fordert, während ein zweiter Bevollmächtigter das Gegenteil verlangt und dies ebenfalls mit dem mutmaßlichen Patientenwillen begründet. In einem solchen Konflikt muss dann unter Umständen das Betreuungsgericht um Klärung gebeten werden. Wird jedoch nur ein Bevollmächtigter ernannt bzw. bei mehreren Bevollmächtigten eine klare Hierarchie festgelegt, kann diese schwierige Situation umgangen werden.

15.5.2 Medizinische Klarheit

Wenn Patientenverfügungen für Ärzte oder Stellvertreter schwer interpretierbar sind, liegt das in einigen Fällen daran, dass sie widersprüchlich ausformuliert wurden, also Vorgaben für medizinische Maßnahmen enthalten, die so nicht umsetzbar

sind. Immer wieder wird auch im klinischen Alltag deutlich, dass eine Patientenverfügung eigentlich nicht das widerspiegelt, was sich der Patient gewünscht oder vorgestellt hatte. Es ist deshalb für viele Menschen hilfreich, die Patientenverfügung zusammen mit ihrem Hausarzt auszufüllen oder sich zumindest vor dem Ausfüllen (am besten zusammen mit dem zukünftigen Stellvertreter) von einem Arzt hierzu beraten zu lassen. Hierdurch können häufig Missverständnisse ausgeräumt und Widersprüche vermieden werden. Zusätzlich hat dieses Vorgehen auch den Vorteil, dass der Hausarzt die jeweilige Krankengeschichte kennt und deshalb vielleicht etwas besser abschätzen kann, für welche zukünftigen Situationen Vorsorge getroffen werden sollte. Außerdem ist der Hausarzt dann auch in schwierigen späteren Entscheidungen ein zusätzlicher, potenzieller Ansprechpartner für die Klinikärzte, sollten Interpretationsschwierigkeiten bei der Patientenverfügung auftreten. Das kann für Angehörige im Einzelfall eine große Unterstützung sein.

15.5.3 Verfügbare Dokumente

Mittlerweile geben viele Patienten an, dass sie Vorsorgedokumente ausgefüllt haben. Diese liegen jedoch häufig nicht auf der Station vor, wenn es um konkrete Entscheidungen geht. Zudem kennen auch Angehörige manchmal nicht den Aufbewahrungsort der Dokumente. Es ist also wichtig, dass die Dokumente so aufbewahrt werden, dass nahe Angehörige bzw. Wunschstellvertreter den Aufbewahrungsort kennen und auch jederzeit und ohne große Umstände hierzu Zugang haben. Zusätzlich gibt es die Möglichkeit, einen kurzen Hinweis auf die ausgefüllten Vorsorgedokumente zum Beispiel im Portemonnaie zu verwahren, wo er gut aufgefunden werden kann. Manche Institutionen haben sogenannte Notfallbögen entwickelt, die man als komprimierte Patientenverfügung einfach bei sich tragen kann. Hier können natürlich keine umfassenden Überlegungen niedergeschrieben werden. Kurze Hinweise etwa zur gewünschten notärztlichen Versorgung oder Wiederbelebungsmaßnahmen können so jedoch unkompliziert für jeden sichtbar und zugänglich gemacht werden.

Tipp

Damit Ihre verfasste Patientenverfügung oder Vorsorgevollmacht auch wirksam werden kann: Informieren Sie Angehörige, wo die Dokumente liegen oder tragen Sie einen Hinweis darauf im Portemonnaie oder der Handyhülle.

15.5.4 Beratungsstellen und hilfreiche Internetlinks

Eine gute Anlaufstelle bei Fragen zu Vorsorgedokumenten ist grundsätzlich der Hausarzt. Darüber hinaus bieten viele Einrichtungen (wie beispielsweise die Caritas, Verbraucherzentralen, die Arbeiterwohlfahrt, Hospiz- und Palliativvereine, Ärztekammern und Betreuungsvereine) in ihren regionalen Zweigstellen Beratungen zu Patientenverfügungen und Vorsorgevollmachten an. Auch die entsprechenden Vordrucke kann man hier (bzw. über die Internetangebote der Einrichtungen) erhalten oder auch telefonisch anfordern.

Über die Internetangebote des Bundesministeriums für Gesundheit und des Bundesministeriums für Justiz und Verbraucherschutz stehen sowohl Vordrucke wie auch Informationsbroschüren zu Vorsorgedokumenten zur Verfügung. Die Informationsbroschüren können auch telefonisch angefordert werden:

- ▶ https://www.bmjv.de/DE/Themen/ VorsorgeUndPatientenrechte/Betreuungsrecht/Betreuungsrecht_node.html
- ▶ https://www.bundesgesundheitsministerium.de/patientenverfuegung.html

Kontakt zum Versandservice Publikationsversand der Bundesregierung
Postfach 48 10 09
18.132 Rostock
Tel.: 030 182.722.721
Fax: 030 18.102.722.721
publikationen@bundesregierung.de

Palliativmedizin – Informationen, die viel Sicherheit schaffen

Sonja Hiddemann und Johannes Wüller

Inhaltsverzeichnis

© Springer-Verlag GmbH Deutschland, ein Teil von Springer Nature 2021
A. Petermann-Meyer et al. (Hrsg.), *Leben mit Krebs*,
https://doi.org/10.1007/978-3-662-59166-6_16

16.1 Ausgangslage

Die Krebsforschung hat in den letzten Jahrzehnten große Fortschritte erzielt. Immer mehr Menschen können mit ihrer Tumorerkrankung auch in fortgeschrittenen Stadien lange Zeit gut leben. Dadurch können zum einen die Chancen vieler Patienten verbessert und zum anderen häufig auch die Nebenwirkungen der Therapie verringert werden.

Das gilt aber noch immer nicht für alle Krebsarten und Erkrankungsstadien. Wenn der Krebs immer wiederkehrt und sich immer weiter ausdehnt oder wenn Spätfolgen der Behandlung zu schweren Einschränkungen führen, dann kann die **Palliativmedizin** sehr hilfreich zusätzlich unterstützen. Dabei stehen dann nicht Heilung und Lebensverlängerung im Vordergrund, sondern das wichtigste Ziel ist der Erhalt und die Verbesserung der Lebensqualität. Durch eine mögliche Optimierung der Maßnahmen zur Symptomkontrolle und eine ganzheitliche Betreuung sollen insbesondere das Wohlbefinden der Patienten und ihrer Angehörigen verbessert werden.

Die Therapiemöglichkeiten von Krebserkrankungen haben sich in den letzten Jahrzehnten spürbar verbessert und die Entwicklung hält weiter an (zum Beispiel Renaissance der Immuntherapie). Mittlerweile können die rein auf Lebensqualität bzw. Symptomkontrolle ausgerichteten palliativen Therapiemaßnahmen und die auf Lebensverlängerung oder gar Heilung zielenden onkologischen Therapien nicht immer klar voneinander abgegrenzt werden. Daher bedarf es einer engen interdisziplinären Abstimmung und der ständig aktualisierten Kompetenz und Kenntnis über onkologische Therapien und palliative Optionen bei allen an diesem Prozess beteiligten Berufsgruppen. Es gilt, für den Patienten ein ganzheitliches Therapiekonzept zu erarbeiten, das das Erkrankungsstadium, die Art der Tumorerkrankung, die Verfügbarkeit wirksamer Therapieoptionen und die individuellen Wünsche des Patienten berücksichtigt.

Auf dieser Grundlage werden Therapieziele formuliert und festgelegt und Patienten und deren Angehörige können in diesen schwierigen Lebenssituationen kompetent und verantwortungsvoll beraten werden.

In einer amerikanischen Studie bei Patienten mit Lungenkrebs konnte gezeigt werden, dass eine frühe Einbindung der Palliativmedizin neben der onkologischen Krebsbehandlung zu einer Verbesserung der Lebensqualität und der Stimmung führte. Am interessantesten aber war, dass Patienten durch eine frühe Einbindung der Palliativmedizin eher weniger tumorspezifische Therapie erhielten und dabei sogar länger lebten (Temel et al. 2010).

Onkologie und Palliativmedizin sind also im Hinblick auf die Versorgung von Tumorpatienten in fortgeschrittenen Krankheitsstadien zwei sich komplementär unterstützende und ergänzende Fachbereiche.

Der Verlauf einer Krebserkrankung ist oft sehr wechselhaft mit guten und schlechteren Phasen oder sogar Krisen. Hier kann die Palliativmedizin wie oben dargestellt unterstützen. In Phasen, in denen aktuell keine Begleitung notwendig ist, zieht sie sich zurück, bleibt aber als Ansprechpartner erhalten.

16.2 Hintergrund

Das Wort Palliativmedizin leitet sich von dem lateinischen Pallium = Mantel ab. Es geht darum, Menschen mit einer schweren, auf Dauer zum Tod führenden Erkrankung einen „Mantel" der Fürsorge umzulegen, sie zu schützen, zu wärmen und Beschwerden zu lindern (◘ Abb. 16.1). Gründerin und Vorreiterin der Palliativmedizin war Cicely Saunders, die in den 1960er-Jahren das erste Hospiz in England eröffnete. Ihr Schwerpunkt war es, sterbenskranke Patienten und deren Angehörige ganzheitlich zu betreuen. Von hier aus entwickelte sich die moderne Hospizbewegung, die auch zur Etablierung der Palliativmedizin in Deutschland führte.

16

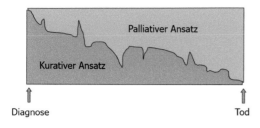

⬛ **Abb. 16.1**   Kurativer und palliativer Ansatz

Die erste Palliativstation in Deutschland wurde 1983 in Köln gegründet. Die ersten Hospize (auf schwerstkranke, sterbende Menschen spezialisierte Pflegeeinrichtungen) wurden in Aachen und Recklinghausen 1986 eröffnet. Seit 1994 gibt es eine eigene medizinische Fachgesellschaft, die Deutsche Gesellschaft für Palliativmedizin, die sich um die wissenschaftliche Entwicklung der Palliativmedizin und um Etablierung des Wissens in der Ausbildung kümmert. Seit 2003 gibt es eine Zusatzweiterbildung für Palliativmedizin. Ärzte aller Fachrichtungen (also zum Beispiel Allgemeinärzte, Internisten, Neurologen oder Anästhesisten) können zusätzlich Palliativmediziner werden. Außerdem ist die Palliativmedizin seit 2009 fester Bestandteil des Medizinstudiums.

Seit der Jahrtausendwende nimmt auch das öffentliche Interesse für die Palliativmedizin zu und es ist das Bewusstsein entstanden, dass sich die Versorgung der Patienten mit nichtheilbaren Erkrankungen verbessern muss. Wurden früher die Themen Tod und Sterben häufig tabuisiert, werden sie mittlerweile von Politik, Medien, Ärzten und Patienten offener behandelt. Die im Jahr 2010 verabschiedete „Charta zur Betreuung schwerstkranker und sterbender Menschen" spiegelt dies wider. Neben den Palliativstationen, die flächendeckend entstanden sind, wurden auch palliativmedizinische Dienste eingeführt. Diese arbeiten in Teams aus verschiedenen Berufsgruppen zusammen und beraten und unterstützen Patienten, Angehörige und Behandler

anderer Fachdisziplinen neben der Versorgung auf der „normalen" Krankenhausstation. Oft sind diese Teams interdisziplinär und/oder multiprofessionell aufgestellt.

Auch die ambulante Palliativversorgung wurde zunehmend ausgebaut. 2007 wurde im Gesetz der Anspruch auf eine spezialisierte ambulante Palliativversorgung (SAPV) verankert. Patienten in einer palliativen Situation mit einer begrenzen Lebenserwartung und besonders schwerer Symptomatik (zum Beispiel starke Schmerzen, Luftnot, Übelkeit und Erbrechen) haben Anspruch auf ambulante Betreuung durch ein Palliativteam, dem mindestens ausgebildete Palliativärzte, Pflegekräfte und Koordinatoren angehören.

16.3 Versorgungsstrukturen der ambulanten Palliativversorgung

Die ⬛ Abb. 16.2 stellt die Versorgungsstrukturen der ambulanten Palliativversorgung dar. Ambulante Palliativversorgung kann im häuslichen Umfeld, in Alten- und Pflegeheimen oder Heimen der Eingliederungshilfe erfolgen.

16.3.1 Palliativmedizinische Behandlung

Palliativmedizin hat zum Ziel, die Lebensqualität der Patienten zu verbessern. Dies ist nur zu erreichen, wenn sowohl die körperlichen, psychologischen, sozialen und spirituellen Bedürfnisse berücksichtigt werden.

Palliative Betreuung ist immer Teamarbeit! Pflegekräfte mit Palliativ -Weiterbildung, Palliativärzte, Psychologen und Mitarbeiter aus dem Bereich der Sozialarbeit sowie ehrenamtliche Hospiz- und Palliativbegleiter arbeiten zusammen. Daher wird oft

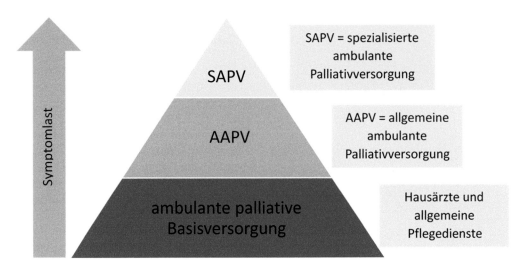

SAPV = spezialisierte
ambulante
Palliativversorgung

AAPV = allgemeine
ambulante
Palliativversorgung

Hausärzte und
allgemeine
Pflegedienste

◻ **Abb. 16.2**   Ambulante Palliativversorgung

statt dem Begriff Palliativmedizin der um- fassendere Ausdruck Palliative Care (= pal- liative Fürsorge) verwendet.

Die Palliativmedizin ist ein interdiszip- linäres Fach: Palliativmedizinische Aspekte können in fast jedem Fach der Medizin vor- kommen. Deshalb sollte auch jeder Medizi- ner zumindest Basiskenntnisse von Palliati- vmedizin haben. Umgekehrt müssen pallia- tivmedizinisch tätige Ärzte gute Kenntnisse über all jene Krankheitsbilder haben, die Patienten in die Palliativmedizin mitbringen und die im fortgeschrittenen Stadium zum Tode führen.

Am Ende aber kann gute palliative Be- treuung nur vernetzt gelingen. Gerade an den Schnittstellen (Krankenhaus/ambulante Betreuung) kommt es ohne gute Abspra- chen, ohne Kommunikation und Koordi- nation häufig zu „Pannen", zum Beispiel in Form von Wartezeiten, Lücken in der Ver- sorgung mit Medikamenten und Hilfsmit- teln oder zu widersprüchlichen Aussagen.

Ein wichtiger Bestandteil der Pallia- tive Care ist die Linderung körperlicher Be- schwerden und Symptome, zum Beispiel von Schmerzen, Luftnot (Dyspnoe), Übel- keit und Erbrechen, Mundtrockenheit und Durstgefühl.

16.3.2 Linderung von Schmerzen

Die größte Angst vieler Tumorpatienten ist, an starken Schmerzen leiden zu müs- sen. Tatsächlich sind Schmerzen ein häufi- ges Symptom bei Krebserkrankungen, aber manche Krebspatienten bleiben über die gesamte Erkrankung schmerzfrei. Tumor- schmerzen können unbehandelt extrem wer- den. Viele Menschen haben das teilweise in früheren Zeiten bei Betroffenen mit ansehen müssen und haben daher große Angst davor. Aber gerade im Bereich der Schmerzthera- pie wurden in den letzten Jahren und Jahr- zehnten enorme Fortschritte gemacht!

Auch die Zurückhaltung mancher Ärzte bei der Behandlung mit starken Schmerz- mitteln (Opiaten) hat deutlich abgenom- men. Mittlerweile lassen sich Schmerzen bei Krebserkrankungen in den allermeisten Fällen gut behandeln. Nicht immer wird eine vollständige Schmerzfreiheit erreicht, aber die Schmerzen können so weit gelin- dert werden, dass eine gute Lebensqualität möglich ist.

Viele Patienten meinen, sie müssten Schmerzen aushalten, um nicht zu viele oder zu starke Schmerzmittel einzuneh- men und sie haben zudem große Angst vor

16

den Nebenwirkungen der Schmerzmedikamente. Tatsächlich werden aber weniger Schmerzmittel benötigt, wenn man frühzeitig, regelmäßig, vorbeugend und ausreichend behandelt.

❯ Schmerzen frühzeitig, regelmäßig, vorbeugend und ausreichend behandeln!

Schmerzen sind subjektiv. In der Schmerztherapie wird zwar die Stärke von Schmerzen erfragt – meistens mithilfe einer Skala von 0 (kein Schmerz) bis 10 (stärkster vorstellbarer Schmerz). Diese Angaben sind aber keine echten „Messwerte" wie zum Beispiel die Körpertemperatur. Daher ist es auch unsinnig, einen allgemeingültigen Grenzwert für die Stärke von Schmerzen festzulegen (zum Beispiel: „Auf unserer Station darf kein Patient Schmerzen haben, die stärker als 3 auf der 10er-Skala sind"). Wichtig ist aber, dass Patienten und Angehörige das Gefühl haben, ausreichend Medikamente gegen die Schmerzen zu erhalten, Einfluss darauf nehmen zu können und wissen, an wen sie sich wenden können, wenn die Schmerzen (wieder) zunehmen.

Die wichtigste Säule der Schmerzbehandlung ist die medikamentöse Therapie. In Abhängigkeit von der Schmerzstärke werden Medikamente einzeln oder in Kombination verordnet (hierzu existiert ein weltweit anerkanntes Stufenschema der Weltgesundheitsorganisation [WHO]). Die Auswahl an Schmerzmedikamenten ist groß, sodass auch in besonderen Situationen (zum Beispiel fehlende Schluckfähigkeit, Organstörungen von Leber oder Niere) ausreichend Behandlungsmöglichkeiten offenstehen. Meistens wird eine Basistherapie mit langwirksamen Medikamenten angesetzt (Retard-Tabletten, Pflaster). Zur Behandlung von Schmerzspitzen werden zusätzlich schnellwirksame Medikamente angeordnet. Dabei sollten im Therapieplan immer die Höchstmengen und die

mindestens einzuhaltenden zeitlichen Abstände angegeben sein.

Schmerzen bei Krebs können so stark werden, dass eine Behandlung mit Morphin oder anderen Opiaten unverzichtbar ist. Morphin und Opiate wirken nicht da, wo der Schmerz entsteht, sondern „zentral" im Gehirn, dort, wo der Schmerz verarbeitet wird. Deshalb werden Opiate meistens mit anderen Schmerzmitteln kombiniert.

Bei manchen Schmerzarten ist die Behandlung schwierig – zum Beispiel beim Nervenschmerz (in der Fachsprache: neuropathischer Schmerz). Dabei werden oft Medikamente eingesetzt, die nicht als Schmerzmittel im eigentlichen Sinn gelten, sondern bei der Übertragung des Schmerzes zwischen Nervenzellen eingreifen. Dazu gehören Substanzen, die eigentlich zur Behandlung von neurologischen Krankheiten wie Depression oder Epilepsie entwickelt wurden.

Gerade bei schwierig zu behandelnden Schmerzen reicht oft die Gabe von Medikamenten alleine nicht aus. Dann sollte ein Therapiekonzept erstellt werden, bei dem auch nichtmedikamentöse Maßnahmen eingesetzt werden. Hier nur einige Beispiele: Physiotherapie bei Muskelverspannungen, Darmmassage bei Blähbauch, Akupunktur oder -pressur bei unterschiedlichen Schmerzen, Lymphdrainage bei Lymphödemen. Gelegentlich sind sogar Operationen (zum Beispiel bei Knochenbrüchen aufgrund von Metastasen oder beim Darmverschluss) oder eine Bestrahlungstherapie (zum Beispiel bei schmerzhaften Knochenmetastasen) sinnvolle und notwendige Maßnahmen in der palliativen Situation.

Auch können eine psychoonkologische Begleitung und das Beheben von sozialen Problemen dazu beitragen, Schmerzen zu lindern. Es ist bekannt, dass Schmerzen nicht nur die körperliche Ebene betreffen, sondern auch psychische, soziale und spirituelle Komponenten haben.

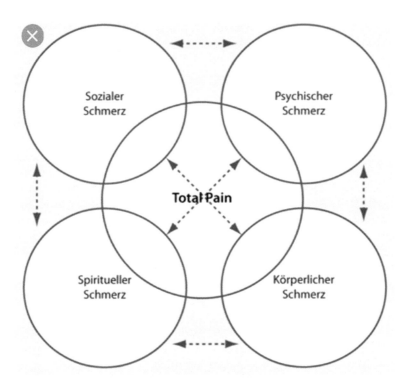

Total Pain

Das Total-Pain-Konzept (□ Abb. 16.3) wurde von Cicely Saunders, der Gründerin der Hospizbewegung, beschrieben. Der Schmerz bzw. das Leid eines Menschen muss in verschiedenen Dimensionen erfasst werden. Nicht nur der körperliche Schmerz, sondern auch die soziale, die spirituelle und die psychische Ebene beeinflussen das Erleben. Deshalb reicht oft eine alleinige Schmerztherapie nicht aus. Auch die anderen Ebenen sollten ganzheitlich in der Behandlung berücksichtigt werden.

16.3.3   Linderung von Luftnot

Luftnot – der medizinische Fachbegriff lautet Dyspnoe – ist nicht nur ein häufiges,

sondern auch ein besonders schwerwiegendes Symptom bei Palliativpatienten. Sie kommt bei ganz unterschiedlichen Erkrankungen vor, zum Beispiel bei Lungenkrebs, chronischer Bronchitis (englische Abkürzung: COPD), Herzschwäche (Herzinsuffizienz) und vielen anderen. Luftnot löst oft Stress aus und führt bei stärkerer Ausprägung zu Angst und möglicherweise Panik. Die Atmung wird schnell und flach und damit nicht wirksam, sodass sich die Luftnot noch verstärkt. Durch die vermehrte Atemtätigkeit und den Stress steigt der Sauerstoffverbrauch. Ein regelrechter „Teufelskreis".

Wenn möglich sollte die zugrunde liegende Ursache behandelt werden. So kann zum Beispiel ein verschlossener Luftweg im Rahmen einer Lungenspiegelung oder durch Strahlentherapie wieder eröffnet werden. Eine Flüssigkeitsansammlung zwischen Lunge und Brustkorb, die

die Atmung behindert, kann einmalig oder wiederholt mit einer Spritze entfernt werden (Pleurapunktion). Das Herz kann durch die Gabe von Medikamenten entlastet und gestärkt werden oder eine Blutarmut (die auch zu Luftnot führen kann) wird durch Transfusionen gebessert.

In vielen Fällen kann aber die Ursache nicht behoben werden oder Patienten sind zu schwach für eine entsprechende Behandlung. In solchen Situationen gibt es eine Vielzahl von Maßnahmen, um Patienten zu helfen. Dazu gehört vor allem, die Situation zu beruhigen und Angst zu nehmen. Sehr hilfreich kann auch bei Luftnot die Gabe von Opiaten, zum Beispiel Morphin, sein. Die Gabe von Opiaten verlangsamt die Atmung. Die Atemzüge werden tiefer, dadurch wird die Atmung wieder wirksamer. Auch wird das Symptom als nicht mehr so belastend empfunden, was Angst und Stress reduziert. Oft sind zur Behandlung von Luftnot deutlich niedrigere Opiatdosierungen nötig als in der Schmerztherapie. Angstlösende und beruhigende Medikamente können zusätzlich helfen. Schmelztabletten mit dem Wirkstoff Lorazepam, die unter die Zunge gelegt werden, wirken rasch und werden von vielen Patienten als sehr hilfreich empfunden.

Oft wird Sauerstoff zur Linderung von Luftnot eingesetzt, der in der Regel über eine „Nasenbrille" verabreicht wird. Bei manchen Patienten, zum Beispiel mit einer fortgeschrittenen COPD, ist das auch sinnvoll. Bei der Mehrzahl der Palliativpatienten hilft aber die Sauerstoffgabe nicht oder allenfalls über den Plazeboeffekt. Dies wurde eindrücklich in einer Studie nachgewiesen, bei der die Hälfte der Patienten Sauerstoff über die Nase erhielt, die andere Hälfte aber ganz normale Raumluft. Das Ergebnis war für beide Gruppen praktisch gleich (Abernethy et al. 2010). Eine negative Folge von Sauerstofftherapie ist, dass die Atemwege dadurch leicht austrocknen. Auch sind die Patienten in ihrer Bewegungsfreiheit stark eingeschränkt.

Deshalb ist es oft sinnvoller, andere Maßnahmen als die Sauerstoffgabe zur Linderung von Luftnot zu verwenden. Ganz wichtig ist, Ruhe in die Situation zu bringen. Angehörige sollten versuchen, nicht selbst in Hektik zu verfallen, da sich dies auf den Patienten überträgt. Langsames und ruhiges Sprechen sowie das Vermeiden von hektischen Bewegungen oder Aktionen sind hilfreich. Oft hilft es auch, die Lage des Patienten zu verändern – zum Beispiel den Oberkörper hochzulagern oder Patienten auf die Seite zu drehen. Beengende Kleidung sollte geöffnet werden. Frische Luft kann angenehm sein. Ein kleiner Handventilator, dessen Luftzug gegen Mund und Nase gerichtet wird, ist für viele Patienten wohltuend. Sehr gute Erfolge werden auch durch Aromatherapie oder -pflege (gezielter Einsatz von speziellen ätherischen Ölen) erzielt. Diese gehört in die Hand von Spezialisten.

16.3.4 Linderung von Magen-Darm-Beschwerden

Übelkeit, Erbrechen und Appetitlosigkeit sind häufige Symptome bei Tumorpatienten. Sie treten sehr häufig bei Patienten mit Magen-Darm-Tumoren, Metastasen im Bauchfell und auch bei gynäkologischen Tumoren auf. Außerdem treten sie als Nebenwirkungen von Chemotherapie oder Bestrahlung auf. Ständige Übelkeit wird häufig als deutlich belastender empfunden als gelegentliches Erbrechen. Es gibt verschiedene Medikamente, mit denen man die Symptome lindern kann. Diese werden je nach zugrunde liegender Ursache eingesetzt. Meist ist es notwendig, die Medikamente regelmäßig einzunehmen, um die Übelkeit erst gar nicht zu stark werden zu lassen. Zusätzlich empfiehlt es sich, eine Bedarfsmedikation zu haben, welche dann bei akuten Beschwerden eingenommen werden kann. Zur Chemotherapie werden diese häufig auch schon vorsorglich verabreicht. Auch kann eine Obstipation (Verstopfung) oder eine Darmträgheit (zum Teil durch Medikamente ausgelöst) Übelkeit verursachen. Deshalb ist auf einen regelmäßigen Stuhlgang (mindestens alle drei Tage) zu achten. Gegebenenfalls sollten vorsorglich abführende Medikamente eingenommen werden. Wichtig für einen regelmäßigen Stuhlgang sind auch eine ausreichende Flüssigkeitszufuhr und wenn möglich Bewegung.

Häufig werden von Patienten auch Essensgerüche als unangenehm wahrgenommen und führen zu Appetitverlust. Auch beklagen viele Patienten unter einer Chemotherapie Geschmacksveränderungen. Diese sind nicht leicht zu beheben, es gibt leider kein Patentrezept. Deshalb sollte man einfach mal neue Geschmacksrichtungen ausprobieren. Was vorher nicht geschmeckt hat, kann plötzlich besser schmecken als frühere Lieblingsspeisen. Auch können Änderungen in der Zubereitung (nicht braten, sondern dünsten) und zum Beispiel das Anrichten von kleinen Portionen Linderung schaffen und die Abneigung gegen das Essen etwas abschwächen (siehe hierzu auch ▶ Kap. 2).

Bei Schluckstörungen muss eventuell auf flüssige Speisen, Breie oder püriertes Essen zurückgegriffen werden. Dies kann auch zum Beispiel mit speziellen Koch- und Backformen fantasievoll angerichtet werden, sodass es nicht püriertem Essen ähnlich sieht – das Auge isst schließlich mit!

Patienten, die gar nicht mehr schlucken können, profitieren von Schäumen, die im Munde zergehen, um so wenigstens ein Geschmackserlebnis zu haben. Diese können mithilfe eines Sahnesyphons hergestellt werden. Es gibt aber auch schon Komplettangebote mit allem Zubehör speziell für die Ernährung von Patienten mit erheblichen Schluckstörungen. Unter dem Suchbegriff Schaumkost wird man im Internet hierzu schnell fündig.

Cannabis

Die Verwendung von Cannabis in der Palliativmedizin hat in den letzten Jahren deutlich zugenommen. Die Verschreibung von medizinischem Cannabis ist seit einer Änderung der Gesetzgebung im Jahr 2018 deutlich erleichtert worden. Die Anwendungsgebiete sind nicht klar definiert. Häufig wird Cannabis zur Appetitsteigerung und Gewichtszunahme oder gegen Übelkeit verwendet. Auch in der Schmerztherapie wird es eingesetzt. Die Wirksamkeit ist bei den Patienten sehr unterschiedlich – die Behandlung stellt deshalb oft einen individuellen Therapieversuch dar. Antitumoreigenschaften von Cannabis konnten wissenschaftlich bisher nicht belegt werden.

16.3.5 Linderung von Schwäche und Fatigue

Schwäche ist das häufigste Symptom in der palliativen Phase einer lebenszeitverkürzenden Erkrankung. Noch dazu ist es ein Symptom, das die Patienten sehr stark belastet. Häufig wird die körperliche Schwäche durch die Grunderkrankung selbst verursacht und lässt sich medizinisch kaum beeinflussen. Es gibt aber praktische Hilfen und Empfehlungen, die auch dann deutliche Erleichterungen bringen. Dazu gehören zum Beispiel Hilfsmittel wie Rollatoren, Greifhilfen und ergonomisches Besteck sowie eine Tagesplanung (zum Beispiel wichtige Dinge auf die starken Phasen des Tages legen, Unwichtiges delegieren, Schlaf regulieren). Weniger häufig sind die Fälle, bei denen die Schwäche eine behandelbare Ursache hat. Dies darf aber nicht übersehen werden. Beispiele sind Blutarmut, Medikamente, Gewichtsverlust, unerkannte

Infektionen, niedriger Blutdruck (oft aufgrund von Medikamenten, die den Blutdruck senken), veränderte Blutspiegel von Mineralstoffen oder Hormonen oder Austrocknung (Exsikkose).

Als Fatigue bezeichnet man eine unübliche Müdigkeit, die sich durch Schlaf nicht bessern lässt. Auch hier gibt es vielfältige Ursachen und Überschneidungen mit den Auslösern von Schwäche. Medikamente (zum Beispiel Schmerzmedikamente) können Fatigue verursachen oder verschlimmern. Auch nach Chemo- oder Strahlentherapien kann es zur Ausbildung einer Fatigue kommen. Kurzfristig lassen sich sowohl Fatigue als auch Schwäche durch Kortisongaben abmildern, zum Beispiel um an wichtigen Ereignissen teilhaben zu können (Familienfest, Notartermin etc.). Die effektivste Maßnahme gegen Fatigue ist moderate Bewegung, auch in der palliativen Erkrankungsphase (siehe ▶ Kap. 3 zur Bewegung).

16.3.6 Psychosoziale Begleitung

Neben der Linderung der körperlichen Symptome ist die psychosoziale Begleitung ein unverzichtbarer Bestandteil palliativer Betreuung. Die Familien benötigen Unterstützung bei ganz praktischen Problemen des täglichen Lebens, die aber aufgrund der schwierigen Situation fast unüberwindbar werden können: Anträge bei Krankenkassen oder Pflegeversicherung, Organisation von Hilfsmitteln, Erstellen von Vorsorgevollmacht und Patientenverfügung oder eines Testaments und vieles andere mehr. Die Begleitung erfolgt hier (wenn vorhanden) durch Mitarbeiter des Sozialen Dienstes (siehe ▶ Kap. 14 zum Sozialrecht). Oft ist auch emotionale Unterstützung von Patienten und Angehörigen notwendig: Hilfe beim Erleben und Verarbeiten von Gefühlen, die in Zusammenhang mit der Erkrankung und dem bevorstehenden Tod auftauchen, Umgang mit Trauer, Sinnfragen,

Sorgen um die Zukunft, zum Beispiel der Kinder und Unterstützung bei der Kommunikation mit nahen Angehörigen sind hier nur einige Beispiele. Diese Begleitung kann zum einen durch die Mitarbeiter des Palliativteams (Pflege, Ärzte), egal ob ambulant oder stationär, und zum anderen durch spezielle ausgebildete ärztliche und psychologische Psychotherapeuten erfolgen. Es können aber auch noch zusätzlich ehrenamtliche Hospizbegleiter oder Seelsorger hinzugezogen werden.

Kommunikation in der palliativen Phase:

» Wahrheit: Man sollte dem anderen die Wahrheit wie einen Mantel hinhalten, damit er hineinschlüpfen kann, und sie ihm nicht wie einen nassen Lappen um die Ohren schlagen (Max Frisch)

Am Ende des Lebens tun sich viele Menschen sehr schwer mit der Kommunikation. Das betrifft Profis (zum Beispiel Ärzte, Pflegepersonal) genauso wie Laien (zum Beispiel Angehörige). Wie kann man sagen, dass es keine sinnvolle kausale (gegen den Tumor gerichtete) Therapie mehr gibt, ohne jegliche Hoffnung zu nehmen? Wie spricht man mit einem lieben Angehörigen, wenn der Tod nahe ist? Oft werden Gespräche vermieden aus Angst, etwas Falsches zu sagen. Oder es werden nichtssagende oder pseudomutmachende Floskeln verwendet („Das wird schon wieder", „Du musst jetzt stark sein" etc.). Dabei wünscht sich der größte Teil der Patienten und Angehörigen eigentlich eine offene und wahrheitsgemäße Kommunikation. Ein kommunikatives „Patt" entsteht, wenn sowohl der Patient als auch der Angehörige wissen, wie es steht, dies aber nicht aussprechen, um den jeweils anderen nicht zu belasten. Ärzte „kneifen" oft bei der Frage nach der Prognose („Wie lange noch?"). Dabei kann die Frage aus ganz praktischen Gründen sehr wichtig sein (zum Beispiel: „Werde ich den Geburtstag meines Kindes noch erleben?"). Manchmal verbergen sich hinter der Frage auch andere Motive als erwartet (zum

Beispiel: „Wie lange muss ich noch leiden – ich wäre froh, wenn es bald vorbei wäre").

Das Thema Kommunikation spielt in der Ausbildung aller Palliativspezialisierungen eine herausragende Rolle. Empathie, Offenheit und Wahrhaftigkeit tragen dazu bei, dass Gespräche gelingen. „Gute Kommunikation" kann entscheidend dazu beitragen, dass die letzte Phase des Lebens für alle Beteiligten als gelungen und sinnerfüllt empfunden wird.

16.4 Was genau am Ende des Lebens passiert

Die Sterbephase beschreibt die letzten Tage des Lebens. Durch die Erkrankung kommt es zu einer Einschränkung der körperlichen und geistigen Fähigkeiten. Es können je nach Grunderkrankung unterschiedliche Symptome und Beschwerden auftreten. Meist ist es ein Prozess, der gekennzeichnet ist durch zunehmende Schwäche, Bettlägerigkeit (Immobilität), Verlust von Interesse an Essen und Trinken, Einschränkung der Kommunikationsfähigkeit, Veränderung der Atmung und des Bewusstseins, zum Teil auch Verwirrtheit und Unruhe. Dabei sollten wir versuchen, die Sterbephase als einen natürlichen Prozess zu sehen, in dem ebenfalls die Qualität, die Leidensminderung und das würdevolle Sterben oberste Priorität hat.

Symptome, die in der Sterbephase auftreten können, sind sehr unterschiedlich.

Manchmal können sich Patienten nicht mehr oder nur eingeschränkt äußern, sodass Mimik, Gestik, Atmung, Anspannungen (Muskeltonus), Bewegungen oder andere Reaktionen zur Einschätzung des Zustands herangezogen werden.

Häufige Symptome in der Sterbephase sind Bewusstseinsstörungen. Das Bewusstsein kann so eingeschränkt sein, dass die Patienten (fast) nur noch schlafen oder sogar in einem komaähnlichen Zustand sind. Eine Kontaktaufnahme mit dem Patienten ist dann oft gar nicht mehr möglich.

Das kann für die Angehörigen sehr belastend sein. Manchmal führt dies auch zu einer Beruhigung der gesamten Situation. Es kann auch sein, dass Patienten zwar bei Bewusstsein sind, aber klares Denken nicht mehr möglich ist. Die Patienten können verwirrt sein, manchmal treten Halluzinationen auf, die bedrohlich sein können, aber nicht müssen. In der Regel findet sich keine Ursache.

Manchmal treten auch Angst und Unruhe auf. Falls Schmerzen, Luftnot oder andere körperliche Symptome die Ursache sind, sollten diese vorranging behandelt werden. Ist keine solche Ursache ersichtlich, gibt es Medikamente, die angstlösend wirken oder Unruhe lindern.

Ist ein Patient nicht wach oder verwirrt, kann er Medikamente nicht schlucken. Viele Medikamente zur Symptomlinderung am Lebensende können dann einfach unter die Haut gespritzt oder über die Wangenschleimhaut verabreicht werden, sodass eine gute Therapie auch ohne Zugang in eine Vene möglich ist.

Kurz vor dem Tod kann es zur Bildung von Schleimfäden im Mund-Rachen-Raum kommen, die nicht abgehustet werden. Durch den Luftzug der Atmung entsteht dann die sogenannte Rasselatmung. Diese ist für den Patienten selbst nicht belastend, oft aber für die Angehörigen schwer auszuhalten. Es kann hilfreich sein, sich für einen Moment die Ohren zuzuhalten und nur auf die (entspannte) Mimik des Patienten zu achten. Durch geeignete Lagerung, zum Beispiel auf die Seite, kann dieses Symptom gelindert werden, bei Rasselatmung sollte keine zusätzliche Flüssigkeitszufuhr erfolgen. Gelegentlich werden Medikamente verabreicht, die die Bildung von Sekreten hemmen.

Häufig verändert sich am Ende des Lebens der Atemrhythmus: Die Atmung ist oft sehr oberflächlich. Es können (lange) Pausen auftreten. Ganz zum Schluss kann es zur sogenannten Schnappatmung kommen. Ein oder mehrere tiefe, juchzende Atemzüge werden wahrscheinlich durch den erliegenden Atemreflex ausgelöst. Man kann davon ausgehen, dass die Patienten dies nicht bewusst erleben, es demnach auch kein Ausdruck von Atemnot ist.

Lassen sich die Beschwerden des Patienten, ob Schmerzen, Übelkeit oder Luftnot, nicht durch Medikamente oder Maßnahmen ausreichend lindern, besteht die Möglichkeit, die Patienten bis zum Lebensende in einen tiefen Schlaf zu versetzen (palliative Sedierung). Diese sollte durch erfahrene Palliativmediziner durchgeführt werden.

Palliative Sedierung
Die palliative Sedierung hat nicht das Ziel, das Leben zu verkürzen, sondern das Leid zu lindern. Sie sollte erst eingesetzt werden, wenn die letzte Lebensphase mit nur noch geringer Lebenserwartung (Stunden, Tage) eingetreten ist und die vorliegenden Symptome sich nicht ausreichend behandeln lassen. Es werden dann Medikamente kontinuierlich verabreicht, die dazu führen, dass der Patient schläft bzw. das Bewusstsein vermindert oder aufgehoben ist. Zumeist wird hierzu das Medikament Midazolam, oft in Kombination mit Schmerzmedikamenten, verwendet (im Volksmund wird eine solche palliative Sedierung oft als „künstliches Koma" bezeichnet).
Palliative Sedierung kann auch zunächst vorübergehend durchgeführt werden, zum Beispiel nachts, um eine Ruhephase zu ermöglichen. Nach einer Zeit des Schlafens reduziert man die Medikation wieder und der Patient kann dann entscheiden, ob dieser Zustand für ihn aushaltbar und gut ist.
Die Entscheidung zur palliativen Sedierung sollte gemeinsam mit dem Patienten, den Angehörigen und den behandelnden Personen getroffen werden. Die Durchführung ist erfahrenen Palliativmedizinern vorbehalten.

16.5 Was nicht wahr ist

Es gibt keine sinnvolle Chemotherapie mehr – wir können leider nichts mehr für sie tun Nach langer onkologischer Behandlung ist es für viele Patienten und auch für die behandelnden Ärzte schwer zu akzeptieren, dass es keine gegen den Tumor gerichtete Behandlung mehr gibt. Die Aussage „wir können nichts mehr für sie tun" stimmt aber nicht. Denn es geht dann darum, das Therapieziel zu ändern. Stand bisher die Tumorbekämpfung im Mittelpunkt und wurde für das Ziel einer Heilung unter Umständen sogar eine vorübergehende Verschlechterung der Lebensqualität als Therapiefolge in Kauf genommen, so ist das wichtigste Ziel der weiteren Behandlung nun die Verbesserung der Lebensqualität durch Linderung der Symptome und ganzheitliche Unterstützung. Und da gibt es noch eine ganze Menge Möglichkeiten!

Palliativmedizin ist Sterbemedizin und wird erst am Ende des Lebens hinzugezogen Das ist ein Vorurteil, das viele Angehörige und auch Patienten haben. Deshalb wird häufig die zusätzliche Betreuung durch die palliativmedizinisch geschulten Ärzte erst einmal abgelehnt, weil die Patienten denken, dass sie noch nicht an diesem Punkt sind. In den letzten Jahren hat sich die frühe Einbeziehung von Palliativmedizinern bewährt, weil dadurch die Lebensqualität steigt. Vertrauen kann aufgebaut werden und in Krisen kann sinnvoll und wirkungsvoll unterstützt werden.

Palliativstation ist gleich Hospiz Auf einer Palliativstation werden Patienten behandelt, die an einer unheilbaren Erkrankung leiden und starke Symptome haben. Hier werden sie von Ärzten und Pflegekräften betreut, die sich um eine Verbesserung der vorliegenden Symptome, zum Beispiel von Schmerzen, Luftnot oder Übelkeit, kümmern. Von hier aus kann eine weitere Versorgung zum Beispiel ambulant oder in einem Hospiz organisiert werden. Patienten können von Palliativstationen entlassen und verlegt werden und sind in der Regel nur einen begrenzten Zeitraum da. Manche Patienten kommen aber auch erst in ihrer letzten Lebensphase auf die Palliativstation und versterben hier.

Im Gegensatz dazu ist ein Hospiz ein Ort zum Wohnen. Man spricht dort daher auch nicht von Patienten, sondern von Gästen. Es handelt sich um eine Pflegeeinrichtung für besonders schwer kranke und sterbende Menschen, die dort vom Hausarzt oder von Palliativärzten betreut werden.

Palliativmedizin ist dasselbe wie Schmerzmedizin Überhaupt nicht! Zum einen haben viele Palliativpatienten gar keine Schmerzen. Zum anderen gibt es noch viele andere Symptome, die von Palliativmedizinern behandelt und gelindert werden. Auch unterstützen Palliativmediziner und ihre Teams die Patienten in psychosozialen Fragen – zum Beispiel wenn es um Entscheidungen am Lebensende, psychische oder spirituelle Nöte oder ethische Fragestellungen geht. In Einrichtungen der Schmerzmedizin werden vor allem Patienten mit chronischen Schmerzen behandelt, zum Beispiel solche mit Rückenleiden, Gelenkverschleiß (Arthrosen) oder Kopfschmerzen. Die Behandlung von Tumorschmerzen ist hier eher die Ausnahme.

Kein Patient muss heutzutage noch Schmerzen haben Recht oft kann man lesen: „Kein Mensch muss heute noch Schmerzen erleiden." Oder es ist vom „schmerzfreien" Krankenhaus oder Pflegeheim die Rede. Schon die Alltagserfahrung widerlegt diese Aussagen. Und gerade bei Erkrankungen in weit fortgeschrittenen Stadien ist völlige Schmerzfreiheit nicht immer zu erreichen. Das Ziel ist vielmehr, die Schmerzen so zu reduzieren, dass die Lebensqualität nur wenig eingeschränkt ist. Dieses Ziel kann mit den heute zur Verfügung stehenden Maßnahmen in den meisten Fällen erreicht werden.

Starke Schmerzmittel (Opiate) machen süchtig Jeder weiß, dass Opiate (zum Beispiel Heroin) zu Abhängigkeit und Sucht führen, wenn sie als Rauschmittel missbraucht werden. Es entsteht dann das Verlangen, das Opiat immer häufiger und in höheren Dosen zuzuführen und beim Absetzen stellen sich schwere Entzugssymptome ein. Diese Phänomene treten aber bei einer richtig durchgeführten Schmerztherapie, insbesondere bei Tumorerkrankungen, nicht auf. Vereinfacht kann man sich vorstellen, dass die Opiate an speziellen Stellen der Nervenzellen (den Schmerzrezeptoren) andocken und dabei verbraucht werden. Es tritt deswegen auch kein Rausch ein. Fällt die Schmerzursache weg (zum Beispiel wenn ein Darmverschluss behoben wird oder eine Knochenmetastase nach Bestrahlungstherapie nicht mehr schmerzt), kann das Opiat ausgeschlichen und dann abgesetzt werden, ohne dass Entzugssymptome auftreten.

In den USA ist derzeit viel von einer „Opiatepidemie" die Rede. Die Zahl der Opiatabhängigen und Drogentoten ist in den letzten Jahren dramatisch angestiegen. Schuld ist aber nicht die Verwendung von Opiaten in der Palliativmedizin. Vielmehr wurden Opiate auch bei verhältnismäßig geringfügigen Schmerzen wie chronischen Rücken- oder Kopfschmerzen verordnet. Hier wirken Opiate aber nicht oder kaum, stattdessen können die Patienten süchtig nach Opiaten werden. Viele Menschen starben in der Folge. Bei bestimmungsgemäßem Gebrauch im Rahmen der Therapie von Tumorschmerzen sind solche Fehlentwicklungen aber ausgeschlossen.

Unter der Therapie mit Opiaten ist man schläfrig und verwirrt Zu Beginn der Behandlung oder bei einer Dosissteigerung kann Benommenheit auftreten. Diese legt sich aber in der Regel nach kurzer Zeit. Oft merkt man Patienten gar nicht an, dass sie mit Opiaten behandelt werden. Sie sind wach und klar und können am Leben normal teilnehmen. Dauerhafte starke Schmerzen

16

schränken das Bewusstsein viel mehr ein als starke Schmerzmittel.

Wenn Opiate mit in die Behandlung genommen werden, ist es nicht mehr weit bis zum Tod Der Einsatz von Opiaten erfolgt unabhängig von der Phase der Erkrankung. Bei entsprechenden Symptomen kann eine Medikation mit Opiaten schon früh im Krankheitsverlauf notwendig werden. Auf keinen Fall verkürzt die Therapie mit Opiaten das Leben. Bei Patienten mit chronischen Schmerzen ohne lebensbegrenzende Erkrankung kann eine Opiattherapie über Jahre und manchmal auch über Jahrzehnte fortgeführt werden.

Opiate dürfen nicht bei Luftnot gegeben werden, da sie die Atmung hemmen Viele Patienten, aber auch verordnende Ärzte, haben die Sorge, dass Opiate die Atmung beeinträchtigen können. Die Hemmung des Atemantriebs (Atemdepression) als Nebenwirkung von Opiaten tritt aber nur bei extremer Überdosierung auf. Bei guter Einstellung und Überwachung der Therapie kommt das nicht vor. In der Palliativmedizin werden Opiate sogar zur Behandlung von Luftnot eingesetzt. Dazu reichen meist sehr geringe Dosierungen aus, die nicht zu einer Atemdepression führen können. Die Patienten verspüren sehr häufig eine deutliche Linderung dieses sehr belastenden Symptoms.

Patienten verhungern, wenn keine zusätzliche Ernährung über die Venen oder eine Magensonde erfolgt und sie selbst zu wenig essen können Am Ende des Lebens und bei schwerer Erkrankung nimmt das Hungergefühl ab. Wir alle kennen die Appetitlosigkeit, wenn wir zum Beispiel einen schweren Infekt haben.

Eine Ernährung über die Venen (parenterale Ernährung) kann bei Tumorpatienten wichtig sein, wenn zum Beispiel der Appetit durch eine Behandlung oder die Erkrankung gemindert ist, aber von einer Besserung ausgegangen wird. Oder wenn aufgrund von Operationen nicht ausreichend Nahrung vom Körper aufgenommen werden kann.

Ist aber die letzte Lebensphase erreicht und eine wesentliche Verbesserung des Zustandes nicht mehr zu erwarten, ist eine Verminderung des Hungergefühls und eine Abnahme der Nahrungs- und Flüssigkeitsmenge ganz normal. In dieser Phase kann eine zusätzliche Ernährung über die Venen abgesetzt werden. Die zugeführten Kalorien und die damit verbundene Flüssigkeitszufuhr kann der Körper häufig nicht mehr so verarbeiten wie ein gesunder Körper. Damit kann eine zusätzliche Ernährung auch zu Nebenwirkungen, wie zum Beispiel zu Übelkeit, Durchfällen oder vermehrter Flüssigkeitseinlagerung, führen.

Flüssigkeitsgabe als Infusion lindert das Durstgefühl Mundtrockenheit und vermehrtes Durstgefühl sind insbesondere in der letzten Lebensphase sehr häufig. Ursächlich hierfür können unter anderem Medikamente sein, die die Speichelproduktion vermindern. Außerdem können die Patienten häufig aufgrund von anderen Beschwerden nicht mehr ausreichend trinken. Eine Atmung über den offenen Mund lässt die Schleimhäute zusätzlich austrocknen. Untersuchungen haben aber gezeigt, dass zusätzliche Flüssigkeitsgabe über die Venen das belastende Durstgefühl kaum lindert und damit häufig überflüssig ist. Außerdem können Symptome wie Luftnot und Verwirrtheit unter Flüssigkeitsgabe sogar häufiger auftreten (Fritzson et al. 2013). Die größte Erleichterung bringen eine gute Lippenpflege und Mundbefeuchtung, zum Beispiel mit Sprühfläschchen oder in Flüssigkeit getauchte Schwämmchen. Hierfür können Wasser oder aber auch Getränke verwendet werden, die der Patient gern zu sich nimmt. Insbesondere kühle Getränke und Eis (Speiseeis, Eiswürfel oder zerstoßenes Eis) werden von den meisten Patienten als sehr angenehm und lindernd empfunden.

16.6 Was ich selbst tun kann

Versuchen Sie, keine Angst vor der Palliativmedizin zu haben!

Die meisten Patienten, die in der Palliativmedizin behandelt werden, fragen sich, warum sie nicht schon früher den Kontakt mit palliativmedizinisch ausgebildeten Ärzten und Pflegepersonal gesucht haben.

Wenn Fragen zur Palliativmedizin auftauchen, eine Beratung oder Hilfe benötigt wird, ist der behandelnde Onkologe zunächst erster Ansprechpartner. Dieser kann über Betreuungsmöglichkeiten vor Ort informieren. In der Regel gibt es eine Palliativstation, einen palliativmedizinischen Konsildienst oder auch einen ambulanten Dienst in der Nähe oder in den größeren Kliniken. Vielleicht hat der behandelnde Onkologe oder Hausarzt selbst eine palliativmedizinische Zusatzausbildung. Trauen Sie sich, Ihre behandelnden Ärzte danach zu fragen!

16.7 Weitere verlässliche Informationen

Wenn Sie ein palliativmedizinisches Angebot an einem bestimmten Ort suchen, steht Ihnen unter ▶ https://www.wegweiser-hospiz-palliativmedizin.de/ eine umfangreiche Datenbank zur Verfügung. Sie finden dort Angebote für Erwachsene und Kinder. Sie können nach Palliativstationen, ambulanten Teams (zum Beispiel SAPV), Palliativmedizinern, stationären Hospizen, ehrenamtlichen Hospizdiensten und anderem mehr mit einem selbst gewählten Suchradius suchen.

Im Palliativ-Portal (▶ https://www.palliativ-portal.de/) finden Sie viele weitergehende Informationen rund um die palliative und hospizliche Versorgung. Es werden alle wichtigen Begriffe erklärt. Sie finden relevante Gesetze, Links zu weiteren informativen Internetseiten und Artikeln.

Weitere Informationen finden Sie auch bei der Deutschen Gesellschaft für Palliativmedizin (DGP; ▶ https://www.dgpalliativmedizin.de/allgemein/allgemeine-informationen-hintergruende.html). Die DGP hat auch Broschüren herausgegeben. Zum Beispiel: Begleiten bis zuletzt: Was können wir tun, damit es gut wird?

Informationen des Deutschen Hospiz- und PalliativVerbands finden Sie unter ▶ https://www.dhpv.de.

Die Deutsche Krebshilfe gibt die Blauen Ratgeber heraus, die auch in vielen onkologischen Praxen oder Stationen ausliegen. Darin werden auch zahlreiche palliativmedizinische Themen behandelt.

Im Deutschen Palliativverlag ist der Band „Die Pflegetipps – Palliative Care" von Thomas Sitte erschienen.

16

Hoffnung für spezielle Gruppen

Inhaltsverzeichnis

Jung und Krebs – Herausforderung meistern

Michael Köhler

Inhaltsverzeichnis

© Springer-Verlag GmbH Deutschland, ein Teil von Springer Nature 2021
A. Petermann-Meyer et al. (Hrsg.), *Leben mit Krebs*,
https://doi.org/10.1007/978-3-662-59166-6_17

Etwa 15.000 Heranwachsende (Adoleszente) und junge Erwachsene („adolescents and young adults", AYA) erkranken in Deutschland pro Jahr an Krebs und sind in ihrer eigenen Altersgruppe (Peer Group) damit aber eine Ausnahme. Mittlerweile gibt es einige Forschungsergebnisse, die zeigen, dass sich das umschriebene Altersintervall zwischen dem 15. und 39. Lebensjahr im Vergleich zu Kindern und älteren Erwachsenen in bestimmten Bereichen klinisch unterscheidet. Außerdem steht die erwartete Lebenssituation eines gesund aufwachsenden jungen Erwachsenen in einem krassen Gegensatz zum körperlichen und seelischen Erleben während der Krebserkrankung mit ihren heftigen Einschränkungen und existenziellen Abhängigkeiten. Es ist also sehr wichtig, eine AYA-spezifische Versorgung aufzustellen, um die spezielle aktuelle Lebenssituation dieser Patienten aufzugreifen und im Rahmen onkologischer Routineversorgung anzuerkennen. Erhebliche Herausforderungen zeigen sich insbesondere in der Patientenversorgung ab dem 18. Lebensjahr.

17.1 Ausgangslage

Krebs ist die häufigste krankheitsbezogene Todesursache Adoleszenter und junger Erwachsener. Die aktuelle Forschung geht davon aus, dass sich das Altersintervall der AYA auf das Leben zwischen dem Teenageralter und dem Ende des 30. Lebensjahres bezieht (Treadgold und Kuperberg 2010; Tricoli et al. 2016; Hydeman et al. 2019). Allerdings ist es abwegig, von einer in sich einheitlichen Patientengruppe zu sprechen. Gerade in der Zeitspanne vom Teenager bis zum jungen Erwachsenen gibt es prägende, mit den jeweiligen Lebensalterphasen verbundene Erfahrungen und sogenannten Entwicklungsaufgaben, die sich je nach Alter deutlich voneinander unterscheiden (s. Übersicht).

Entwicklungsaufgaben Adoleszenter und junger Erwachsener
(Nach Havighurst 1974; Oerter und Montada 2002; Walter et al. 2011)
- Aufbau neuer und reifer Beziehungen zu Gleichaltrigen
- Übernahme der männlichen/weiblichen Geschlechtsrolle
- Wahrnehmung und Akzeptanz der eigenen körperlichen Erscheinung und effektive Nutzung des Körpers
- Emotionale Unabhängigkeit und Loslösung von Eltern und anderen Erwachsenen
- Vorbereitung auf Partnerschaft/Ehe und Familienleben
- Vorbereitung auf eine berufliche Karriere
- Werte und ein ethisches System erlangen – Entwicklung einer Ideologie und Haltung
- Sozial verantwortliches Leben erstreben und erreichen

Entwicklungsaufgaben sind verschiedene psychosoziale Bereiche in der Entwicklung junger Erwachsener, die immer erst einmal von allen in dieser Altersgruppe zu bewältigen sind. Dazu zählen beispielsweise die emotionale Loslösung und Unabhängigkeit vom Elternhaus und anderen älteren Erwachsenen, die Rebellion und das Risikoverhalten, Partnersuche, Ausbildung und Beruf, finanzielle Verantwortung, Familiengründung sowie Verantwortung im Berufsleben und für Kinder übernehmen lernen. Daher sind allgemeingültige Aussagen und für die gesamte Gruppe zutreffende Empfehlungen in diesem Altersbereich nur begrenzt machbar.

AYA mit Krebs stellen in ihrer Altersgruppe eine echte Ausnahme dar. AYA-Frauen erkranken vor allem am Hodgkin-Lymphom, Melanom (schwarzem Hautkrebs), Schilddrüsenkrebs, Mammakarzinom (Brustkrebs), Zervixkarzinom

(Gebärmutterhalskrebs) und Leukämien. AYA-Männer sind vor allem von Hodentumoren, Lymphdrüsenkrebs (Hodgkin- und Non-Hodgkin-Lymphomen), Melanom, Leukämien und Dickdarmkrebs betroffen. Die Prognose bei Krebs ist in diesem Alter in der Regel überdurchschnittlich gut (Gesellschaft der epidemiologischen Krebsregister in Deutschland e. V. 2013; National Cancer Institute; Treadgold und Kuperberg 2010; Hilgendorf et al. 2016; Nass et al. 2015). Dieser eigentlich positiven Aussage steht allerdings leider die Tatsache gegenüber, dass AYA-Krebspatienten im Unterschied zu älteren Erwachsenen noch auf Jahrzehnte mit den weitreichenden Folgen der Krebsdiagnose und -behandlung konfrontiert bleiben. Die Mehrzahl der AYA-Überlebenden ist durch körperliche, seelische, soziale und/oder finanzielle Probleme beansprucht. Typische Belastungen können beispielsweise sein (Oeffinger et al. 2006; Tai et al. 2012; Smith et al. 2013; Quinn et al. 2015; Koehler 2017; Leuteritz et al. 2018; Parsons und Kumar 2018; Hydeman et al. 2019),

- dass das Risiko für Herz-Kreislauf-Erkrankungen bis zu 15-fach erhöht ist,
- dass sie sich durch Rezidiv- oder Zukunftsängste im eigenen Alltag „fremdbestimmt fühlen",
- dass sich der krebsbedingte Abbruch der Schul- oder Berufsausbildung wie ein „roter Faden" schicksalhaft durchs Leben zieht,
- dass sie finanziell „schwer auf die eigenen Beine kommen",
- dass sie kaum Anschluss halten können mit den Aktivitäten ihrer Freunde,
- dass sie wieder – oder nach dem Krebs noch immer – bei den Eltern leben.

Diese lebenslange Erfahrung nach einer Krebskrankheit wird im Vergleich zum Lebensgefühl der „gesunden" Gleichaltrigen als deutlich abweichend und andersartig empfunden. Viele Betroffene im jungen Erwachsenenalter berichten, dass mit dem Krebs die an

sich für diese Lebensphase zumeist typische Sorglosigkeit und Unbekümmertheit verlorengegangen ist. Oder wie es eine junge Frau nach akuter Leukämie einmal beschrieb: „Ich bin hier drinnen und die anderen sind da draußen." Und damit meinte sie nicht die räumliche Entfernung zu ihren Freunden.

Was junge Erwachsene mit Krebs aus psychologischer Sicht beispielsweise deutlich von allen anderen Patientenaltersgruppen unterscheidet, ist, dass sie in einer Lebensphase sind, die an sich von einem lebensfrohen und durchdringend unabhängigkeitsliebenden „Vorwärtsgefühl" gefärbt ist. Durch den Krebs fühlen sie sich harsch ausgebremst, abgedrängt oder subjektiv bestraft. Die Betroffenen nehmen das durchaus als eine Art konflikthafte Situationen wahr, weil ihnen dann der Unterschied zu den Gleichaltrigen immer wieder einmal schmerzlich bewusst wird. Denn aus der Krebssituation können sich für die jungen Menschen klinisch bedeutsame, potenziell verstörende Folgen entwickeln, die wir eben auch bei anderen Patientenaltersgruppen in dieser gehäuften Ansammlung nicht finden (s. folgende Übersicht; Koehler 2015; Richter et al. 2015; Nowe et al. 2017; Husson et al. 2017).

Lebensbereiche mit potenziell verstörenden Veränderungen für AYA-Krebspatienten
(Adaptiert nach NCCN AYA Guidelines®)

- Seelische Gesundheit und Lebensqualität
- Lebenskraft/Erschöpfung und Abgeschlagenheit (Vitalität/Fatigue)
- Körperbild, Körpererleben, Körper-Selbst
- Kognitiv-emotionale Leistungsfähigkeit (Chemobrain)
- Soziale Beziehungen und Familiendynamik (Peer-/Altersgruppe, Eltern, Partner)

- Gesundheitsverhalten bzgl. Rauchen, Alkohol, Ernährung, Sport/Fitness
- Sexualität
- Fertilität und Kinderwunsch
- Konfrontation mit Sterblichkeit
- Verzögerungen oder Verlust der Ausbildung/des Arbeitsplatzes
- Finanzielle Abhängigkeit, Risiko auf finanzielle Notlagen bzw. Verlust des gesetzlichen Systems der Absicherung
- Vertrauen in die eigene Gesundheit
- Zukunftsängste, „weil plötzlich jede Entscheidung eine für mein ganzes Leben sein kann"

17.2   Was wissen wir?

AYA-Krebspatienten und ihre Familien zeigen gegenüber älteren Betroffenen psychoonkologische und medizinische Spezifika, welche bislang kaum in der jeweiligen Fachkundeausbildung berücksichtigt werden. Um den erfolgreichen Aufbau klinischer Versorgungsangebote für AYA mit und nach Krebs durchführen zu können, bedarf es eines grundsätzlichen Verstehens der besonderen Charakteristik dieser Altersgruppe. AYA-spezifische Versorgungsangebote sind zumindest an universitären Krebszentren vereinzelt im Aufbau. Enorme Herausforderungen zeigen sich insbesondere in der klinischen Versorgung junger Erwachsener mit Krebs ab dem 18. Lebensjahr. Das liegt unter anderem daran, dass es Krebsärzte für Kinder (Patienten unter 18 Jahren), sogenannte pädiatrische Onkologen, und für Erwachsene Fachärzte für Onkologie, also für alle Patienten ab 18 Jahren, gibt. In den universitären pädiatrisch-onkologischen Zentren gelten bereits seit vielen Jahren hohe Standards in der Nachbetreuung adoleszenter Patienten bis zum 18. Lebensjahr. Der Übergang (Transition) zwischen der pädiatrischen und Erwachsenenversorgung ist aber aufgrund der Trennung der ärztlichen Gruppen besonders problematisch. Für die AYA muss es also eigentlich Übergangs- bzw. Transitionssprechstunden geben, die bisher leider kein Standard der onkologischen Routineversorgung sind und nur vereinzelt als sogenannte Leuchtturmprojekte an universitären Zentren angeboten werden.

Die Herausforderungen einer auf AYA mit und nach Krebs spezialisierten Versorgung werden an folgenden Beispielen deutlich:

- Junge Erwachsene mit Krebs halten sich im Vergleich zu anderen Patientenaltersgruppen häufig nicht an gegebene Empfehlungen während der Akutbehandlung und Nachsorge. Die unzuverlässige Einnahme von Medikamenten und das nicht genaue Wahrnehmen von Terminen oder Untersuchungen sind nur zwei Beispiele von vielen. Hintergrund sind die für dieses Lebensalter ganz typischen sogenannten Entwicklungsaufgaben (siehe oben). Einerseits ist es beispielsweise wichtig und richtig, sich emotional von den Eltern zu lösen und auch gegenüber anderen älteren Erwachsenen die eigene Unabhängigkeit zu leben. Andererseits führt diese, an sich in der Entwicklung ganz richtige Verhaltensweise, in der Situation der Krebsbehandlung möglicherweise zu einem Problem. Wenn die behandelnden Ärzte sehr pädagogisch oder vielleicht sogar „lehrerhaft" versuchen, die jungen Patienten davon zu überzeugen, dass sie sich bei Fieber, Brennen beim Wasserlassen oder anderen Infektanzeichen zu melden haben, werden sie von den AYA möglicherweise nicht ganz ernst genommen. Das fühlt sich für die jungen Patienten dann so an, wie wenn Mutter was sagt, wo man aber innerlich auch kaum zuhört. Aus Studien wissen wir, dass 20 % der Situationen mit fehlender Therapiedisziplin durch eine unzureichende Arzt-Patient-Kommunikation erklärt werden können. Ein Ansatz der wirkungsvollen Verbesserung liegt demnach darin, dass Medizinstudenten und Ärzte die Gesprächsführung mit (jungen) Krebspatienten systematisch und methodisch gut aufgearbeitet erlernen sollten.

- Junge Erwachsene mit Krebs erhalten häufig eine geringe Aufmerksamkeit für verschiedene seelische wie körperliche Belastungssituationen. Im Unterschied zu älteren Patientenaltersgruppen wirken sie beispielsweise nach außen meist körperlich fit und offen für lockere Gespräche. Demgegenüber zeigen uns allerdings die wissenschaftlichen Analysen, dass, wenn wir die jungen Patienten nach ihrer seelischen Belastung zum Start einer Krebstherapie fragen, sie sich im Vergleich zu älteren Patientenaltersgruppen als die am höchsten belastete Altersgruppe stationärer Krebspatienten zeigen. Ein Umstand, den man in der stationären Visite allerdings oft nicht bemerkt. Ein möglicher Ansatz der wirkungsvollen Verbesserung liegt demnach darin, dass gezielt ärztliche und psychoonkologische Gespräche sowie eine systematische Beurteilung und zuverlässige Diagnostik möglicher Belastungsmomente von jungen Erwachsenen mit und nach Krebs erfolgen sollten. Ein anderer Ansatz ist die gezielte professionelle psychoonkologische Begleitung der AYA-Krebspatienten, um sie so weit mental zu stärken, dass sie aktiv die Visitensituationen für Gespräche mit den behandelnden Ärzten nutzen. Empowerment heißt das Stichwort! Im medizinischen Bereich bedeutet Empowerment, dass Patienten dazu ermutigt werden, sich an Entscheidungen rund um die Erkrankung, Behandlung und Nachsorge aktiv zu beteiligen.
- Trotz eines wachsenden Interesses am Ausbau der ganzheitlichen Versorgung von AYA Krebspatienten, haben wir einen deutlichen Mangel an psychosozialen Unterstützungsangeboten für junge Betroffene und familiäre Angehörige.

Darüber hinaus fehlen bislang auch systematisch angebotene AYA-spezifische Fortbildungsmöglichkeiten für Behandler und Pflege.

Junge Heranwachsende und Erwachsene mit und nach Krebs haben zum Teil auch andere Bedürfnisse, worin sie unterstützt werden möchten, als ältere Krebsbetroffene und Krebsüberlebende. Die folgenden AYA-spezifischen Unterstützungsbedürfnisse gelten als die am häufigsten genannten (Tsangaris et al. 2014; Bibby et al. 2017):

- Bedürfnis nach einem verständlichen Informationszugang, um Ängste zu reduzieren und behandlungsrelevante Kenntnisse zu erwerben
- Bedürfnis nach niedrigschwelliger Kommunikation (zum Beispiel mit Peers, interdisziplinäre AYA-Sprechstunden)
- Bedürfnis nach interdisziplinärer AYA-Versorgung (zum Beispiel mittels multiprofessioneller, AYA-orientierter Behandlungsteams)
- Bedürfnis nach sozialer Unterstützung durch Peers mit Krebs, Familie, Peers ohne Krebs

Als übergeordnetes AYA-Unterstützungsbedürfnis zeichnet sich dabei immer wieder der Wunsch nach AYA-spezifischer Beratung und psychologischer Unterstützung ab. Ein inhaltlicher Schwerpunkt der AYA-Krebsnachsorge sollte deshalb beispielsweise auch die Beratung zur beruflichen Wiedereingliederung sein (Goldfarb und Casillas 2014; Cheung und Zebrack 2017).

17.3 Zur Funktion der AYA-Eltern

Die Behandlung einer Krebsdiagnose hat, neben der Bedeutung für den Patienten, auch stets Einfluss auf den Alltag und die Beanspruchung der familiären Angehörigen. Für AYA mit Krebs gelten häufig

Eltern, neben aktuellen Partnern, als primäre familiäre Ansprechpartner. Insbesondere wird zumindest eine innere elterliche Haltung aus Fürsorge und Verantwortung von den Kindern und den jungen Erwachsenen oft wieder erwartet oder gar gebraucht. Vergleichbar der Krebstherapiesituation bei Kindern nehmen Eltern krebserkrankter Adoleszenter und junger Erwachsener in der Zeit der Tumortherapie und Nachsorge eine Schlüsselposition für ihre kranken „Kinder" hinsichtlich emotionaler Regulation und medizinrelevanter Unterstützung ein. Mutter und Vater werden ganz alltagsnah wieder gebraucht, sei es bei der Bewältigung zentraler medizinischer Herausforderungen im jungen Erwachsenenalter wie Gewährleistung der Therapiedisziplin, Unterstützung beim Management von Nebenwirkungen und Spätkomplikationen oder dem Erhalt selbstständiger Funktionsbereiche (beispielsweise Finanzen, Ausbildung, Wohnung, Betreuung eigener Kinder). Sie nehmen beinahe unabhängig vom tatsächlichen Alter der AYA-Patienten ihre alten Positionen und Rollen wieder ein (Manne und Miller 1998; Koehler 2015; Sawyer et al. 2017; Koehler 2018).

> Das Anliegen einer auf junge Erwachsene mit Krebs spezialisierten Versorgung sollte sein, deren eben beschriebene Lebenssituation aufzugreifen und im Rahmen der onkologischen Routineversorgung anzuerkennen.

Mit dem folgenden Leitfaden wollen wir dies angehen.

17.4 Was brauchen heranwachsende und junge Krebspatienten?

17.4.1 Während der Akut- und Erhaltungstherapie

Die standardisierte Nutzung einer spezifischen AYA-Checkliste bei der strukturierten Aufklärung zur onkologischen Diagnose und Tumortherapie Link: ▶ www.med.uni-magdeburg.de/AYAinfo. In dieser Liste werden die für junge Erwachsene wichtigsten Inhalte der Aufklärungs- und Beratungsphase nach Mitteilung der Krebsdiagnose gecheckt. In der Aufklärung sollten neben den klassischen Themen wie beispielsweise Festlegung des Behandlungsplanes, Fruchtbarkeit oder zu erwartende Nebenwirkungen auch psychoonkologische Punkte wie beispielsweise Strategien zur Vermeidung von Nebenwirkungen, patienteneigene Aktivitäten und das Angehörigengespräch zur Sprache kommen. Insbesondere das Prüfen der Machbarkeit einer Eizell- oder Spermakryokonservierung sollte standardmäßig seitens des onkologischen Behandlungsteams mit den Betroffenen besprochen sein.

Die Vermittlung und den Zugang zu geprüften, patientengerechten Informationsquellen sowie die Vermittlung regionaler Ansprechpartner und interdisziplinärer Versorgungsangebote:

AYApedia (▶ https://www.onkopedia.com/de/ayapedia/guidelines) bietet seit September 2018 relevante Informationen (nicht nur) für junge Erwachsene mit Krebs für die folgenden Themenbereiche:

- Bewegung und Sport
- Ernährung
- Fatigue
- Fruchtbarkeit und Fruchtbarkeitserhalt
- Psychoonkologie
- Rehabilitation und Spiritualität

Der DGHO-Arbeitskreis „Heranwachsende und junge Erwachsene mit Krebs" (Deutsche Gesellschaft für Hämatologie und Medizinische Onkologie, DGHO) hat diese ganz praktischen Patienteninformationen zum Umgang mit der Krankheit und mit Therapienebenwirkungen zusammengestellt. Aufgrund des Onlineformats und der expertenbasierten Erstellung ist ein 24/7-Zugang zu abgesicherten AYA-spezifischen Informationen gewährleistet.

Die Deutsche Stiftung für junge Erwachsene mit Krebs (▶ https://junge-erwachsene-mit-krebs.de/) bietet ein breites Spektrum an Informationen zu speziellen Angeboten in Ihrer Nähe und dazu das JUNGE KREBSPORTAL an. Das JUNGE KREBSPORTAL ermöglicht jungen Frauen und Männern, die an Krebs erkrankt sind, waren oder an einem Rezidiv leiden, einen schnellen Kontakt zu Experten in ganz Deutschland, um notwendige Informationen und Beratung zu erhalten. Mithilfe des onlinebasierten Portals können junge Krebspatienten individuelle Fragestellungen an das spezialisierte Beraterteam des JUNGEN KREBSPORTALs richten und erhalten in Onlinechats, Telefonaten oder persönlichen Gesprächen vor Ort Antworten. Aktuell sind folgende Themenbereiche verfügbar:

- Sozialrechtliche Fragestellungen (Job und Geld, Schwerbehindertenausweis, Rehabilitation, berufliche Wiedereingliederung)
- Veränderungen des Hormonhaushalts
- Immundefekte
- Integrative Krebsmedizin

Das AYA-Informationsportal der Universitätsklinik für Hämatologie und Onkologie Magdeburg ist seit Mai 2013 online und ermöglicht für Betroffene, Angehörige und klinische Ansprechpartner wie Ärzte, Psychotherapeuten und Pflegekräfte den 24/7-Zugang zu geprüften krankheits- und behandlungsrelevanten Informationen (▶ www.med.uni-magdeburg.de/AYAinfo) mittels Verlinkung auf Wissensdatenbanken (zum Beispiel AYApedia, Patientenportal der Bundesärztekammer und der Kassenärztlichen Bundesvereinigung). Gleichermaßen ist ein Download der aktuellen Version der in Magdeburg verwendeten AYA-Checkliste bei der strukturierten Aufklärung zur onkologischen Diagnose und Tumortherapie für die eigene Krebstherapiesituation möglich. Die für die AYA-Versorgung wichtigsten Ansprechpartner in Sachsen-Anhalt werden angezeigt und vermittelt.[1]

Ansprechsprechpartner, Angehörigengespräche und gemeinsame Entscheidungsfindung

- Die Benennung der klinischen Ansprechpartner für die Zeit der Krebsbehandlung.
- Die Möglichkeit zu Angehörigengesprächen, insbesondere mit Eltern der jungen Krebsbetroffenen.
- Möglichst gemeinsame Entscheidungsfindungen zwischen Patient-Arzt-Angehörigen.

Organisation von Gesprächen und Kontakten mit Gleichbetroffenen bei Bedarf Aus eigenen Erfahrungen im Magdeburger Modell der AYA-Versorgung (Magdeburg Care AYA, MC AYA) bietet eine Selbsthilfegruppe sowohl die Chance zum persönlichen Austausch über die eigene aktuelle

---

[1] Zum Zeitpunkt des Redaktionsschlusses war der Blaue Ratgeber „Junge Erwachsene mit Krebs" der Deutschen Krebshilfe noch nicht verfügbar.

Situation (vor allem auch mal außerhalb der Krebssituation) als auch eine im Bedarfsfall hilfreiche Adresse für versorgungsrelevante FAQ (Frequently Asked Questions). Mittels Social-Media-Angeboten wie beispielsweise einer Vielzahl persönlicher Blogs (zum Beispiel Krebs-Blogger) oder dem NetzwerkStatt Krebs, einem Projekt der Frauenselbsthilfe nach Krebs, werden neue Wege der direkten und persönlichen Kommunikation und Selbsthilfe beschritten. Die Deutsche Stiftung für junge Erwachsene mit Krebs hat dazu beispielsweise ihr Projekt „Jung und Krebs – Erste Hilfe – Tipps von Betroffenen" erfolgreich auf die Beine gestellt. Zusammen mit medizinischen Experten und Betroffenen wurden Tipps und Hilfestellungen zusammengetragen, die wie ein Notfallkoffer direkt nach der Diagnosestellung Hilfe und Beistand leisten. Die Tipps sollen Mut machen und den Umgang mit der Diagnose erleichtern.

Im Kontakt mit Freunden bleiben, auch wenn es beiden Seiten zuweilen schwer fällt Die Krebserkrankung katapultiert nicht nur einen selbst, sondern auch die Freunde aus einem wohlbekannten Lebensgefühl.

» Diese mir freundschaftlich verbundenen Menschen geraten aufgrund meiner Krebserkrankung plötzlich selbst in die Notwendigkeit von Krankheitsbewältigung. Einerseits möchten sie mir beistehen, mich unterstützen und sich um mich sorgen. Andererseits sind aber gerade die gleichaltrigen Freunde, wie ich, im jungen Erwachsenenalter. Auch sie sind, als Freunde eines Krebsbetroffenen, den typischen Beanspruchungen von Krebs im jungen Erwachsenenalter damit ein Stück weit ausgesetzt. Jung sein und das Krebskrank-Dasein mitzuerleben, das sind aber eben sehr verschiedene Welten, da braucht es viel innere Kraft, die sich manch einer im Freundeskreis nicht so recht zutraut. Plötzlich soll ich mit dem krebskranken Freund über „alltägliche Dinge" sprechen. Nur fällt das manchmal eben wirklich schwer, weil mein Alltag nicht mehr der meiner Freunde ist. Falls Sprachlosigkeit oder Funkstille auftritt oder ihr Gefühle des Sich-fremd-Werdens wahrnehmt, würde ich den- oder diejenige, wenn sie mir wirklich wichtig sind, kurz darauf ansprechen, vielleicht auch per Chat. Dass es MIR als Krebspatient schwer fällt, sie anzusprechen, obwohl ICH diesen Krebs habe. Und vielleicht geht's ihm oder ihr ja ganz ähnlich. Allein darüber könnte man miteinander wieder in Kontakt kommen.

An die folgenden Punkte ist insbesondere zu denken:

Auch wenn nach dem Feststellen einer Krebserkrankung „kein Stein mehr auf dem anderen steht", möchten wir Sie ermutigen, jeden Zweifel, Gedanken oder empfundene Ungewissheit anzusprechen. Natürlich ist das in einem 4-Augen-Gespräch häufig eher machbar als in der „großen Stationsvisite". Fatal wäre nur, sich gar nicht zu trauen, eigene Gedanken und Zweifel anzusprechen.

> **Tipp**
>
> Fragen Sie bei den behandelnden Ärzten nach der Möglichkeit zu einem Gespräch mit einer Psychoonkologin oder einem Psychoonkologen nach. Psychoonkologische Unterstützung ist heutzutage ein Markenzeichen einer erfolgreichen Krebstherapie.

Tumor-Fatigue ist die häufigste Spätkomplikation von Krebstherapien. Die Behandlung der chronischen Erschöpfung beginnt bereits während der Akuttherapie.

> **Tipp**
>
> Nutzen Sie jede freie Minute, in der Sie sich auch nur halbwegs körperlich vital fühlen, für einen Spaziergang oder eine kleine aktive Runde über den Stationsgang. Ein Muskel, den Sie eine Woche lang nicht nutzen, braucht zwei bis drei Wochen, um wieder wach und fit zu werden.

Eine umfassende AYA-Nachsorge sollte die Möglichkeit zur professionellen Fatigue- und Lebensqualitätsdiagnostik bei einem Psychoonkologen/Psychotherapeuten bei Bedarf beinhalten. AYA-spezifische Rehabilitationsmaßnahmen sind aufgrund des hohen Anteils sport- und ernährungstherapeutischer Einheiten eine wichtige Grundlage für die gelungene Rückkehr in das familiäre und berufliche Leben nach überstandenem Krebs.

17.4.2 Wir empfehlen für die Nachsorge und Rehabilitation

Eine auf junge Erwachsene nach Krebs spezialisierte Rehabilitation Die erste Rehabilitationsmaßnahme sollte unmittelbar nach dem Abschluss der Krebsbehandlung stattfinden. Gerade für junge Erwachsene nach Krebs bietet eine Anschlussheilbehandlung (AHB) in einer spezialisierten Klinik ein umfangreiches Programm zur körperlichen Regeneration und zur Krankheitsverarbeitung. Eine AHB soll jungen Erwachsenen helfen, nach der Krebsbehandlung zügig in das alltägliche familiäre wie auch das berufliche Leben erfolgreich zurückzukehren.

Adressen von Rehabilitationskliniken erfahren Sie während eines Gesprächs in einer regionalen Krebsberatungsstelle oder auf der Homepage der Deutschen Stiftung für junge Erwachsene mit Krebs. Für die Antragstellung sollten Sie sich auf jeden

Fall professionelle Unterstützung suchen (zum Beispiel psychosoziale Krebsberatungsstellen). Aus eigenen Erfahrungen im Magdeburger Modell der AYA-Versorgung (Magdeburg Care AYA, MC AYA) sollte dazu noch ein Unterstützungsschreiben vom behandelnden Psychotherapeuten oder Onkologen zur Indikationsstellung und Behandlungsempfehlung erstellt werden, um den Bewilligungsprozess für die AYA-Rehabilitationsmaßnahme zu unterstützen.

Eine auf junge Erwachsene nach Krebs spezialisierte Nachsorge Aufgrund der oben genannten forschungsbasierten Befunde sollte sich die Nachsorge im jungen Erwachsenenalter nicht an die zeitlichen Kriterien der onkologischen Routineversorgung halten. Erfolgreiche AYA-Krebsnachsorge heißt, über die üblichen fünf Jahre hinaus aufmerksam für mögliche Spätkomplikationen und Langzeitnebenwirkungen nach Krebstherapie zu bleiben. Mit dem CARE for CAYA-Präventionsprogramm als erstes bundesweites Forschungsprojekt seiner Art wurden die ersten echten Nachsorgesprechstunden für junge Erwachsene nach Krebs 2017 an insgesamt 14 Standorten begonnen. Die beteiligten Kliniken finden Sie auf der Homepage des Forschungsprojektes (Suchbegriff „CARE for CAYA-Präventionsprogramm"). Nach einer ausführlichen Bedarfsanalyse in den drei Bereichen körperliche Aktivität, Ernährung und psychosoziale Belange wird besprochen, ob eine spezialisierte Beratung in einem der drei genannten Gebiete nötig ist.

> ❯ **Wichtig**
>
> Doch ganz gleich, ob Sie Patient einer der beteiligten Standorte sind oder nicht, Sie brauchen eine auf Sie abgestimmte Nachsorge!
> Derzeit gibt es in Deutschland leider noch keine wirklichen Standards für die Nachsorge junger Erwachsener nach Krebs. Deshalb sollten Sie selbst aktiv werden. Setzen Sie sich entweder mit

einem der genannten Standorte mit einer AYA-spezifischen Nachsorge in Verbindung, oder erstellen Sie mit Ihrem Onkologen einen strukturierten Nachsorgeplan (einen sogenannten Survivorship-Care-Plan).

Bei Bedarf: Eine auf junge Erwachsene nach Krebs spezialisierte ambulante Psychotherapie und Fatigue-Diagnostik Bekannt ist, dass junge Erwachsene nach Krebs eher verminderte seelische Lebensqualität und verstärkt seelische Belastung als ältere Krebspatienten berichten. Dazu kommt, dass diese seelischen Beanspruchungen Auswirkungen auf den persönlichen wie beruflichen Lebensweg haben können. Die Angebote sind regional recht unterschiedlich. Bislang existieren deutschlandweit an nur wenigen Standorten psychoonkologische Spezialambulanzen mit einem psychotherapeutischen Angebot für junge Erwachsene nach Krebs (zum Beispiel Hamburg, Würzburg, Magdeburg). Aus eigenen Erfahrungen im Magdeburger Modell der AYA-Versorgung (Magdeburg Care AYA, MC AYA) sollten familiäre Angehörige (zum Beispiel Eltern, Partner) einen gleichberechtigt schnellen Zugang zu professioneller Unterstützung erhalten. Psychoonkologische Spezialsprechstunden bieten professionelle Diagnostik, Behandlung und Vermittlung zu weiteren Unterstützungsangeboten in Ihrer Region an. Psychosoziale Krebsberatungsstellen und das JUNGE KREBSPORTAL der Deutsche Stiftung für junge Erwachsene mit Krebs leisten wichtige Beratungen und können darüber hinaus spezifische Angebote vermitteln.

Bei Bedarf: Eine professionelle Beratung zur Rückkehr in den Beruf nach Krebs Der Weg zurück an den Arbeitsplatz nach einer erfolgreichen Therapie bei onkologischen Erkrankungen ist zuweilen konfliktreich und kompliziert. Betroffene beklagen einen undurchsichtigen Paragrafen- und Behördendschungel oder sehen sich einem scheinbar ungerechten Umgang bei der Unterstützung durch Sozialversicherungsträger und Unternehmen ausgesetzt. In der Situation nach Krebstherapie nochmals Kraft und Mut aufzuwenden für den Kampf um die geeignete Rückkehr in das Berufsleben, übersteigt oftmals die eigenen Möglichkeiten. Sozialdienste der Krankenhäuser, Krebsberatungsstellen und lokale Vereine beraten zum Wiedereinstieg in das Berufsleben.

Für diese Herausforderung hat beispielsweise die Sachsen-Anhaltische Krebsgesellschaft ein Beratungskonzept entwickelt, das durchaus inhaltliche Anhaltspunkte liefern kann. In Seminaren und Einzelgesprächen, aber auch in Gruppen, steht der Informations- und Erfahrungsaustausch im Vordergrund. Das Beratungsangebot ist darauf abgestimmt, Menschen in dieser Lebenssituation zu unterstützen. Zunächst wird auf die Erfahrungen, Kompetenzen und Fähigkeiten der Betroffenen geschaut, aber auch auf Einschränkungen, um sie dann mit Ihren aktuellen Wünschen und beruflichen Plänen zu verknüpfen. Themen der Seminare sind beispielsweise:

- Tipps zur beruflichen Gesprächsführung und Jobcoaching
- Stressbewältigung und Mobilisieren von persönlichen Ressourcen
- Orientierung und Aufklärung bei sozialrechtlichen Fragen
- Informationen zu Nebenwirkungen nach Therapien

Hinweise und Umgangsmöglichkeiten zu tumorbedingter Fatigue Weitergehende Infos sind in ▶ Kap. 10 „Nebenwirkungen und Spätfolgen der Chemo- und Strahlentherapie", ▶ Kap. 12 „Fatigue" und ▶ Kap. 14 „Sozialrecht" zu finden.

17.5 Last but not least …

> **Tipp**
>
> Ganz unabhängig von einzelnen Krebs-
> therapien, Nebenwirkungen oder Kont-
> rollterminen, versuchen Sie bitte weiter-
> hin darauf zu achten, was Ihnen gut tut.
> Behalten Sie dieses so lange wie mög-
> lich bei, ganz gleich, ob es ein Nachmit-
> tag mit Freunden, etwas Sport oder ein
> spontaner Konzertbesuch ist.

Der Erfolg einer Krebstherapie ist auch
davon abhängig, wie es Ihnen mit der Situation geht und darüber hinaus gelingt,
diese schweren Beanspruchungen mental zu bewältigen. Kein Medikament kann
Ihr Vertrauen auf sich selbst und Ihren
Mut, dass Sie diesen Weg bestreiten, ersetzen. Ihre Selbstwahrnehmung ist ein
wichtiges Mittel für eine erfolgreiche
Krebstherapie. Schulen Sie Ihre Selbstwahrnehmung so weit, dass Sie bemerken, was Sie für Ihre Lebensqualität eher
und was weniger brauchen. Manches Mal
gelingt dies vielleicht auch besser im Gespräch mit Vertrauten oder einem Psychotherapeuten.

17.6 Wo finde ich weitere verlässliche Informationen?

- Die Deutsche Stiftung für junge Erwachsene mit Krebs (► https://junge-erwach-
  sene-mit-krebs.de/) hat für Patienten –
  aber auch für Angehörige, Behandler
  und die interessierte Öffentlichkeit – weiterführende Links (zum Beispiel Onkopedia, AYA-Leitlinie) mit Informationen
  zu Krebserkrankungen, Therapie- und
  Rehabilitationsmaßnahmen zusammengestellt. Darüber hinaus findet sich eine
  Liste mit Informationsportalen und Fo-
  ren auf der Stiftungshomepage unter dem Reiter „Jung & Krebs“.
- AYApedia: ► https://www.onkopedia.
  com/de/ayapedia/guidelines
- AYA-Informationsportal der Universitätsklinik für Hämatologie und Onkologie Magdeburg: ► www.med.uni-magde-
  burg.de/AYAinfo
- Deutsche Krebshilfe e. V.: ► https://
  www.krebshilfe.de
- Krebsinformationsdienst des Deutschen
  Krebsforschungszentrums: ► www.
  krebsinformationsdienst.de
- NetzwerkStatt Krebs: ► https://www.
  netzwerkstattkrebs.de
- Junge Selbsthilfe in Sachsen-Anhalt:
  ► https://www.wirmuessenreden.de

Angehörige – Unterstützung für Unterstützer

Julia Baron

Inhaltsverzeichnis

© Springer-Verlag GmbH Deutschland, ein Teil von Springer Nature 2021
A. Petermann-Meyer et al. (Hrsg.), *Leben mit Krebs*,
https://doi.org/10.1007/978-3-662-59166-6_18

18.1 Einleitung

Wenn ein geliebter Mensch an Krebs erkrankt, ist die Situation für die Angehörigen häufig mindestens genauso schwer wie für die erkrankte Person selbst. In diesem Kapitel wird es insbesondere um die Partner von krebserkrankten Menschen gehen, auf die Situation der Kinder wird im ▶ Kap. 19 eingegangen. Der Kreis der Personen, die von der Krebserkrankung betroffen ist, geht jedoch weit über die Kernfamilie (Partner und Kinder) hinaus. Neben der Herkunftsfamilie (die eigenen Eltern und Geschwister sowie unter Umständen die eigenen Großeltern) betrifft die Krebserkrankung eines Menschen automatisch ein ganzes System, zu dem neben sämtlichen Familienangehörigen auch die Freunde, Arbeitskollegen, Nachbarn, Vereinskollegen etc. gehören.

Sie sollen sich von diesem Kapitel ebenso angesprochen fühlen, auch wenn häufig vom „Partner" des Erkrankten die Rede sein wird. Denn immer wieder berichten Patienten, dass im Rahmen ihrer Erkrankung überraschenderweise Menschen eine wichtige Unterstützung geworden seien, zu denen die Verbindung vorher eher „lose" gewesen sei. Dies können zum Beispiel Nachbarn oder Arbeitskollegen sein oder die Eltern von Freunden der Kinder, die man vorher nur flüchtig kannte. Auf der anderen Seite sind Patienten häufig enttäuscht, weil sich vermeintlich gute Freunde plötzlich zurückziehen und den Kontakt mit den Patienten zu meiden scheinen. Hier zeigt sich, wie sehr das soziale Umfeld von der Krebserkrankung einer Person berührt wird. Wir können in den meisten Fällen davon ausgehen, dass sich die vormals guten Freunde nicht plötzlich als herzlose Egoisten entpuppen. Vielmehr ist anzunehmen, dass diese Menschen schlichtweg überfordert und ratlos sind, wie sie mit der neuen Situation umgehen sollen. Anderen Menschen dagegen fällt es – vielleicht aufgrund

ihrer Persönlichkeit oder ihrer eigenen Lebensgeschichte – leichter, auf die erkrankte Person zuzugehen und ein intuitives Gespür dafür zu entwickeln, welches Verhalten angemessen ist.

Für eine Partnerschaft, die von einer Krebserkrankung betroffen ist, hat die Anpassung an die neue Lebenssituation oft erheblichen Einfluss auf die Beziehungsqualität. Manche Beziehungen zerbrechen sogar an der Belastung durch die Erkrankung. Andere Beziehungen aber gehen deutlich gestärkt aus dieser Krisensituation hervor. Es scheint, dass insbesondere diejenigen Paare, die vorher bereits in einer guten Beziehung zueinander standen, durch die Erkrankung noch näher zusammenrücken.

Wir nehmen wahr, dass die seelische Belastung von Angehörigen genauso hoch ist wie die seelische Belastung der Patienten selbst. Zwangsläufig geraten Angehörige in eine unbewusste Doppelrolle: Einerseits sind sie die wichtigsten Unterstützer und Hoffnungsträger und haben das Gefühl, nun sehr stark sein zu müssen, andererseits sind sie selbst eben auch Betroffene, die viel Angst, Sorge und Leid erleben.

Was sind besondere Aspekte und spezielle Bereiche dieser Belastungen bei den Angehörigen?

Wie können Angehörige besser mit diesen Belastungen zurechtkommen, um gut durch diese Zeit kommen?

Und wie können ein Umgang mit der Situation und ein Miteinander so gelingen, dass man einander im Strudel der Emotionen und Ereignisse nicht verliert?

Hierauf soll im Folgenden näher eingegangen werden.

18.2 Veränderung des Alltags

Durch eine Krebserkrankung verändert sich fast immer der Alltag der Betroffenen – häufig auf gravierende Art und Weise. Zum einen müssen täglich viele „medizinische"

Termine untergebracht werden: Arztgespräche, Blutabnahmen, Untersuchungen, Apothekenbesuche, Bestrahlungen, stundenlange Therapiegaben etc. Mehrtägige oder gar wochenlange Krankenhausaufenthalte oder Rehamaßnahmen erfordern oft unter großer Anstrengung eine Neuorganisation des Alltags, insbesondere wenn minderjährige Kinder zu versorgen sind. Urlaubspläne werden häufig durch die umfassenden Behandlungen verhindert, sodass wichtige Erholungspausen fehlen. Bei allen Beteiligten kann hierdurch ein Gefühl von Verunsicherung oder von „sich auf nichts mehr verlassen können", verstärkt werden. Manchmal fallen Geburtstage von Patienten oder anderen Familienmitgliedern einfach aus.

> **Tipp**
>
> Hier kann es wichtig sein, mit Ihrem Arzt von Beginn an zu besprechen, ob sich manche Termine von Behandlungen ein wenig verschieben lassen (dies ist zuweilen auch bei vorgegebenen Therapiezyklen, von denen oft gesprochen wird, möglich, ohne dass die Wirkung der Therapie eingeschränkt wird). Trauen Sie sich, sprechen Sie Ihren Arzt an, wenn ein für Sie wichtiger Termin außerhalb der medizinischen Versorgung ansteht. Ihr Arzt wird Ihnen erklären, ob dies in Ihrer jeweiligen Situation möglich ist oder ob es dringend notwendig ist, umgehend zu handeln. Sicher wird Ihr Arzt Verständnis für Ihren Wunsch nach Planbarkeit auch von Urlauben oder Geburtstagen zeigen.

Denn in dieser von vielen Unsicherheiten geprägten Zeit ist es von großer Bedeutung, sich kleine Oasen von Sicherheit und Verlässlichkeit einzubauen. Insbesondere, wenn minderjährige Kinder zur Familie gehören, ist eine weitestgehende Aufrechterhaltung von „normalem Alltag" und gewohnten Ritualen von großer Bedeutung.

18.3 Besondere Herausforderung für das Paar

Fehlt dem Kranken die Energie, Dinge zu übernehmen, die zuvor seine Aufgaben waren, muss der Partner einspringen. Manchmal führt dies auch zu Konflikten. Dies passiert insbesondere, wenn sich der kranke Partner dann zum Beispiel überflüssig fühlt. Oft ist sein Selbstwertgefühl durch die Erkrankung ohnehin geschwächt. Wenn er zudem noch das Gefühl hat, er könne nichts mehr zum Familienleben beitragen, kann dies eine tiefe Sinnkrise bei dem Patienten auslösen. Er reagiert zum Beispiel sehr gereizt oder zieht sich zurück. Ebenso kann es bei dem Partner zu starken emotionalen Reaktionen kommen. Dies kann zum Beispiel der Fall sein, wenn ihm die Mehrbelastung über den Kopf wächst, ohne dass er dies selbst bemerkt oder anspricht. Wichtig ist es, miteinander zu besprechen, wer welche Aufgaben übernehmen kann und möchte. Gleichzeitig kann auch gemeinsam überlegt werden, welche Aufgaben unter Umständen an andere Angehörige oder Außenstehende übertragen werden könnten.

18.4 Spezifische Herausforderungen in den unterschiedlichen Lebenszyklen

Eine Krebserkrankung kann eine Familie in ganz unterschiedlichen Lebenszyklen treffen. Ein junges Paar befindet sich unter Umständen noch in der Phase der Ablösung vom eigenen Elternhaus, der Berufsausbildung sowie der Festigung der Eigenständigkeit und Identität. Häufig sieht sich ein junges Paar durch die Krebserkrankung sehr unmittelbar mit dem Thema Familienplanung konfrontiert. Oft müssen direkt vor einer notwendigen Therapie sehr plötzlich Entscheidungen zum Erhalt der

Fertilität (Fruchtbarkeit/Zeugungsfähigkeit) getroffen werden, da diese durch die Behandlungen zum Teil stark beeinträchtigt werden kann. Dies kann ein junges Paar überfordern, insbesondere wenn das Thema Familienplanung bisher nur wenig in der Beziehung präsent war. Trifft die Krebserkrankung ein Paar, das bereits mit der Familienplanung begonnen hatte, verschiebt sich durch die Erkrankung eines Partners womöglich die Familienplanung. Bei einer Familie mit minderjährigen Kindern stellt die Sorge um die Kinder und deren emotionale Belastung durch die Erkrankung eines Elternteils eine besonders große Herausforderung und zusätzliche Belastung dar. Hierauf wird in ▶ Kap. 19 „Kinder krebskranker Eltern" gesondert eingegangen.

Trifft die Krebserkrankung ein Paar kurz vor oder zu Beginn des Rentenalters, müssen diese häufig (vorübergehend) Abschied nehmen, von den Plänen und Träumen, die sie für diese gemeinsame freie Zeit aufgespart hatten. Bei einem älteren Paar kann die Schwierigkeit hinzukommen, dass beide Partner an einer Erkrankung leiden. Hier brechen unter Umständen eingespielte häusliche Versorgungsmuster zusammen, und es kann passieren, dass selbstständiges Wohnen aufgegeben werden muss. Eine Rollenumkehr erwachsener Kinder, die nun auf einmal ihre Eltern versorgen müssen, kann stattfinden und die Familiendynamik stark beeinflussen.

Zusammenfassend kann man also sagen, dass eine Krebserkrankung die einzelnen Familienmitglieder in jedem Lebenszyklus auf spezifische Weise herausfordert. Wie belastend die Situation von den Betroffenen wahrgenommen wird, ist sehr individuell. In jedem Fall sollte das individuelle Belastungserleben immer ernst genommen werden, und Angehörige sollten miteinander das Gespräch suchen, um einander verstehen zu können.

18.5 Belastungen der Partner von Krebspatienten

Rund ein Drittel aller Partner von Krebspatienten zeigen starke Belastungsreaktionen. Diese können bis hin zu Depressionen, Schlaf- oder Angststörungen reichen. Die Partner sind häufig sogar stärker belastet als die Patienten selbst oder die Kinder. Grund hierfür ist vor allem, dass das soziale Umfeld das Befinden der Partner meist weniger im Blick hat als das Befinden der Patienten oder deren Kinder. Dies bezieht sich sowohl auf das private Umfeld als auch auf die Behandler. Meist ist in Arztgesprächen wenig Raum dafür, wie es den Angehörigen mit der Situation geht, der Patient steht im Fokus. Darüber hinaus knüpfen Patienten im Rahmen der Behandlungen oft Kontakt zu anderen Patienten, sind im Austausch mit dem Pflegepersonal und anderen Professionellen. Um die Kinder der Patienten kümmern sich meist noch weitere Erwachsene aus dem Umfeld der Familie. Der Partner hingegen wird seine Außenkontakte in der Behandlungsphase eher reduzieren, schon alleine aus dem Grund, weil er durch die Unterstützung seines erkrankten Partners viel weniger Zeit zur Verfügung hat. Freunde sind unter Umständen befangen und ergreifen seltener die Initiative zu einem lockeren Treffen, weil es ihnen vielleicht unpassend vorkommt. Die Partner von Krebspatienten werden meist eher nach dem Befinden der erkrankten Person gefragt („Wie geht es Deiner Frau/Deinem Mann?") als dass jemand fragt: „Und wie geht es DIR mit der Situation?"

Viele Partner nehmen so ihre eigene Belastung nur unzureichend wahr und überschätzen die eigenen Belastungsgrenzen. Psychische Krisen kommen bei den Partnern häufig verzögert – zum Beispiel nach dem Behandlungsende, dann, wenn das Überleben der Patienten gesichert ist.

Die nachfolgenden Belastungen und Gefühle sind bei Partnern von Krebspatienten besonders häufig zu finden.

18.5.1 Mehrfachbelastung

Wie bereits weiter oben erwähnt, übernehmen Partner in der Krankheitsphase viele Aufgaben des erkrankten Partners. Zusätzlich sind sie als Unterstützer des Patienten tätig und befassen sich oft intensiv mit der Erkrankung und der Organisation aller möglichen Dinge, die das Management der Behandlung mit sich bringt. Sie werden schnell zu Experten der Erkrankung, zu Chauffeur, Einkäufer, Koch und Kinderbetreuer und haben neben ihrem Beruf plötzlich noch einen weiteren Vollzeitjob zu erledigen.

18.5.2 Kompensation finanzieller Einbußen

War die erkrankte Person bis zum Zeitpunkt ihrer Krebsdiagnose berufstätig, so gehen nicht selten mit der Erkrankung – zum Teil erhebliche – finanzielle Einbußen einher, da der erkrankte Partner seiner Berufstätigkeit (vorübergehend) nicht mehr nachgehen kann. Die Gründe hierfür sind vielfältig: Krankenhausaufenthalte und ambulante Behandlungen, Einschränkung der Leistungsfähigkeit, Konzentrationsschwierigkeiten, anhaltende Erschöpftheit, Schmerzen oder das Gefühl, alles sei „zu viel", um nur einige zu nennen. Um diese Einbußen auszugleichen und laufende Kosten weiter decken zu können, kann es manchmal zu der Situation kommen, dass der Partner seine Arbeitszeit aufstocken muss, dass finanzielle Reserven genutzt oder die laufenden Kosten und Ausgaben reduziert werden müssen.

Ebenso wie die oben beschriebene Neuorganisation von Alltagsabläufen führt auch die Reorganisation der finanziellen Situation häufig zu erhöhtem Stressempfinden, Druck und zu einem weiteren Verlust an frei verfügbarer Zeit.

18.5.3 Erschöpfung

Eigene Bedürfnisse werden von den Partnern der Krebspatienten meist hinten angestellt. Sie möchten die Patienten schonen, damit diese all ihre Kraft zum Gesundwerden nutzen können. Sie nehmen sich selbst vorwiegend als „Unterstützer" in dieser Situation wahr. Dies kann dazu führen, dass die Partner sich kaum noch um sich selbst kümmern, nicht mehr zum Sport gehen, Treffen mit Freunden nicht mehr wahrnehmen oder andere bekannte Erholungs- und Entspannungsaktivitäten zurückstellen. Hierdurch können eigene Kraftquellen verlorengehen. Als Folge können massive Erschöpfung und Überforderung mit der Situation auftreten. Es ist deshalb wichtig, Warnzeichen wie zum Beispiel Schlaflosigkeit oder Veränderung des Appetits auch bei sich selbst wahr- und ernst zu nehmen und frühzeitig für Entlastung zu sorgen.

18.5.4 Starkes Mitleid

Den geliebten Partner leiden zu sehen, seine Ängste, Schmerzen und Verzweiflung mitzuerleben, gehört sicherlich zu den schwersten Belastungen, die Partner im Rahmen einer Krebserkrankung erleiden müssen. Wir sind soziale Wesen, und es ist ein natürlicher Vorgang, dass wir mit anderen Menschen mitfühlen – mit denen, die uns nahestehen, ganz besonders. Prüfen Sie für sich, wie viel Leid Sie ertragen können. Es ist durchaus in Ordnung, wenn Sie nicht bei jeder Untersuchung oder medizinischen Maßnahme anwesend sind. Manchmal ist es besser, eine Runde frische Luft schnappen zu gehen, als alles ununterbrochen mit ansehen zu müssen.

> **Tipp**
>
> Sprechen Sie mit Ihrem Partner darüber, was für ihn wichtig ist, an welchen Punkten er Sie gerne an seiner Seite haben möchte und wo es auch alleine geht. So können Räume entstehen, in denen Sie sich erholen können und anschließend wieder mit neuer Kraft ihrem Partner Beistand leisten können. Denn Ihr erkrankter Partner wird wahrscheinlich mit Ihnen ebenso mitfühlen und davon belastet sein, Sie (mit)leiden zu sehen. So kann es unter Umständen für beide Seiten entlastend sein, kurzzeitige Pausen vom Miteinandersein einzulegen.

18.5.5 Ängste und Unwissenheit

Ebenso wie die Patienten selbst, leiden auch die Partner von Krebspatienten unter Ängsten im Zusammenhang mit der Erkrankung. Auch für sie ist die Diagnose Krebs meist unweigerlich mit Gedanken an den Tod und das Sterben verbunden. Wenn eigene biografische Erfahrungen mit Krebs gemacht wurden, wie zum Beispiel das Versterben eines Elternteils durch eine Krebserkrankung, können unter Umständen ängstigende Erinnerungen wieder zum Vorschein kommen. Partner haben zum Teil sehr, sehr große Sorgen um die Zukunft. Die Unwissenheit darüber, was genau die Diagnose des Partners bedeutet, wie die genaue Prognose aussieht, wie genau die Behandlung ablaufen wird und welche Auswirkungen der Behandlung beim Patienten zu erwarten sind, kann viele Ängste auslösen. Hier hilft es, auch als Angehöriger aktiv das Gespräch mit Ärzten zu suchen und sich beispielsweise an den Krebsinformationsdienst zu wenden, um fundierte Informationen über die jeweilige Erkrankung zu erhalten.

Die Identifikation mit dem Erkrankten ist gerade bei Partnern, aber auch beispielsweise bei Freunden und Geschwistern durch ein ähnliches Lebensalter und eine vergleichbare Lebenssituation besonders hoch. Hierdurch entstehen bei diesen Angehörigen häufig eigene Krankheitsängste.

Der Austausch mit dem erkrankten Partner über bestehende Ängste vermag in vielen Fällen das Angstgefühl etwas zu lindern. Sobald Dinge ausgesprochen werden und dadurch einen Namen bekommen, wirken sie bereits weniger bedrohlich.

> **Tipp**
>
> Wenn Sie sich unsicher sind, ob der Patient bereit ist, offen über Ängste und Sorgen zu sprechen, fragen Sie ihn: „Ist es für dich in Ordnung, wenn wir einen Moment lang darüber sprechen, wovor ich/wir Angst haben?"

18.5.6 Ohnmachts- und Hilflosigkeitserleben

Wenn man Angehörige von Krebspatienten danach fragt, was für sie die größte Belastung darstellt, lautet die Antwort häufig: „Nichts tun zu können." Sie fühlen sich der Erkrankung ausgeliefert und haben das Gefühl, hilflos zusehen zu müssten, wie schlecht es dem Patienten geht und wie sehr dieser unter der Situation oder der Behandlung leidet. Aus psychologischer Sicht gehören diejenigen Situationen, über die wir keine Kontrolle haben, zu den Situationen, die uns am meisten belasten. Hier kann es hilfreich sein, das offene Gespräch mit dem Patienten zu suchen, um gemeinsam herauszufinden, was der Patient als hilfreich empfindet. Dies sind manchmal sogar eher die „kleinen Dinge". Patienten antworten häufig ganz einfache Sachen wie „es hilft schon, einfach nur zu wissen, dass Du da bist".

18

18.5.7 Schuldgefühle bei Partnern von Krebspatienten

Nicht selten erleben die Partner von Krebspatienten Schuldgefühle in der Begleitung der Patienten durch die Erkrankung. Diese Schuldgefühle können zum einen daher rühren, dass sie das Gefühl haben, nichts tun können, und dass das Gefühl der Ohnmacht nur schwer zu ertragen ist (siehe oben). Auch Impulse, die in der Krankheitssituation als unpassend erlebt werden, wie zum Beispiel Ekel vor bestimmten körperlichen Aspekten beim Partner, Wut auf den Partner, aber auch sexuelle Wünsche, können mit Schuldfühlen einhergehen.

Wenn die Erkrankung nicht mehr heilbar ist, kann das gedankliche Vorwegnehmen des Todes den Partner sehr belasten. Er kann zum Beispiel das ganz verständliche Bedürfnis haben, für sich eine Vorstellung davon zu entwickeln, wie es für ihn nach dem Versterben des Partners weitergehen könnte. Gleichzeitig quält ihn das Gefühl, hierdurch den Patienten „aufzugeben" oder im Stich zu lassen, sich gewissermaßen bereits von ihm zu trennen, bevor dieser tatsächlich verstorben ist.

Auch die Vorstellung, den anderen zu überleben, kann Schuldgefühle hervorrufen. Der gesunde Partner kann es als ungerecht empfinden, selbst weiterzuleben, während der geliebte Partner sterben muss.

Dabei sind die hier beschriebenen Gedanken völlig normal. Sie drücken eine große emotionale Beteiligung aus und lassen sich oft auf die empfundene Trauer, auf Überforderung oder auch auf eine gewisse Wut dem erlebten Schicksal gegenüber zurückführen.

Eine Angehörigengruppe oder auch eine psychologische Begleitung kann helfen, schuldhafte Gedanken und Gefühle einzuordnen. Es wird häufig von den Partnern als entlastend erlebt, wenn sie feststellen, dass diese Gedanken durchaus „normal" sind und auch von anderen Angehörigen so erlebt werden.

18.5.8 Umgang mit Veränderungen

Körperliche Veränderungen des Patienten durch die Erkrankung führen nicht selten auch beim Partner zu starker Verunsicherung. Durch ein verändertes Aussehen, wie beispielsweise Haarverlust, starke Gewichtsabnahme, Stomabeutel, Verstümmelungen aufgrund von Operationen etc., oder auch durch einen veränderten Körpergeruch ist der erkrankte Partner oft „nicht mehr der, der er war". Partner wissen häufig nicht, wie sie mit den Veränderungen umgehen sollen. Sie sind unsicher, wie sie den Erkrankten berühren können, was sie ansprechen dürfen und wie sie sich bezüglich sexueller Bedürfnisse verhalten sollen (siehe auch ► Kap. 7 über die Sexualität). Manche Menschen können generell mit körperlichen Erkrankungen nur sehr schwer umgehen. Wunden, Narben oder Körperausscheidungen zu sehen, ist für sie nur schwer zu ertragen. Sie sind besonders belastet, wenn der eigene Partner erkrankt.

Auch die emotionalen Reaktionen des erkrankten Partners sind häufig neu und ungewohnt und manchmal für den Partner nur schwer auszuhalten. Manche Krebspatienten sind häufig gereizt und reagieren schnell aggressiv, andere haben zu nichts mehr Lust und ziehen sich sehr zurück. Hierdurch kann ein Mangel an Nähe entstehen, der Patienten und Partner oft sehr belastet. Andere Patienten verhalten sich im Rahmen der Erkrankung plötzlich wieder sehr kindlich und unselbstständig und zeigen ein Verhalten, das dem Partner bisher fremd war.

Aber nicht nur die Patienten, auch die Partner verändern sich durch die Erkrankung manchmal sehr in ihrem Verhalten. Es ist wichtig, als Paar einen gemeinsamen Weg zu finden und offen zu thematisieren, wie – trotz aller Veränderungen – eine neue Perspektive aussehen könnte.

Eine Krebserkrankung erfordert mehr Kommunikation, mehr Absprachen, mehr Austausch zwischen den Partnern und mit dem gesamten Umfeld als ein automatisierter Alltag. Für die gemeinsame und gute Bewältigung einer Krebserkrankung ist das wohlwollende, offene, gemeinsame Gespräch sehr wichtig. Ins „Gespräch zu kommen" ist gefühlt oft schwer, das berichten viele Patienten und Angehörige. Ein oft vorgebrachter Grund ist, „den anderen schützen und nicht belasten zu wollen". Aber gerade das **Nicht**-Miteinander-Sprechen führt nicht selten zu einer noch größeren Belastung.

18.6 Unterschiedliche Formen der Unterstützung – Was Sie als Partner tun können

Partner und Angehörige unterstützen die Patienten meist auf vielfältige Art und Weise. Der Großteil der Patienten berichtet, dass sie die Unterstützung, die sie von ihrem Partner erhalten, als die wichtigste Kraftquelle (Ressource) im Umgang mit ihrer Erkrankung empfinden. Bei den Angehörigen gibt es häufig jedoch viel Unsicherheit, wie genau sie die Patienten gut unterstützen können.

Hierzu ist es hilfreich, die unterschiedlichen Formen der Unterstützung genauer zu betrachten.

Die Art der Unterstützung durch die Partner lässt sich aufteilen in:
- Instrumentelle Unterstützung
- Informative Unterstützung
- Emotionale Unterstützung

Unter instrumenteller Unterstützung versteht man praktische Tätigkeiten, wie zum Beispiel den Patienten zum Arzt zu fahren, Einkäufe zu erledigen oder den Patienten zu pflegen. Viele Partner bagatellisieren die Übernahme all dieser Tätigkeiten, und auch Patienten halten diese Art der Unterstützung seitens des Partners manchmal für selbstverständlich. Hierbei wird nicht selten unterschätzt, wie belastend dies für den Partner sein kann, und es wird erst zeitlich verzögert die Überforderung und Erschöpfung des Partners erkannt.

Unter informativer Unterstützung versteht man jegliche Form von Informationssuche, die von den Angehörigen übernommen wird. Hierzu zählen zum Beispiel Recherchen im Internet, Lesen von Informationsbroschüren oder Arztgespräche, zu denen der Patient begleitet wird.

Zur emotionalen Unterstützung zählen zum Beispiel Fragen nach dem seelischen Befinden, Trost und Ermutigung. Aber auch das gemeinsame Aushalten unangenehmer Gefühle wie Angst, Wut oder Trauer. Häufig bestehen viele Unsicherheiten, wie man emotionale Wünsche erfragt. Helfen können beispielsweise Sätze wie
- „Was könnte dich jetzt am besten trösten?" oder
- „Was brauchst du von mir, wenn du weinst?"

Aber auch das Äußern eigener emotionsbezogener Wünsche, wie zum Beispiel „Nimm mich einfach in den Arm" ist nicht immer leicht.

weitaus stärker auf Krankheitsbewältigung und spätere partnerschaftliche Zufriedenheit auswirkt als die instrumentelle Unterstützung.

18.7 Krebs als Chance?

Eine Krebserkrankung stellt das Leben auf den Kopf. Sowohl für die Patienten als auch für deren Partner können sich hierdurch Prioritäten im Leben verschieben. Dies kann dazu führen, dass beide im Anschluss an die Krise viel verändern möchten. So kann beispielsweise eine große Reiselust aufkommen oder das Bedürfnis, vor allem und sehr intensiv „den Moment zu leben". Lange aufgeschobene Pläne werden plötzlich realisiert, unter Umständen wird die Berufstätigkeit infrage gestellt und möglicherweise sogar der Job gekündigt.

Auf der anderen Seite kann ein verstärktes Bedürfnis nach Absicherung entstehen und der Impuls, von nun an in besonderem Maße für die Zukunft zu sorgen. Das gemeinsame Leben kann in der Zeit nach der Erkrankung viel intensiver von beiden Partnern erlebt und die Nähe zueinander als noch stärker empfunden werden. Aber nicht immer verändern sich die Partner durch eine Krebserkrankung auf die gleiche Weise. Ist die Diskrepanz der Veränderungen der Partner zu groß, besteht die Gefahr, dass es zu zunehmenden Auseinandersetzungen kommt.

> **Tipp**
>
> Wenn Sie das Gefühl haben, sich immer mehr von Ihrem Partner zu entfernen, kann eine Paarberatung helfen, wieder zueinander zu finden.

18.8 Tabuthemen

Häufige Tabuthemen in einer von Krebs betroffenen Partnerschaft sind neben der
- Sexualität vor allem
- die Angst vor dem Fortschreiten oder Zurückkommen der Krankheit,
- der Wunsch nach einem eventuellen Therapieabbruch und
- Gedanken an den Tod.

Oft wagt es weder der Patient noch der Partner, diese Themen anzusprechen, obwohl sie die Beziehung stark belasten.

18.9 Über das Sterben und den Tod sprechen

Den meisten Paaren fällt es schwer, miteinander über das Sterben und den bevorstehenden Tod zu sprechen, wenn klar ist, dass die Krebserkrankung unheilbar (geworden) ist.

Der gesunde Partner möchte häufig den erkrankten Partner schützen, indem er Gespräche über das Sterben und den Tod vermeidet. „Dann wird er/sie doch nur traurig" oder „es ist doch ohnehin schon alles schwer genug" sind häufig Sätze, die uns in der Begleitung von Angehörigen begegnen.

Sprechen wir in einer fortgeschrittenen palliativen (unheilbaren) Krankheitssituation wiederum mit Patienten über ihre Situation, berichten diese häufig, dass der Gedanke daran, den Partner alleine zurückzulassen, für sie den größten Schmerz bedeute. Manchmal machen sich Patienten Sorgen, ob der Partner ohne ihn im Leben überhaupt zurechtkomme. Die Angst, der Partner könne sich nach seinem Tod vielleicht sogar das Leben nehmen, beunruhigt Patienten manchmal sehr. Für viele Patienten ist es wichtig, dass der Partner auch nach ihrem Versterben „weitermacht" und früher oder später wieder ins Leben zurückfindet. Einige wünschen sich auch für ihren Partner, dass dieser irgendwann wieder eine neue Beziehung eingeht.

Doch ebenso wie Angehörige suchen auch Patienten häufig nicht das Gespräch mit ihrem Partner über die Themen, die sie so sehr beschäftigen. Häufig wissen sie nicht, wie sie ein solches Gespräch beginnen sollen oder denken: „Noch bin ich ja da, was sollen wir da jetzt schon weinen? Besser ist es doch, jetzt zusammen die Zeit zu genießen."

Die verbleibende gemeinsame Zeit so zu gestalten, dass es beiden Partnern bestmöglich miteinander geht, ist ohne Frage eines der wichtigsten Ziele, das von allen Behandlern unterstützt wird. In der Regel führt jedoch das gegenseitige Sich-Schützen-Wollen dazu, dass beide Partner mit ihren Ängsten und Sorgen alleine bleiben. Dies kann dazu führen, dass ein Paar, das sich zuvor sehr nah war, plötzlich eine Distanz miteinander erlebt. Zudem wird wertvolle Energie für die Zurückhaltung von Traurigkeit und das Überspielen von Angst benötigt. Energie, die das Paar sich eigentlich für gemeinsames Erleben in der verbleibenden gemeinsamen Zeit wünschen würde.

Gespräche über das Sterben zu führen ist schwer. Vielleicht haben Sie bemerkt, dass es selbst Behandlern oft schwerfällt, hierüber zu sprechen. Gleichzeitig machen wir immer wieder die Erfahrung, dass ein Gespräch gerade über diese heiklen Themen zu großer Entlastung und Nähe bei allen Beteiligten führt. Oft ist es sehr tröstlich mit den schweren Gedanken nicht allein zu sein. Für die Partner ist die spätere Erinnerung an diese Gespräche oft auch ein großer Trost in traurigen Momenten. Welche Möglichkeiten gibt es also, solch ein schwieriges Thema anzusprechen?

> **Tipp**
>
> Sie können zum Beispiel Ihren Partner fragen, ob es für ihn/sie in Ordnung wäre, einmal, vielleicht sogar zu einem verabredeten Zeitpunkt, offen über alle Sorgen und Gedanken zu sprechen. So müssen Sie nicht allein entscheiden, ob so ein Gespräch von beiden gewünscht ist, und beide können sich vorher darauf einstellen und sich vorbereiten.

Auch eine psychoonkologische Unterstützung kann helfen, Worte zu finden für das Unfassbare, das Unaussprechliche. Psychoonkologen sind speziell darin geschult, Gespräche über das Sterben und den Tod behutsam zu begleiten.

18.10 Wie kann ich als Angehöriger hilfreich sein, wo ich mich doch häufig so hilflos fühle?

Für die meisten Patienten ist es hilfreich zu wissen, dass sie in der Situation ihrer Erkrankung nicht alleine sind. So ist es häufig besser, einfach nur da zu sein, auch wenn man gerade keine Idee hat, was man sagen könnte. Mit gut gemeinten Ratschlägen sollte man sich lieber zurückhalten, insbesondere, wenn man nicht danach gefragt wurde. Patienten sind ohnehin oft sehr verunsichert und der immer wiederkehrende Gedanke „Warum habe ausgerechnet **ich** diese Erkrankung bekommen?" kann quälend sein. Nicht selten plagen die Erkrankten Schuldgefühle. Sie machen sich Gedanken darüber, was sie in der Vergangenheit falsch gemacht haben und was zu ihrer Erkrankung geführt haben könnte. Es kann deshalb für den Erkrankten zusätzlich belastend sein, von Angehörigen beispielsweise Tipps zu erhalten, wie sie sich verhalten sollten, um den Verlauf der Krebserkrankung positiv zu beeinflussen. Hier ist es besser, offene Fragen zu stellen, wie zum Beispiel: „Was brauchst Du (von mir), um mit der Situation besser zurecht zu kommen?"

Der Partner stellt für den Patienten oft die wichtigste Unterstützung dar. Manchmal ist die wichtigste Stütze aber auch beispielsweise eine liebe Freundin oder eines der Geschwister. Das Wertvollste, das Sie als Angehöriger einem Menschen, der an einer Krebserkrankung leidet, geben können, ist sicherlich, ihm zur Seite zu stehen und dafür Sorge zu tragen, dass sie einander in den nervenaufreibenden Zeiten nicht verlieren.

> **Tipp**
>
> Betrachten Sie die neue Situation als eine Aufgabe, die sie als Team bewältigen, und signalisieren Sie dem Erkrankten Ihre Einsatzbereitschaft. Hierzu gehört es, immer wieder das offene Gespräch miteinander zu suchen, insbesondere dann, wenn sich Ihr Umgang mit der Situation stark voneinander unterscheidet. Versuchen Sie herauszufinden, was Ihre jeweiligen Gefühle und Wünsche sind.
> Es ist von essenzieller Bedeutung, dass Sie als Angehöriger selbst nicht den Halt verlieren. Hilfreich können Sie als Angehöriger nur dann sein, wenn Sie auch sich selbst nicht aus dem Blick verlieren. Achten Sie also darauf, Ihre Grenzen nicht zu überschreiten, auch eigene Bedürfnisse ernst und wichtig zu nehmen, und nehmen auch Sie selbst Unterstützung an.

Eine gute Übersicht aller professionellen Unterstützungsangebote bieten in der Regel Krebsberatungsstellen oder die Aachener Internetseite ► www.lebenmitkrebs-aachen.de. Immer häufiger gibt es auch unterstützende Gruppen speziell für Angehörige. Fragen Sie Ihren behandelnden Arzt oder den Sozialdienst des Krankenhauses danach.

Oft sind aber die Menschen aus Ihrem privaten Umfeld oder sogar der Patient selbst diejenigen, die Sie am besten unterstützen können.

18.11 Fazit

Zusammenfassend lässt sich also sagen, dass Angehörige von Patienten mit Krebs oft mindestens genauso belastet sind wie die Patienten selbst. Von Ärzten und auch vom privaten Umfeld werden sie mit ihren Belastungen jedoch nicht selten übersehen, und auch sie selbst stellen sich häufig hinten an mit eigenen Bedürfnissen. Um eine solche herausfordernde Aufgabe, wie die Unterstützung und Begleitung eines geliebten Menschen jedoch auf Dauer leisten zu können, ist es wichtig, in der Rolle des Unterstützers und in der Rolle eines Betroffenen wahrgenommen zu werden. Wichtig ist, im Gespräch mit dem Partner zu bleiben, über die außergewöhnliche Situation, die eigenen Gedanken und Gefühle möglichst offen zu sprechen und gemeinsam nach Lösungen zu suchen. Lassen Sie sich von weiteren Angehörigen, Freunden und Professionellen unterstützen.

Kinder krebskranker Eltern – gut durch die Krise begleiten

Bianca Senf

Inhaltsverzeichnis

© Springer-Verlag GmbH Deutschland, ein Teil von Springer Nature 2021
A. Petermann-Meyer et al. (Hrsg.), *Leben mit Krebs*,
https://doi.org/10.1007/978-3-662-59166-6_19

19.1 Einleitung

Lisa ist zehn Jahre alt, als ihre Mutter, die vor einem Jahr an Brustkrebs erkrankte, einen Beratungstermin bei mir vereinbart. „Die Diagnose war ein ziemlicher Schock ...", berichtet sie bei ihrem ersten Termin. Ihre ersten Gedanken galten nach der Diagnosestellung Lisa: Würde sie ihr Kind aufwachsen sehen? Was sollte sie Lisa sagen? Warum muss ausgerechnet sie ihr Kind mit einer krebskranken Mutter belasten? Die Krebsdiagnose löste aber auch bei der gesamten Familie ein ziemliches Erschrecken aus. Niemand hatte mit „so etwas" gerechnet. Familiär gab es keine Krebsfälle. Die Behandlungen empfand Frau M. als strapaziös. Der Gedanke, für Lisa da sein zu wollen, verlieh ihr allerdings auch viel Kraft. Für ihren Mann und auch für Lisa geriet während dieser Zeit der gesamte Alltag durcheinander. Ihr Mann musste viele Aufgaben mit übernehmen und Lisa während dieser Zeit an manchen Punkten zurückstecken. Medizinisch gesehen verlief die Behandlung aber insgesamt ohne größere Komplikationen. Für Lisa haben ihr Mann und sie selbst versucht, möglichst viel Normalität zu leben. Spannungen untereinander versuchten sie zu verbergen. Sie wollten Lisa nicht unnötig Angst machen. Nun sei nach Aussage der Mutter alles gut überstanden. Ihre Prognose sei ebenfalls gut. Sie fühle sich voller Energie und sei sehr optimistisch, erzählt sie. Auch die Ärzte hätten grünes Licht gegeben. Nur Lisa mache ihr nun Sorgen. Sie sei seit geraumer Zeit sehr verschlossen, beginne ohne erkennbaren Grund zu weinen und sei sehr anhänglich. Dann sei sie ihr gegenüber wieder patzig. Auch falle der Mutter auf, dass Lisa extrem genau auf das Essen achte und ständig überprüfe, ob es „gesund" sei. Sie wisse nun nicht, ob das Verhalten „normal" sei oder ob Lisa möglicherweise schon vorpubertäres Verhalten zeige. Ihre bangen Fragen: „Oder kann Lisas Veränderung noch etwas mit meiner Erkrankung zu tun haben? Hätten wir ihr die Krankheit vielleicht doch lieber verheimlichen sollen? Haben wir zu viel, zu wenig oder das Falsche gesagt?"

Diese und ähnliche Fragen stellen sich praktisch alle Eltern, die sich mit einer Krebsdiagnose konfrontiert sehen oder diese hinter sich gebracht haben. Aber auch Großeltern und für Kinder bedeutsame andere Personen denken darüber nach, ob man ihnen sagen sollte, dass Mama oder Papa ernsthaft krank ist. Auch, ob man die Krankheit wirklich bei ihrem Namen nennen soll, fragen sich viele Betroffene.

Was, wann und wenn, wie viel kann man den Kindern sagen? Manche Eltern wissen intuitiv, dass es gut wäre, mit ihren Kindern offen zu sprechen, aber sie sind verunsichert, mit welchen Worten sie die Krankheit und deren Bedeutung erklären sollen? Oft gibt es in den Familien auch unterschiedliche Meinungen, ob man etwas sagt oder wie viel man sagt.

Die Ausführungen auf den nächsten Seiten greifen Fragen und Themen von betroffenen Eltern auf, die ich in vielen Jahren meiner Berufstätigkeit begleitet habe. Für in die Tiefe gehende Fragen und spezifische Situationen, wie beispielsweise Einelternfamilien oder Adoptivfamilien, finden Sie im Literaturverzeichnis am Ende des Buches Adressen, an die Sie sich wenden können, sowie Literatur, die auch auf spezielle Situationen näher eingeht.

19.2 Krebsdiagnose und Familie

Eine Krebsdiagnose fühlt sich für viele Menschen so an, als ziehe jemand ihnen sprichwörtlichen den Boden unter den Füßen weg. Fällt die Krankenrolle mit der Elternrolle zusammen, spitzt sich dieses Gefühl oft bis zur nackten Verzweiflung zu. Dies passiert, weil man häufig unmittelbar und kaum kontrollierbar an einen schlimmen Verlauf denkt, eventuell sogar an einen möglicherweise tödlichen Ausgang. Wenn man bedenkt, mit welchen Mythen Krebs belegt ist, sind diese Gedanken absolut nachvollziehbar und verständlich. Es gibt in unserem Kulturkreis kaum einen Menschen, der nicht unwillkürlich bedrückende Bilder mit dieser Krankheit verbindet. Zudem – und das ist entwicklungsgeschichtlich vielleicht auch ganz gut so – gehen insbesondere jüngere Menschen davon aus, dass sie gesund bleiben und von schweren Erkrankungen nicht betroffen sein werden.

Typischerweise drehen sich Gedanken und Sorgen von Eltern mit minderjährigen Kindern in erster Linie um das Wohlergehen ihrer Kinder. Trifft die Krebsdiagnose eine Mutter oder einen Vater, ist dies dann kaum fassbar. Die Gedanken und Gefühle fahren Achterbahn. Sie wechseln von der Sorge um die Kinder und den Partner auf sich selbst. Der Gedanke, dass man mit dieser Situation nicht alleine ist, drängt sich in einer solchen Situation nicht zwangsläufig auf. Dennoch: Laut Schätzungen des Robert Koch-Instituts in Berlin erkranken jährlich 34.000 Eltern mit einem oder mehreren minderjährigen Kindern neu an Krebs. 19.000 davon sind Frauen. Pro Jahr sind schätzungsweise 50.000 Kinder von einer neu festgestellten Krebsdiagnose eines Elternteils betroffen. Zirka 200.000 Kinder in Deutschland leben mit einem Elternteil, das an Krebs erkrankt ist (persönliche Mitteilung aus dem Robert Koch-Institut, 2019). Das bedeutet, dass es sehr viele Eltern gibt, denen es vielleicht gerade ähnlich geht wie Ihnen. Es bedeutet auch, dass es sehr viele Kinder gibt, die mit der Situation zurechtkommen müssen, dass der Vater oder die Mutter an Krebs erkrankt ist, möglicherweise sogar schwer.

> **Tipp**
>
> Das Gefühl, in einer solchen Lage nicht alleine zu sein, kann Eltern und auch Kindern bei der Verarbeitung der neuen Situation helfen. Sie können bei Ihrem behandelnden Arzt, den Psychoonkologen vor Ort oder bei Krebsberatungsstellen nachfragen, ob ein Kontakt mit einer Familie, die sich in einer ähnlichen Situation befindet, vermittelt werden kann.

19.3 Niemand ist schuld

Oft höre ich von Eltern Sätze wie: „Ich kann es kaum ertragen, dass ich das meinen Kindern antun muss". Und auch Kinder fühlen sich häufig schuldig. „Hat Papa diesen Tumor nur bekommen, weil ich so schwierig oder böse bin oder weil er sich so ärgert, dass ich schlecht in der Schule bin?"

> Wenn es solche Gefühle und Gedanken gibt, ist es besonders wichtig, diese zu besprechen und ihre Ursache zu klären, da sie ansonsten alle Beteiligten sehr belasten können: Niemand hat diese Situation gewollt und niemand ist schuld daran. Es gibt kein Denken und kein Verhalten, das in der Lage ist, Krebs ursächlich auszulösen. Schuldgefühle verhindern eine Anpassung an die Situation und belasten die Familie.

19.4 Kann denn die Krebserkrankung meinem Kind schaden?

Kinder sind prinzipiell bei jeglicher Veränderung in der Familie, die die Eltern in negativer Weise unter Stress setzen, in

Alarmbereitschaft. Wir wissen heute aus der klinischen Erfahrung, aber auch durch wissenschaftliche Studien, dass Kinder krebskranker Eltern tatsächlich ein erhöhtes Risiko haben, seelischen Schaden zu nehmen. So zeigen ca. 50 % der Kinder im Verlauf der Erkrankung ein für Eltern oder Erzieher auffälliges Verhalten, ca. 30 % der Kinder entwickeln Angstsymptome, depressive Verstimmungen und psychosomatische Beschwerden, wie Bauchschmerzen oder Übelkeit.

Ob Kinder in ihrer Entwicklung durch die Erkrankung gestört werden, hängt jedoch von vielen Faktoren ab. Auf manche haben wir Einfluss, auf andere nicht. Generell weiß man heute, was dabei eine wichtige Rolle spielt:
- Die Anpassungsfähigkeit des Familiensystems an die veränderte Situation
- Die Vorerfahrung der Familie mit dem Thema Krebs
- Generell eine gewisse Konfliktlösungs- und Krisenkompetenz
- Andere Belastungen und Vorerkrankungen in der Familie
- Die Offenheit und Wahrhaftigkeit der Kommunikation
- Die altersgerechte Einbindung der Kinder in die Veränderung

Mit Kindern über schwierige Themen zu sprechen, die uns selbst betreffen, ist allerdings generell nicht einfach. Mit ihnen über die eigene Krebserkrankung zu sprechen, stellt für viele Betroffene eine besonders große Hürde dar. Erfahrungsgemäß kostet es viel Energie, wenn Themen nicht benannt und nicht besprochen werden dürfen. Es geht Energie verloren, die dabei doch so dringend für das Durchstehen von Behandlungen, und für das Gesundwerden gebraucht würde. Umgekehrt setzt es viel Kraft und Zuversicht frei, wenn es gelingt, in der Familie angstfrei zu sprechen und zu vermeiden, dass aus der Krankheit und allem, was damit zusammenhängt, ein Tabuthema wird. Letztendlich sind es

vertrauensvolle Beziehungen, die uns im und durch das Leben tragen und die es zu schützen gilt. Kinder können dann mit einem gestärkten Selbstbewusstsein aus dieser Situation herausgehen, weil sie sich als wichtigen Teil der Familie erleben können und psychosoziale Kompetenzen aufbauen.

19.5 Was hilft der Familie?

Jede Familie hat für sich individuelle Wege entwickelt, wie sie mit schwierigen zu klärenden Fragen und Situationen umgeht. Es gibt keine „Strategie", die für alle genau die richtige ist. Dennoch gibt es Verhaltensweisen, die sich insgesamt als gut und hilfreich bewährt haben. Hierzu gehört ganz entscheidend ein offenes, ehrliches Miteinander.

19.6 Sollte ich wirklich mit meinem Kind über die Krankheit sprechen?

Hier kann man – und dies wird durch die eigene, langjährige klinische Erfahrung, aber auch Studien untermauert – entschieden mit Ja antworten. Kinder nehmen veränderte Stimmungen ihrer Eltern wie ein Radarsystem auf, ob diese es wollen oder nicht. Sie deuten sie und reagieren darauf. Dieses feine Gespür ist für Kinder aus entwicklungspsychologischen Gründen äußerst wichtig.

Für Kinder sind Eltern die Garanten ihres Lebens. Um sich gesund entwickeln und ein stabiles Selbstvertrauen in sich und die Welt aufbauen zu können, brauchen Kinder diese sichere Basis, ihren sicheren Hafen. So sind ihre Fühler immer ausgefahren, um früh zu erkennen, ob diese sichere Basis gerade auf irgendeine Art und Weise bedroht wird.

Prinzipiell bezieht sich das Gefühl der Unsicherheit nicht unbedingt nur auf

Verhaltensänderungen oder irgendwelche, wie auch immer geartete Fakten, sondern auf die emotionalen Reaktionen der Eltern. Kleinkinder fangen beispielsweise recht schnell an zu weinen, wenn sie Angespanntheit oder Angst bei der Mutter wahrnehmen. Etwas ältere Kinder werden häufig eher sehr still und beobachten, ob etwas Unangenehmes passiert. Ältere Kinder ziehen sich in ihr Zimmer und häufig an den PC zurück.

Veränderte Situationen wahrnehmen und unmittelbar darauf reagieren zu können, ist evolutionär gesehen ein äußerst wichtiger und nützlicher Mechanismus. Er hilft, Situationen zu klären – und für die Zukunft mit schwierigen Situationen umgehen zu können.

So äußerte der 14-jährige Leo, dass er nach dem offenen Ansprechen der bedrückenden Situation den Mut gefunden habe, auch Konflikte mit Freunden schneller zu benennen und zu sagen, was ihn bedrückt. Das bedeutet also einerseits, dass sich vor Kindern nicht verbergen lässt, wenn ihr sicherer Hafen möglicherweise in Gefahr ist. Es bedeutet andererseits, dass das auch gar nicht sinnvoll wäre, da man Kindern damit einer für die Zukunft äußerst wichtigen Entwicklungserfahrung berauben würde und sein Kind damit letztlich schwächt und ihm schadet.

19.7 Muss ich denn das Wort Krebs benutzen?

Auch hier ist ein eindeutiges Ja die Antwort. In unserer heutigen Zeit der Offenheit lässt sich vor dem Kindergartenkind nicht verbergen, dass es die Krankheit Krebs gibt, dass es eine bedrohliche Krankheit ist und dass man daran auch sterben kann. Es ist enorm wichtig, dass Ihr Kind von Ihnen selbst erfährt, wie die Krankheit heißt. Kinder erleben es als großen Vertrauensbruch, wenn sie von anderen Personen – und dies

möglicherweise auch noch per Zufall – die Diagnose erfahren. Umgekehrt steigert es oft das Selbstbewusstsein von Kindern, wenn ihnen zugetraut wird, mit der Diagnose umgehen zu können. Auch schließen Menschen ansonsten – und das gilt insbesondere für Kinder – Wissenslücken durch Fantasien. Diese sind dann oft um einiges bedrohlicher als die tatsächliche Situation und können große Angst verursachen.

▶ **Beispiel**

Der achtjährige Benno sah seine Mutter häufig schlafend mit leicht geöffnetem Mund. Er glaubte nun, dass die Krebszellen, die seine Mutter krank gemacht hatten, durch den Mund in den Körper gelangt seien. Dies führte dazu, dass er vor dem Zubettgehen seinen Mund zusammen kniff und nicht mehr sprechen wollte. ◀

Auch vermittelt man mit dem Nichtaussprechen des Wortes Krebs, dass es so schlimm ist, dass es eben nicht thematisiert werden darf, nicht einmal aussprechbar ist. Kinder reagieren dann schnell auf die Vorbehalte der Eltern. Sie stellen keine Fragen mehr und sprechen nicht über ihre Sorgen. Nicht ausgesprochene Ängste drücken Kinder dann durch verändertes Verhalten aus (Rückzug, Weinen, psychosomatische Reaktionen). Eltern begründen ihr Schweigen manchmal damit, dass die Diagnose ja gar nicht so dramatisch sei, der Befund ja ganz klein ist etc. Da stellt sich die Frage, warum dann nicht über die Erkrankung gesprochen werden darf? Es sind erfahrungsgemäß die Vorstellungen der Eltern selbst über die Erkrankung, die dazu führen, das Thema zu verschweigen. Manche Eltern befürchten, dass ihre eigenen Ängste in einem Gespräch mit ihren Kindern deutlich werden oder dass sie zu weinen beginnen. Kinder gehen dagegen oft recht unbefangen mit den Themen um. Sie sind neugierig und wollen genauer wissen, was da passiert, wollen sich Operationswunden anschauen etc. Wenn Eltern auf die Fragen aufrichtig reagieren können, fühlen sich die Kinder sicher und reagieren ihrerseits nicht überängstlich.

19.8 Belaste ich mein Kind unnötig, wenn ich über die Erkrankung informiere?

Belasten möglicherweise ja, unnötig nein! Auf die Nachricht, dass Mutter oder Vater an Krebs erkrankt ist, reagieren Kinder ganz der Situation angemessen, indem sie beunruhigt sind. Das zeigt, dass die Kinder die Nachricht aufgenommen und wahrscheinlich auch verstanden haben. Dies ist für die kommende Zeit wichtig, da sich vermutlich im Alltag der Kinder durch die anstehenden Behandlungen einiges verändern wird. Wie stark ein Kind reagiert, hängt von seinem Erfahrungshintergrund ab. So macht es einen Unterschied, ob das Kind gerade erst mitbekommen hat, dass die geliebte Oma an Brustkrebs verstorben ist und nun erfährt, dass die Mutter die gleiche Erkrankung hat, oder ob die Oma 20 Jahre zuvor an Brustkrebs erkrankte und heute gesund ist. Ganz entscheidend ist jedoch, mit welchen Worten und welcher emotionalen Betroffenheit Nachrichten vermittelt werden.

» Du merkst ja, dass ich schon nervös/ besorgt bin, aber das ist ja auch normal, es wäre ja seltsam, wenn es nicht so wäre.

Des weiteren ist es wichtig, dass Sie auf die Gefühle und die Fragen Ihres Kindes reagieren und das in einer Form, wie Sie es sonst auch tun. Wichtig für Ihr Kind ist, dass es einen „Fahrplan" in die Hand bekommt: die nächsten Schritte wie Klinikaufenthalt, Chemotherapie, anstehende Veränderungen im Familienalltag. Diese Struktur hilft Ihrem Kind, sich auf die Veränderung einzustellen. Wichtig ist es, den

Kindergarten oder die Schule zu informieren, damit diese auf Veränderungen im Verhalten Ihres Kindes für das Kind förderlich reagieren können (Näheres hierzu bei den entsprechenden Altersstufen auf den nächsten Seiten).

19.9 Wann ist denn der richtige Zeitpunkt für ein Gespräch?

Dies ist abhängig davon, wie offen Sie prinzipiell mit Ihren Kindern sprechen und wie sehr Sie selbst noch unter dem Schock der Diagnose stehen. Es muss nicht jede Verdachtsdiagnose, die den Alltag des Kindes nicht berührt, mitgeteilt und jede Eventualität erläutert werden. Kinder müssen auch nicht zwangsläufig in einem Urlaub, den sie gerade bei der Oma verbringen, informiert werden. Sprechen Sie aber immer dann mit Ihrem Kind, wenn Sie beunruhigt sind, da Ihr Kind dies spüren wird und selbst in Unruhe gerät, weil es nicht weiß, was los ist. Manchmal fragen Kinder auch unmittelbar nach, wenn sie Unruhe bei den Eltern wahrnehmen. Hilfreich ist es, sich vorher klarzumachen, was Sie dem Kind mitteilen möchten und welche Worte Sie dafür wählen möchten.

Ein gelungenes Beispiel:

> ▶ **Beispiel**

Der Vater erklärt: „Anna, du merkst vielleicht, dass wir sehr unkonzentriert und gestresst sind. Ich war beim Arzt, und der hat einen Tumor in meinem Kopf erkannt. Das muss genauer untersucht werden. Ich muss zugeben, dass mich das schon ziemlich beunruhigt. Ich muss nun am Mittwoch ins Krankenhaus. Dort entnimmt man eine kleine Probe von Zellen und untersucht sie dann. Der Eingriff ist nicht schwierig, aber macht ein mulmiges Gefühl. Mama begleitet mich und Oma wird dann kommen und für dich sorgen." ◄

Auch wirkt es sich positiv aus, das Gespräch gemeinsam mit dem Partner zu führen oder einer anderen vertrauten Person. So signalisieren Sie Ihrem Kind: Wir sind hier alle auf dem gleichen Informationsstand, es gibt keine Geheimnisse. Prinzipiell positiv wirken eine ruhige Atmosphäre und ausreichend Zeit, um auf Fragen und auf Gefühle reagieren zu können. Möglichst sollte nicht die Zeit kurz vor dem Schlafengehen gewählt werden.

19.10 Was sollte ich denn genau mitteilen?

Prinzipiell gilt, dass die Worte, die man wählt, kind- und altersgerecht sind. Wichtig ist auch, dass man sich rückversichert, dass das Kind auf „Empfang" geschaltet hat und dass Sie es anschauen, wenn Sie mit ihm sprechen. Das klingt vielleicht banal. Menschlich nachvollziehbar und immer wieder zu beobachten ist jedoch, dass wir bei schwierigen Themen eher wegschauen. Das tun insbesondere Schulkinder. Da das Gespräch mit Kindern sehr von ihrem Alter, dem Entwicklungsstand und ihrem Sprachverständnis abhängt, soll an dieser Stelle auf die verschiedenen Altersstufen näher eingegangen werden.

19.10.1 Säuglinge und Kleinkinder bis zum dritten Lebensjahr

Je jünger Ihr Kind ist, desto stärker spielt die Atmosphäre eine Rolle. Auch wenn Eltern zunächst denken, dass ihr Kind zu jung ist, um etwas mitzubekommen. Das ist ganz sicher nicht so. Kinder reagieren unmittelbar auf die Stimmung der Eltern. Sie beginnen schneller und scheinbar grundlos zu weinen, klammern sich an, wenn Mutter oder Vater sich entfernen, entwickeln Schlafstörungen und/oder verweigern das Essen. Entsprechend ist für diese

Altersgruppe sehr wichtig, Informationen zur Erkrankung und Behandlung möglichst direkt und an das Sprachverständnis des Kindes angepasst mitzuteilen: einfache, verständliche Worte, beruhigender Körperkontakt in einer ruhigen Atmosphäre. Je jünger Ihr Kind ist, desto kürzer sollte das Gespräch sein. Der zweijährigen Leoni sagte die Mutter: „Leonie, Mama ist gerade deshalb ungeduldig, weil sie da (zeigte dabei auf ihre Brust) ganz doll Aua hat." Das Wort "Aua" kannte Leonie sehr gut, da sie sich gerade den Daumen gequetscht hatte. Die Mutter weiter: „Da guckt der Doktor und untersucht, was Mama hat." Hier kann man etwas anhand einer Puppe demonstrieren oder eben an die Erfahrungen des Kindes anknüpfen. Manchmal wollen Kinder selbst „nachgucken". Hören Sie als Mutter hier auf Ihr Gefühl, ob es Ihnen recht ist. Das hängt davon ab, wie Sie sonst mit Körperlichkeit umgehen. Erklären Sie Ihrem Kind, dass es etwa aufgrund anstehender Termine vom Vater oder der Tante vom Kindergarten abgeholt wird. „Heute Abend bin ich aber wieder da und bringe Dich ins Bett", könnte eine weitere Aussage sein. Egal wie alt die Kinder sind, sie sollten auf Veränderungen im Alltag vorbereitet werden. Das vermittelt den Kindern Sicherheit. Es sollte auch mitgeteilt werden, was an Aktivitäten und Routinen beibehalten wird, zum Beispiel die Gutenachtgeschichte.

19.10.2 Kinder ab dem dritten Lebensjahr

Je nach Temperament reagieren die Kinder sehr unterschiedlich, wenn sie sich verunsichert fühlen. Manche Kinder fallen in eine frühere Entwicklungsstufe zurück: Sie lutschen wieder am Daumen, kauen an ihren Nägeln oder beginnen erneut, in die Hose oder ins Bett zu machen. Einschlafschwierigkeiten sind häufig, und manchmal fallen die Kinder durch scheinbar unmotiviertes, aggressives Verhalten auf. Das Wort Krebs ist den meisten Kindern bekannt, und sie reagieren sehr verunsichert und gekränkt, wenn sie von anderen Kindern erfahren, dass Mama/Papa Krebs hat oder Papa krank ist. Je älter die Kinder sind, desto mehr sollten Sie schauen, dass alle Informationen, die Ihre Kinder bekommen, zeitnah von Ihnen selbst stammen. Wissenslücken versuchen Kinder durch das Belauschen von Telefonaten etc. zu schließen. Sätze wie „Ich habe mich dann aus dem Zimmer geschlichen und habe Papa und Mama belauscht. Die haben das nicht gemerkt", höre ich in der Arbeit mit Kindern immer wieder.

Bei einem Gespräch mit Ihrem Kind sollten Sie auf zu viele Details verzichten, da die Aufnahmekapazität von Kindern dieser Altersgruppe noch gering ist. Auch Themen, die weiter in der Zukunft liegen, sind eher zu vermeiden, es sei denn, das Kind fragt danach. Gerade ältere Kinder machen sich große Sorgen um ihre konkrete Zukunft. Dies betrifft den nahestehenden Geburtstag, einen geplanten Urlaub, oder ein Fußballspiel genauso wie die Frage, was passiert, wenn der betreffende Elternteil sterben würde. Vor allem in Einelternfamilien ist dies eine Sorge, die Kinder regelmäßig bewegt. Sie trauen sich jedoch meist nicht, das zu äußern, um Mutter oder Vater nicht zu belasten. Näheres dazu weiter unten.

An Verabredungen mit Ihrem Kind sollten Sie sich unbedingt halten und keine Versprechungen geben, wenn Sie nicht sicher sind, diese auch halten zu können. Es ist wichtig, sich ab und an zu vergewissern, ob Ihr Kind die Informationen, die Sie ihm geben wollten, auch verstanden hat: „Habe ich Dir das gut genug erklären können, oder hast Du etwas noch nicht richtig verstanden?" könnte eine Frage sein, mit der Sie überprüfen, ob Ihr Kind die Nachricht verstanden hat. Signalisieren Sie, dass Sie für alle Fragen offen sind und sich immer um ehrliche Antworten bemühen. Nach

dem Gespräch sollte Ihr Kind folgendes wissen:

- Vater oder Mutter ist ernsthaft krank.
- Die Krankheit heißt Krebs.
- Niemand ist an der Erkrankung schuld, Menschen werden krank.
- Die Krankheit ist nicht ansteckend, wie Masern etc.
- Ärzte und Eltern selbst tun alles, um die Krankheit zu heilen.
- Es muss diese/jene Behandlung gemacht werden.
- Für das Kind wird es diese und jene Veränderung im Alltag geben (Versorgung des Kindes).

19.10.3 Schulkinder

Je größer die Verunsicherung ist, desto stärker fallen auch die Reaktionen der Kinder aus. Diese lassen sich dann oft schwer von den normalen Entwicklungskrisen unterscheiden. Abfall der Leistungen in der Schule oder erstaunlich gute Noten sind häufig zu beobachten. Auch klagen die Kinder manchmal über wechselnde körperliche Beschwerden wie Kopf- oder Bauchschmerzen. Bei Schulkindern sind darüber hinaus Albträume kennzeichnend. Das Gefühl, schuld an der Erkrankung zu sein, weil man nicht brav genug war, trifft man häufig an. Saskia äußerte zum Beispiel: „Wenn ich nicht brav bin, wird Mama wieder krank." Wenn die Veränderungen durch die Krebserkrankung sichtbar sind, wie beispielsweise Haarverlust, Sprachstörungen, Amputation oder Ähnliches, schämen sich viele Kinder vor ihren Schulkameraden. Das belastet zusätzlich. Schulkinder haben oft schon ein erstaunlich gutes Verständnis von Krankheiten allgemein, aber auch vom Krebs. Man kann ein Gespräch etwa einleiten mit den Worten: „Du hast wahrscheinlich schon mitbekommen, dass etwas nicht in Ordnung ist mit Papa. Wir würden gerne mit dir ganz offen und ehrlich sprechen.

Hast Du schon eine Vermutung, was los ist?" Es ist wichtig, die Krankheit genau zu erklären: „Das ist ein bösartiger Tumor, den man Lungenkrebs nennt. Er hat sich in der Lunge ausgebreitet, deshalb bekomme ich so schlecht Luft." Hilfreich ist für diese Altersgruppe, die Erkrankung anhand von Büchern und Zeichnungen zu erklären. Auch finden es Kinder häufig sehr positiv, wenn ihnen ein Arzt, zum Beispiel anhand einer CT-Aufnahme, den Tumor erklärt. Das Signal „Du kannst mich alles fragen, was Du wissen möchtest" hilft den Kindern und gibt Sicherheit.

Nach dem Gespräch sollte Ihr Kind folgendes wissen:

- Sie sind krank.
- Die Krankheit heißt Krebs. Die Krebsart sollten Sie benennen.
- Teilen Sie Ihrem Kind mit, dass Sie natürlich beunruhigt sind, aber sehr hoffen und alles dafür tun, die Behandlung gut durchzustehen.
- Sagen Sie Ihrem Kind, dass niemand schuld an der Erkrankung ist.
- Benennen Sie konkret, welche Untersuchungen jetzt anstehen.
- Benennen Sie konkrete Veränderungen im aktuellen Alltag.
- Benennen Sie für Sie notwendige Ruhepausen, und sagen Sie Ihrem Kind, dass Sie als Folge der Behandlung sehr wechselnd belastbar sein werden.
- Körperliche Veränderungen erklären. Ihr Kind sollte wissen, dass emotionale Schwankungen auf die Situation zurückzuführen sind und nichts mit ihm selbst zu tun haben.
- Sagen Sie Ihrem Kind, dass Sie die Lehrer informieren, damit diese eine Erklärung dafür haben, wenn Ihr Kind unkonzentriert ist oder scheinbar unmotiviert zu weinen beginnt.
- Geben Sie Ihrem Kind auch längerfristig kleine Aufgaben im Haushalt, jedoch nicht im Sinne: „Dann werde ich auch schnell wieder gesund." Es ist wichtig für Ihr Kind zu erkennen, dass eine

Erkrankung eine Anpassung der ganzen Familie erfordert.

19.10.4 Jugendliche

Diese Altersgruppe hat es besonders schwer: Die Pubertät, manchmal noch im vollen Gange, ist ein emotionales Auf und Ab, und die Ablösung vom Elternhaus steht an. Durch die Erkrankung fühlen Jugendliche sich meist ins Haus zurückgezwungen. Dies vor allem dann, wenn noch kleinere Geschwister da sind. Das macht Jugendliche oft wütend oder traurig. Die in der Pubertät erlebten sehr widersprüchlichen Gefühle werden durch eine elterliche Krebserkrankung in der Regel noch verstärkt. „Sagen Sie mir doch bitte, ob das einfach nur die Pubertät ist oder ob Lena wegen der Krankheit ihres Vaters leidet und deshalb so schwierig ist", so das Anliegen der Mutter im Beratungsgespräch. Diese Frage lässt sich in der Regel ohne die Äußerungen und Fragen der Kinder nicht beantworten und letztendlich spielt es auch nicht eine allzu große Rolle: Eltern müssen auf das Verhalten ihrer Kinder möglichst förderlich reagieren, egal woher es rührt.

Jugendliche reagieren meist viel „erkennbarer" als jüngere Kinder, da die Verhaltensweisen denen von uns Erwachsenen ähneln. Alle möglichen Reaktionen sind denkbar, so zum Beispiel:

- Depressive Verstimmungen
- Aggressionen gegen die Eltern, gegen die Familie
- Schulschwierigkeiten
- Schlafstörungen
- Albträume
- Körperliche Probleme
- Drogenkonsum
- Völlige Rückbindung ans Elternhaus

Das Gespräch mit Jugendlichen können Sie in der Regel nicht dem Zufall überlassen, sondern Sie müssen es planen. Fast immer sind Jugendliche offen und bereit, wenn die

Eltern beispielsweise sagen: „Jonas, wir haben etwas Wichtiges mit dir zu besprechen. Kannst du heute Nachmittag um 15 Uhr zu Hause sein?" Wie für alle anderen Altersgruppen gilt auch hier: Je geringer das Tabu, je offener der Umgang mit der Erkrankung in der Familie ist, desto geringer ist normalerweise die Angst des Jugendlichen.

Das sollten Jugendliche nach dem Gespräch wissen:

- Das konkrete Krankheitsbild sollte verstanden und die folgenden Behandlungsschritte erklärt worden sein.
- Auch wenn Jugendliche viel verstehen und vor allem so tun, als ob sie alles verstehen, sollten sie nicht mit zu viel Wenn und Aber überfordert werden.
- Die Fragen von Jugendlichen sollten Sie möglichst genau beantworten. Jugendliche haben heute fast alle Zugang zum Internet, sie recherchieren und sind mit den Informationen, die sie dort finden, häufig völlig überfordert.
- Veränderungen im Alltag sollen auch hier benannt werden, auch die der mittelfristigen Zukunft.
- Ein Gespräch mit dem Arzt kann Jugendlichen sehr helfen, die Informationen zu sortieren. Das gibt ihnen Sicherheit, und sie sorgen sich weniger.
- Bei Jugendlichen mit nur einem Elternteil sollten Sie die Angst Ihres Kindes, möglicherweise plötzlich ganz alleine da zu stehen, konkret ansprechen und mit Ihrem Kind zusammen nach Lösungsmöglichkeiten suchen.
- Besprechen Sie auch mit Ihrem Kind, was Sie konkret an Hilfen von ihm benötigen.

19.11 Hilfreiches Wissen über das Gesagte hinaus

Musst Du jetzt sterben? Tränen sind erlaubt. Kinder lernen am Modell.

Es gibt wohl kaum ein Thema, das Eltern in dieser Situation mehr fürchten. Die eigene Angst, an der Erkrankung zu sterben, wird oft auf die Kinder übertragen und so vermeiden dann alle, es anzusprechen. Eltern fürchten insbesondere, dass „alles hoch kommt", und sie vor ihren Kindern zu weinen beginnen. Das vermittelt vielen Kindern den Eindruck, dass belastende Gefühle und insbesondere die Frage nach der Möglichkeit zu sterben, nicht erlaubt sind. Sie fangen dann an, ihre Eltern zu schonen und tragen den Kummer in sich – mit entsprechenden negativen Folgen. So war es bei Lisa im eingangs geschilderten Fallbeispiel. Sie hatte das Gefühl, dass die Eltern sie zwar informieren, ansonsten aber so tun, als sei alles in Ordnung. Lisa konnte nicht einordnen, warum es manchmal schlechte Stimmung zwischen den Eltern gab und warum ihre Mutter weiterhin viele Medikamente einnehmen musste. Sie sagte: „Die spielen heile Welt, und ich merke, das stimmt nicht. Das macht mir einfach Angst, aber ich konnte es bis jetzt nicht richtig einordnen, was da in mir ist." Eltern fungieren als wichtiges Modell für ihre Kinder und wenn Sie als Eltern sich erlauben, Ihre Gefühle zu zeigen, geben Sie Ihren Kindern das Signal, dass der offene Umgang mit Gefühlen hilfreich ist und gut tut. Die Frage, ob Mutter oder Vater an der Krankheit sterben können, wird insbesondere von jüngeren Kindern in aller Regel ziemlich direkt und offen gestellt. Dies liegt daran, dass das Wissen über Sterben und Tod noch nicht vollständig ausgebildet ist. Je nach Erkrankungssituation sind verschiedene Antwortkategorien, hier als Beispiele ausgeführt, denkbar:

▶ **Beispiel**

Die Erkrankung ist vermutlich heilbar, da nicht fortgeschritten: „Krebs ist zwar eine sehr ernste Erkrankung, und ich bin auch manchmal sehr beunruhigt. Gott sei Dank sieht es aber so aus, dass mit der Operation und der anschließenden vorsorglichen Behandlung alles überstanden ist."

Die Erkrankung ist fortgeschritten: „Die Krankheit ist leider nicht mehr im frühen Stadium (nicht mehr ganz am Anfang) und es ist eine ernste Situation. Ich hoffe aber sehr auf die Behandlung, die der Arzt mir vorgeschlagen hat und dass die Krankheit damit lange aufgehalten werden kann. Auf alle Fälle werden wir alles tun, was wir können, dass ich noch lange damit leben kann. Leider werden immer wieder Behandlungen notwendig sein, die nehme ich aber in Kauf."

Die Erkrankung ist weit fortgeschritten: „Die Krankheit/der Krebs hat sich leider im Körper weiter im Körper ausgebreitet (Metastasen gebildet). Ich hoffe zwar immer noch, dass ein Wunder geschieht und die Medikamente den Krebs noch eine Weile in Schach halten, aber es wäre wirklich auch ein Wunder." ◄

In jeder dieser Situationen ist es wichtig, Ihrem Kind zu versprechen, dass Sie es immer auf dem Laufenden halten und von sich aus aktiv informieren, falls sich der Gesundheitszustand ändert. Das schafft Sicherheit trotz unsicherer Perspektive. Das gilt insbesondere für die letzten zwei Ausgangssituationen, wenn das Sterben absehbar würde.

19.12 Welche Reaktionen meines Kindes sind denn normal?

Eine generell „normale" Reaktion auf die Veränderung in der Familie gibt es nicht. Kinder reagieren auf ihre ganz eigene Art und Weise. Ein eher in sich gekehrtes, ruhiges Kind wird nicht plötzlich aggressiv oder laut zu weinen beginnen. Es wird möglicherweise noch ruhiger, Tränen können rollen, es kuschelt sich an Sie oder kuschelt sich ins Bett, je nach Alter. Der achtjährige Lukas griff spontan zu einem Kissen und hielt es sich vor den Bauch. Die Körperhaltung signalisierte Rückzug, während seine

fünfjährige Schwester – ein sehr lebhaftes, neugieriges Kind – aufsprang und sich ein Springseil griff, mit dem es den Krebs fesseln wollte. Lisa aus dem eingangs geschilderten Beispiel wurde von Tag zu Tag etwas auffälliger für die Mutter. Ob ein für Eltern auffälliges Verhalten mit der Situation zu Hause zu tun hat oder mit der aktuellen Entwicklungsphase, lässt sich nicht immer herausfinden. Es ist letztendlich auch nicht von großer Bedeutung. Wichtig ist, dass Sie das veränderte Verhalten wahrnehmen und darauf für das Kind hilfreich reagieren.

> **Tipp**
>
> Da Sie Ihr Kind am besten kennen, werden Sie spüren, wenn etwas eindeutig nicht in Ordnung ist, und darauf sollten Sie dann reagieren.

19.13 Krebsfreie Räume erlauben

Für Kinder und insbesondere für Jugendliche ist es sehr wichtig, Zeiten zu haben, in denen die Krankheit kein Thema ist. Auch ist der Kontakt zu Gleichaltrigen immens wichtig. Den Kindern sollte ausdrücklich erlaubt werden, dass sie hinausgehen und Spaß haben dürfen. Mittlerweile gibt es viele Krebsberatungsstellen, die Freizeiten für Kinder krebskranker Eltern anbieten. Dort geht es vor allem um das Gefühl, nicht alleine zu sein und Spaß haben zu dürfen.

19.14 Bezugspersonen außerhalb der Kernfamilie einbinden

Kinder möchten oft nicht mit ihren Eltern sprechen und ihnen ihre Sorgen mitteilen. Sie wollen Sie, genau wie umgekehrt, nicht belasten. Deshalb ist eine Person, die nicht zur Familie gehört, wichtig. Diese Person sollte für alle vertrauenswürdig und belastbar sein, und sie sollte Ihren Umgang mit der Krankheit und die Kommunikation mit Ihrem Kind unterstützen. Diese Person sollte sich das Kind idealerweise selbst auswählen dürfen. Wenn Ihr Kind keine Person wählen kann oder möchte, sollten Sie schauen, wen Sie einbinden wollen.

19.15 Wichtige und für das Kind bedeutsame Personen sollten informiert werden

Erzieher im Kindergarten, Lehrer oder andere wichtige Bezugspersonen, etwa die Turn- oder Schwimmlehrer, sollten über die Erkrankung informiert werden mit der Bitte, aufmerksam zu sein und zu reagieren, falls Ihr Kind sich nicht wie gewohnt verhält oder es ihm augenscheinlich nicht gut geht. Kinder und vor allem Jugendliche schätzen es sehr, wenn sie zuvor dazu befragt oder zumindest darüber informiert werden, dass Sie mit den wichtigen Bezugspersonen sprechen.

19.16 Professionelle Unterstützung mit ins Boot holen

Teilen Sie Ihrem Arzt mit, dass Sie Kinder haben, sodass er diese gegebenenfalls mit einbeziehen und unterstützen kann.

Besonders ausgebildete Psychoonkologen/Therapeuten können Ihnen wertvolle Tipps geben und Ihnen helfen, Fragen zu ordnen und Antworten zu finden. Es ist nicht günstig, zu warten, bis sich auffällige Verhaltensweisen verfestigt haben.

Wenn die Hürde, eine schlechte Nachricht mitzuteilen, zu hoch ist, sollten Sie sich auf alle Fälle professionelle Hilfe mit ins Boot nehmen. Professionelle Helfer können dann als „Übersetzer" dienen.

19.17 Verständnis für sich aufbringen, achtsam mit sich sein

In einer schwierigen Situation neigen Menschen dazu, sehr streng mit sich umzugehen und sich zusätzlich zu belasten. Gerade also in einer Situation, in der man am notwendigsten Hilfe und Unterstützung benötigt. Versuchen Sie milde und fürsorglich mit sich umzugehen. Es gilt zu akzeptieren, dass Sie nicht alles richtig machen können und werden. Das ist auch gar nicht notwendig, wenn insgesamt das Verhältnis den Kindern offen und warmherzig ist. Wenn Sie eine gute Beziehung zu Ihrem Kind haben, aufrichtig zu ihm sind und es auch in seinen Stärken und Kompetenzen wahrnehmen, werden Sie gemeinsam die Situation meistern.

Hoffnung auf Alltag

Inhaltsverzeichnis

Mein Weg zurück in den Alltag

Kirstin Erler

© Springer-Verlag GmbH Deutschland, ein Teil von Springer Nature 2021
A. Petermann-Meyer et al. (Hrsg.), *Leben mit Krebs*,
https://doi.org/10.1007/978-3-662-59166-6_20

Mein Name ist Kirstin Erler, geboren 1965. Im Mai 2011 wurde bei mir eine ALL (akute lymphatische Leukämie) diagnostiziert. Die gesamte Behandlungszeit betrug etwa 2 Jahre. Und plötzlich war er da, mein neuer Begleiter …

Mein Gedächtnis würde ich nicht als ausgesprochen gut bezeichnen und doch gibt es auch in meinem Leben Tage, die ich jederzeit vor meinem „inneren Auge" abrufen kann. So auch den 17. Mai 2011, wie immer ein ganz normaler Arbeitstag, so dachte ich. Seit einigen Tagen trieb mich aber der Gedanke um, dass irgendetwas mit mir nicht stimmt. Nach einem kleinen Zwischenfall beim Segeln mit Freunden hatte ich zwei wirklich extrem große Blutergüsse. Ein Termin bei der medizinischen Fußpflegerin in der gleichen Woche, die, nachdem sie die kleinen roten Punkte auf meinen Unterschenkeln als mögliche Petechien (kleine Hauteinblutungen) identifiziert hatte, mich inständig gebeten hatte, umgehend einen Arzt aufzusuchen, beunruhigte mich durchaus. Als ich zu Hause angekommen war und dann im Internet unter den Stichworten Spontanhämatome (also ohne Grund aufgetretene Blutergüsse) und Petechien das erste Mal auf den Begriff Leukämie (Blutkrebs) gestoßen bin, wurde mir doch etwas mulmig.

Der nächste Schritt war dann mein Besuch beim Hausarzt an einem Freitag. Auf dessen Frage, was mich denn zu ihm führt, und meine darauffolgende laienhafte Eigendiagnose hat er mich doch erst einmal beruhigt und war der Meinung, dass es sich sicher um eine Blutgerinnungsstörung handele.

Darauf folgte ein Termin für ein Blutbild in der nächsten Woche am Dienstag. Ich möchte erwähnen, dass ich weder krank aussah und mich auch nicht krank fühlte. Da war nur dieses komische beunruhigende Gefühl … Am Dienstagmorgen erfolgte die Blutabnahme – die Auswertung und Befundbesprechung sollten am Donnerstag erfolgen.

Dienstagabend hatte ich einen Friseurtermin – endlich nach einem Jahr „Züchtung" der Haare nun endlich die Frisur, die ich so lange schon wollte. Was ich an diesem, für mich schönen Tag nicht wissen konnte, war, dass ich mich etwa drei Wochen später von meinen schönen Haaren würde verabschieden müssen. Die Ironie dabei ist, dass sie bei mir nicht mehr so zurückgekommen sind, wie sie einmal waren… aber mal ganz ehrlich: Was bedeuten schon Haare?

Am nächsten Morgen, es war der 17. Mai 2011, war ich bei der Arbeit. An diesem Mittwoch habe ich am Vormittag in einer anderen Abteilung ausgeholfen. Eine Kollegin dort lud mich für Freitag anlässlich ihres Geburtstags zum Frühstück ein. In meiner flapsigen Art antwortete ich, dass ich, sofern ich dann noch lebe, natürlich kommen würde. Unglaublich, was man manchmal so einfach dahinsagt. Da mich aber wieder dieses Gefühl der Unruhe befiel, wollte ich nicht bis zum nächsten Tag auf das Ergebnis der Untersuchung warten.

In der medizinischen Abteilung unseres Betriebes habe ich daher um eine Blutuntersuchung gebeten. Nach der ersten Testung wurde ich zwei Stunden später zu einer erneuten Entnahme bestellt. Ich habe durchaus bemerkt, dass die Damen im Labor etwas nervös waren, aber ich habe mir gedacht, dass ich mir dieses nur einbilde. Ich sehe noch meinen Lieblingskollegen Antonio vor mir, als ich um 11:30 Uhr unser Büro betrete und er mir sagt, ich möchte mich sofort in unserer medizinischen Abteilung melden. Ich habe auch noch genau die Situation vor Augen, als die medizinische Fachassistentin Inga und der von ihr hinzu gezogene Arzt mir das Ergebnis des Laborberichts verkünden und mich auffordern, sofort ein paar persönliche Dinge aus meiner Wohnung zu holen und mich direkt in der Uniklinik Aachen einzufinden habe, da man dort auf meine Ankunft bereits warten würde.

Von da ab verläuft der Tag wie ein Film. Antonio bringt mich in das 30 km entfernte Aachen ins Krankenhaus. Die Fahrt verläuft noch gut gelaunt, spaßig und mit ganz viel Galgenhumor. Lachend gehen wir durch das optisch außergewöhnliche Krankenhaus. Das erste Unwohlsein verspüre ich, als ich beim Betreten der Station das Wort Onkologie lese. Wir werden von einer Armada von Ärzten und Krankenschwestern empfangen, wohl gerade Schichtwechsel. Ich bekomme sofort ein Zimmer zugewiesen und die Anweisung, mich nicht mehr vom Fleck wegzubewegen. Den Grund für diese Anweisung erfahre ich kurz darauf. An diesem Mittwoch waren in meinem Blut keine Thrombozyten (Blutplättchen) mehr vorhanden und selbst bei einer kleinen Verletzung hätte mein Körper möglicherweise die Blutung nicht von selbst stoppen können.

Trotz allem war für mich alles noch so unrealistisch.

Antonio meldet mich in der Verwaltung an, bleibt noch einige Minuten und fährt zurück ins Büro. Für mich folgen jetzt die Aufnahme, Untersuchungen und Blutabnahmen. Nach einiger Zeit stellt sich mir Herr Dr. Panse als der für mich zuständige Oberarzt vor. Auch er wird mich nun während der nächsten zwei Jahre begleiten, nur ist mir dies zu diesem Zeitpunkt noch nicht klar. Herr Dr. Panse erklärt mir, dass eine eindeutige Diagnose erst nach Auswertung der Untersuchungen gestellt werden kann. Es bestünde noch die Möglichkeit auf Vorliegen einer Erkrankung, deren Namen ich vergessen habe (gemeint ist die sogenannte immunvermittelte Thrombopenie, also Blutplättchenarmut), deren Therapie in zwei Wochen abgeschlossen wäre. Die Hoffnung, an dieser Krankheit zu leiden, hat sich leider sehr schnell erübrigt.

Am nächsten Tag erfolgt eine Knochenmarkentnahme, die ein eindeutiges Ergebnis liefert. Der Verdacht einer Blutkrebserkrankung ist nun bestätigt. Herr Dr. Panse erklärt mir, dass nun untersucht wird, inwieweit Blut und Knochenmark befallen sind und um welche Art von Leukämie es sich handele.

Ich erinnere mich, dass von Anfang an sehr offen mit mir gesprochen wurde, auch, dass ich am nächsten Tag meine Eltern und meinen 14 Jahre alten Sohn kommen lassen sollte und der Arzt ihnen die Situation erklären wolle.

Ich weiß nicht mehr den genauen Zeitpunkt und ich bin auch nicht mehr sicher, welcher Arzt zu mir sagte, dass mein Knochenmark und mein Blut bereits so stark von Krebszellen befallen waren, dass ich unbehandelt einige Wochen später einfach gestorben wäre. Das hat mich dann doch sehr erschreckt. Wie hinterhältig diese entarteten Zellen doch sind. Du fühlst dich richtig gut und in dir drin fressen sich die Krebszellen lautlos durch deinen Körper.

Ich glaube, es hat so etwa zwei Tage gedauert, bis die neue Situation in meinem Kopf angekommen war. Einschneidend war die Information, dass die Behandlung bei Erfolg wahrscheinlich zwei Jahre, bei Glück und gutem Therapieverlauf vielleicht auch nur ein Jahr dauern wird.

Wahnsinn, ein Jahr oder gar zwei … wie soll ich das denn aushalten … eine sooo lange Zeit?

Aus heutiger Sicht kann ich sagen: Was ist schon ein Jahr oder auch zwei?

Es wurde Zeit, den Überlebensmodus zu aktivieren: Aufstehen, Krone richten und einfach geradeaus weiter! Ich hatte nicht einen Moment den Gedanken „Warum gerade ich?" Nein, im Gegenteil, mir war sehr schnell bewusst, dass, wenn ich meinen kleinen Kreis betrachte, ich die beste Wahl für meinen „neuen Begleiter" war. Alle anderen Familienmitglieder wären für diese Krankheit die falsche Wahl gewesen: meine Eltern im gehobenen Alter, mein Bruder selbstständig (für ihn wäre eine solche Diagnose und zeitliche Prognose eine Katastrophe) und mein 14-jähriger Junge … NEIN! Da war es am besten, dass ich selbst Krankheit und Therapie durchstehen muss.

Also: Am zweiten Tag brachte meine Freundin Elke mein Notebook ins Krankenhaus. Ich, medizinisch total ungebildet, immer frei nach dem Motto „Was von alleine kommt, geht auch von allein", muss all meine Überzeugungen über den Haufen werfen, muss mein selbstbestimmtes Leben in die Hände anderer legen und bin auf Gedeih und Verderb Ärzten und anderem medizinischen Personal „ausgeliefert"… Aber was soll's, ICH bin es ja, die etwas will, ICH will hier ja wieder heil rauskommen!

Ich googele im Internet: ALL (akute lymphatische Leukämie) im Erwachsenenalter, Überlebenschance, so steht es da: 25 %. Ich beschließe für mich: Bei den 25 %, da bin ich dabei!

Es ist das einzige Mal, dass ich mich im Internet informiere. Meine Strategie steht fest, ich ordne mich ein, höre auf das, was man mir sagt, erdulde und ertrage so diszipliniert wie möglich die Dinge, die jetzt auf mich zukommen werden. Ich versuche, bei allem Elend den Humor nicht zu verlieren. Ich bin mir bewusst, ich bin 45 Jahre alt, mein Junge ist 14 Jahre alt und ich will nicht, dass er dieses Trauma erleiden muss, in so jungen Jahren die Mutter zu verlieren. Ja, natürlich ist klar, dass das keine Mutter möchte und dass manche Menschen trotz fast übermenschlichem Kampf gegen Krankheiten, die sie einfach so ereilt haben, am Ende verlieren, und natürlich ist klar, dass das einfach nur ekelhaft ist und alle Beteiligten einfach nur hilflos und unendlich traurig macht.

Mein Beitrag für dieses Buch hat das Thema „Mein Weg zurück in den Alltag". Ich glaube, ich habe diesen Weg nicht wirklich verlassen. Über mich wachten jetzt eine große Gruppe von Menschen, aber mir blieb genug Raum, um aus dem Krankenhaus heraus über das Telefon Einfluss auf die Organisation meines Lebens zu nehmen.

Ich habe in dieser Situation den dunklen Gedanken einfach keinen Raum gegeben. Ich habe für mich beschlossen, dass an dieser Stelle noch nicht Schluss ist. Es klingt vielleicht unglaublich, aber es stimmt: Ich habe während dieser ganzen Zeit (am Ende doch zwei Jahre) nur zweimal geweint. Einmal als ich auf meinen abendlichen „Streifzügen" durch die menschenleeren Gänge und Treppenhäuser des Klinikums realisiert habe, dass ich (trotz festem Vorsatz) vergessen hatte, eine Risikolebensversicherung zur Absicherung meines Sohnes abzuschließen. Und das zweite Mal war, nachdem ich vom Tag des Einzugs ins Krankenhaus an acht Wochen später immer noch dort war und wieder eine meiner diversen Bettnachbarinnen nach Hause gehen durfte.

Bei dieser schönen Mitteilung für meine Leidensgefährtin sind mir kurz „die Sicherungen durchgebrannt" (wie man so schön umgangssprachlich sagt). Ich habe völlig unkontrolliert geheult und ich erinnere mich, wie verwundert Herr Dr. Panse und seine Kollegen geschaut haben, da es für diesen Gefühlsausbruch ja keinen augenscheinlichen Grund gab. Das Ergebnis dieser Situation war, dass ich für 24 h nach Hause durfte. Kaum zu glauben, wie klein ein Leben während einer solchen Krankheit wird, wie klein die Wünsche werden und wie groß die Sehnsüchte.

Ich gehe zurück zum zweiten Tag meines Krankenhausaufenthaltes. Die Diagnose ist im Großen und Ganzen klar, nur: Die Eingruppierung steht noch nicht fest. Wenn ich das richtig wiedergeben kann, gibt es bei der ALL drei Risikogruppen, zwei sind mit Chemotherapie zu behandeln, bei der dritten Gruppe ist eine Stammzellentransplantation unumgänglich.

Etwa zwei Wochen später werde ich erfahren, dass sich meine Erkrankung im „Standardrisiko" befindet – die leichteste Form oder vielleicht in der am einfachsten zu behandelnden Gruppe. Fortan nenne ich meine Erkrankung deshalb einfach Leukämie light – wieder so eine Bezeichnung, die es mir leichter macht, das Ganze anzunehmen und zu verharmlosen.

Ich möchte an dieser Stelle noch einmal betonen, dass ich hier die mir verinnerlichten laienhaften Details dieser Krankheit wiedergebe. Es ist nun schon mehr als sieben Jahre her und wie auch schon erwähnt, verfüge ich über keinerlei medizinischen Hintergrund.

Nach der Einteilung folgten für mich nun neun Wochen Krankenhausaufenthalt mit allem, was dazu gehört: Doppelzimmer geteilt mit fremden Menschen, die einem selbst und denen man sehr nahekommt. Die Privatsphäre reduziert sich auf Null. Und man sagt zu Recht: Gemeinsames Elend verbindet. In einer solchen Situation muss man sich zurücknehmen und zugleich öffnen und sich einfach mit Geduld einlassen auf die Dinge, die einem der Tag bringt.

So ein Krankenhaustag ist auch ganz schön anstrengend. Gegen 7:00 Uhr erfolgt die Blutabnahme, dann kommt die Reinigungskraft, dann das Frühstück, dann, während die Patienten sich tagfertig machen, werden die Betten gerichtet, Infusionen, Chemotherapie etc. verabreicht und dann wartet man auf die Visite. Eventuell stehen noch Untersuchungen auf anderen Stationen an. Nach dem Mittagessen ist es möglich, noch einmal zu schlafen.

Besuch ist jederzeit möglich, nur während einer Behandlung oder Visite müssen die Besucher die Zimmer verlassen. Ich empfinde es als Fluch und Segen zugleich. Wie schon gesagt, man ist eigentlich nie allein.

Ich bekomme sehr viel Besuch; manchmal denke ich etwas makaber, ob der eine oder andere vielleicht nur kommt, um sich zu vergewissern, dass es stimmt … Die Menschen in meinem Umfeld sind sehr erschrocken, ich glaube, weil viele es sich einfach nicht vorstellen konnten, da ich ja, wie ich schon erwähnt habe, keine äußerlichen Anzeichen für eine so ernste Krankheit hatte.

Nein ich kann mich an dieser Stelle wirklich nur bedanken für die viele Anteilnahme, Fürsprache und aufrichtige Hilfe so vieler auf die eine oder andere Art mit mir verbundenen Menschen. Nach zwei Wochen habe ich anfangen müssen, Terminabsprachen mit meinen Besuchern zu machen und während dem frühen Nachmittag habe ich mein Telefon abgestellt, um mich auszuruhen und meinem jeweiligen „Mitbewohner" Ruhe zu verschaffen.

Mein privates Leben war nun gut organisiert. Elke übernahm den „Kurierdienst", sie kam wenigstens zwei- bis dreimal die Woche, brachte und holte meine Wäsche oder sonstige Dinge, die ich wollte. Meine lieben Nachbarn Karola und Manfred kümmerten sich um mein Haus und meinen Garten und Karola machte meine Wäsche. Marion kam, nachdem mir die ersten Haare ausfielen, und rasierte sie auf meinen Wunsch ab. Manfred oder Gail fuhren oder holten mich ins Krankenhaus oder nach Hause. Genauso wie auch mein Vater des Öfteren gefahren ist. Mein Sohn war im Wechsel bei meinen Eltern (mein Vater und seiner zweiten Frau) und seinem Vater und dessen Frau. Glücklicherweise war mein Sohn in unserer/seiner Familie gut aufgehoben. Er selbst hat nie darüber gesprochen, was in ihm vorging.

Meine Mutter, die 500 km weit weg wohnt, war traurig und auch ein bisschen böse, weil ich nicht wollte, dass sie mich während meines ersten langen Aufenthalts im Krankenhaus besuchen. Ich wollte, dass sie kommt, wenn ich meinen ersten Turnus zu Hause verbringe. Wir haben aber jeden Tag telefoniert. Mein Bruder hat es sehr belastet, dass ich und nicht er als älterer Bruder von dieser Krankheit betroffen war. Aber wir haben ja keinen Einfluss darauf, wer, wann oder warum lebensbedrohlich erkrankt.

Nun zurück zu meinem Alltag im Klinikum.

Die vielen Untersuchungen sind nicht angenehm, aber durchaus zu ertragen. Meine Behandlung fand nach einem vorgeschriebenen Protokoll analog zu einer Studie statt. Dieses Protokoll schrieb 52 Wochen Intensivbehandlung vor. Ich bekam eine Kopie und führte von diesem Moment an akribisch Buch über alle mir verabreichten Medikamente und Chemotherapien.

Es half mir dabei, mich nicht so „ausgeliefert" zu fühlen. Ich dachte, ich bin nun ein aktiver Bestandteil meiner Behandlung. Ich konnte mich mental immer schon vorbereiten auf das, was mich am nächsten Tag erwartete, und das half mir auch, die unangenehmen Situationen zu ertragen. Ich fing an, mich in meinem Zimmer häuslich einzurichten. Ich ließ mir von zu Hause einen Toaster und meine eigene Bettwäsche mitbringen. So fühlte ich mich doch etwas heimelig. Nach Beginn der Chemotherapie veränderte sich mein Geschmackssinn. Ich konnte das Essen im Krankenhaus nicht mehr ertragen. Ich habe in etwa drei Wochen mehr als 10 kg an Gewicht verloren, was für mich nicht wirklich ein Problem dargestellt hat, da ich ja über genug Reserven verfügt hatte. Von nun an brachten mir meine lieben Besucher anstelle von Zeitschriften oder kleinen Geschenken einfach selbst gekochtes Essen mit, das ich mir bei ihnen bestellt hatte. Umgekehrt hatte ich der Station eine kleine Kaffeemaschine (die tassenweise den Kaffee frisch brühte) „gestiftet" für Patienten und Besucher und natürlich auch aus Eigennutz, da ich den Kaffee, der am Morgen gekocht wurde und über Stunden in großen Behältern auf dem Flur stand, einfach unterirdisch fand. Leider war die Maschine recht schnell kaputt, aber so ist es mit Dingen, auf die jeder zugreifen kann, für die sich aber niemand verantwortlich fühlt.

Alles in Allem herrschte im Klinikum damals eine großzügige Haltung uns Patienten gegenüber, da sich unser Lebensmittelpunkt ja nun unverschuldet in das Krankenhaus verlegt hatte. Die Behandlung verlief für mich in Zyklen, die erste Therapie im Krankenhaus dauerte neun Wochen (erster Abschnitt neun Wochen Krankenhausaufenthalt), gefolgt von knapp vier Wochen zu Hause. Dann folgten andere Zeitabschnitte im Wechsel. Ich erinnere, dass meine dringlichste Frage am

Anfang der Behandlung war, ob ich während der Zeiträume zu Hause zur Arbeit gehen kann. Die Ärzte haben es zu dieser Zeit nicht verneint, wohlwissend, dass es gar nicht möglich sein würde. Mir hat diese kleine „Flunkerei" am Ende geholfen, da ich später selbst gefühlt und erkannt habe, dass ich gar nicht arbeitsfähig war.

Die Tage im Krankenhaus vergingen im Nachhinein betrachtet eigentlich recht schnell. Die klare Struktur ließ die Stunden verfliegen. Die Abende und Nächte wurden lang. Die Untersuchungen für den Tag waren abgeschlossen, die Besucher weg. Es blieb, dass das Fernsehprogramm mit den Kopfhörern auf den Ohren eine Möglichkeit schuf, ein bisschen für sich selbst zu sein. Ich bin ein durchaus aufgeschlossener und geselliger Mensch, aber ich brauche auch das Alleinsein wie die Luft zum Atmen.

Das war schwierig. Durch die Therapie wurde das Immunsystem heruntergefahren. Dies hieß auch gleichzeitig, sich nur in Ausnahmefällen aus dem Zimmer bewegen zu dürfen. Die Fenster in den Zimmern konnte man nicht öffnen. Das fand ich wirklich belastend, mir fehlte einfach die frische Luft. Wie schon einmal erwähnt bin ich abends, wenn niemand mehr auf den Fluren war, kilometerweit gewandert, mit Mundschutz und Gummihandschuhen „bewaffnet". Später, als der Immunstatus es zuließ, ging ich am Morgen gegen 6:00 Uhr meine ausgiebigen Runden durch den Park. Ich bin ja nun wirklich nicht der sportliche Typ, aber mir war natürlich völlig klar, dass ich gegen meinen körperlichen Verfall ankämpfen musste.

Glücklicherweise gehöre ich zu den Menschen, die kein Mitleid wollen, und schon gar nicht ergieße ich mich in Selbstmitleid. Der Grund dafür ist einfach benannt, weder das Eine noch das Andere hilft irgendjemandem. Ja, jeder hat Angst, die Familie, die Freunde, der Betroffene selbst. Ich fand es angenehm, einfach weiter zu machen und nach vorne zu schauen.

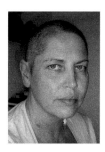

Ich bin sehr froh, dass es Menschen gibt, die sich berufen fühlten, ihre Kraft und Mühe in den Dienst am Menschen zu investieren, zum Beispiel die vielen Pflegekräfte , die oft noch sehr jung im Schichtdienst ihren Dienst unter schwersten körperlichen und seelischen Anstrengungen versehen. Oder die vielen jungen Assistenzärzte, die in Zeiten, in denen Andere erst einmal sich selbst finden wollen, diszipliniert ein Medizinstudium absolvieren, ihre eigene Familienplanung nach hinten stellen und ihren Partnerschaften durch die Dienstgestaltung an Krankenhäusern viel abverlangen. Oberärzte, die das ganze Geflecht zusammenhalten, die Oberaufsicht über die Patienten und deren Behandlungsverlauf halten. Der Professor/Chef, der einem solchen Bereich vorsteht und die Verantwortung trägt. Nicht zu vergessen, die vielen Menschen, die in einem so großen Krankenhauskomplex mit bestem Wissen und Gewissen dafür sorgen, dass meistens alles läuft.

Ich, als Patientin, habe damals den Fortlauf meines Lebens mit unbedingtem Vertrauen in die Hände für mich wildfremder Menschen gelegt. Ich hatte das Glück, nach dieser Erfahrung, die man niemandem wünscht und die doch alle im Leben in irgendeiner Art ereilt, als selbst Betroffener, als Angehöriger, als Freund, als Kollege oder wie auch immer, stärker als vorher in mein Leben zurückzukehren.

Ich möchte nicht alles Erlebte beschönigen. Ich musste zwar nicht operiert werden, aber die ungezählten Blutabnahmen, das mehrfache „Einbauen" eines Venenzugangs am Hals, Infusionen, Chemotherapien manchmal über 24 h, die Übelkeit danach, die Knochenmarkpunktionen, die Chemotherapien in das Nervenwasser über den Lumbalkanal, die Bestrahlungen des Kopfes, das plötzliche, wie aus dem Nichts Auftreten von Schüttelfrost, gefolgt von hohem Fieber, und die Lungenentzündungen haben auch mir zugesetzt.

Ich habe erfahren, dass viele der an Leukämie erkrankten Menschen nicht an der Leukämie sterben, sondern an während der Erkrankung erworbenen Infektionen, gegen die der Körper aufgrund seines desolaten Immunsystems nicht mehr ankämpfen kann.

Mein erster Wunsch bei erfolgreicher Therapie war es, mir einen Wohnwagen zu kaufen. Diesen Wunsch habe ich dann noch im Krankenhausbett sitzend umgesetzt.

Ich versuche schon, mich an Regeln zu halten. In der Zeit meiner Erkrankung entwickelte ich wirklich Disziplin, ich vergaß keine Medikation, hielt mich zu 100 % an Abmachungen.

Nachdem das Jahr im Klinikum (es wurden 15 Monate, teils stationär, teils ambulant) vorbei waren und ich danach noch zu einer dreiwöchigen Reha in Bad Salzuflen war, fing ich im Oktober 2012 nach einer Wiedereingliederung wieder an zu arbeiten. Ich ging aber weiterhin für ein Jahr ins Krankenhaus in unserer Stadt und bekam dort immer am Dienstagvormittag eine Erhaltungschemotherapie.

Etwa 16 Monate hatte ich nun gefehlt, unglaublich! Während der ganzen Zeit haben meine Kollegen und ich den Kontakt gehalten, auch wenn ich mich bei Besuchen an meinem Arbeitsplatz manchmal wie ein Fremdkörper gefühlt habe. Der Neustart war schnell vollzogen und aus jetziger Sicht denke ich, ich wäre nicht weg gewesen.

Den heroischen Worten vieler, die nach einer Grenzerfahrung sagen, es hat mich weitergebracht, kann ich mich nur anschließen. Mein Blick ist noch offener geworden. Ich bin dem Leben dankbar. Ich bin bescheidener geworden, aber auch frecher.

Und ich bin risikobereiter geworden. Ich sage nicht, das war es wert! Aber dadurch hatte das alles einen Sinn für mich. Und dieser Gedanke versöhnt mich mit der verlorenen Zeit.

Natürlich bin ich nicht weltfremd, dies waren meine Erfahrungen. Ich hatte ja auch das große Glück, immer voller Hoffnung sein zu dürfen. Ich weiß nicht, wie ich reagiere, wenn mir jemand sagen würde, dass ich „austherapiert" sei.

Ich habe mich während dieser Zeit von einigen mir lieb gewonnenen Menschen und Weggefährten verabschieden müssen. Und so gnadenlos ich zu mir selbst bin, so sehr berührt mich das Schicksal anderer, die es genauso verdient gehabt hätten, ihr Leben an ihrem Platz weiterzuführen.

In Zusammenhang mit diesem Beitrag habe ich im Internet nach einer Frau gesucht, die ich 2011 kennengelernt habe. Sie hatte mich beeindruckt, und sie hat auch Kontakt zu mir gesucht. Meine Erlebnisse sind im Vergleich zu ihren nur ganz klein. Sie hat 2016 nach mehr als sechs Jahren, 50 Operationen und zwei Schlaganfällen den Kampf um ihr Leben mit nur 40 Jahren verloren. Als wir uns begegnet sind, war ich schon übermannt von ihrem Leid. Ich hatte Angst, mich mit ihr anzufreunden, ich hatte Angst vor ihrer Zukunft. Ich weiß nicht, ob das feige war oder ob ich mich nur selbst schützen wollte.

Aber ich durfte auch Zeuge eines großen Wunders werden. Meine erste Bettnachbarin im Krankenhaus lag dort auch mit einer Leukämie, und sie erwartete ein Kind. Bei einer Routineuntersuchung hatte man die Leukämie entdeckt. Unglaublich, aber der kleine Junge ist zwar sehr früh, aber gesund geboren. Er ist jetzt schon ein Schulkind, und es geht ihm und seiner Mutter gut.

In einem Vortrag habe ich einmal gehört, dass laut Statistiken die eigene Einstellung am Verlauf einer Erkrankung nichts ändert. Ich möchte diese Aussage nicht glauben und selbst wenn es so ist, bin ich sicher, dass alles erträglicher wird, wenn man während einer schweren Krankheit oder Lebensphase für sich selbst und auch für alle Menschen, die einen umgeben, versucht, positiv nach vorn zu schauen.

Das größte Kompliment in dieser Zeit hat mir eine junge Krankenschwester mit dem Namen Özlem, deren Mutter ich hätte sein können, gemacht. Sie sagte, ich wäre ihr Vorbild. Auf meine Frage, warum, antwortete sie, dass, wenn sie selbst in ihrem Leben einmal schwer erkranken würde, sie so sein wolle wie ich. Das hat mich doch stolz gemacht.

Es ist mir unangenehm, in diesem Kapitel das Wort ICH so oft gebraucht zu haben. Es gibt mir das Gefühl, ichbezogen zu sein. Ich denke wohl, dass dies nicht meinem Charakter entspricht.

Vielleicht sollte ich nicht so hart zu mir sein, denn mein Thema ist ja: **Mein Weg zurück in den Alltag.**

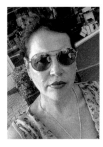

Ist-Stand im Mai 2020

Nun sind es schon neun Jahre nach der Diagnose. Ich kann sagen, es geht mir wirklich gut und ich habe, soweit ich es beurteilen mag, „alles im Griff". Und doch gibt es Momente, wie am 18. Mai 2020, als mich bei einer CT-Untersuchung der Radiologe fragt, ob bekannt sei, dass ich möglicherweise Blutschwämmchen (Hämangiome) auf der Leber habe, weil er dort vier Flecken sehen würde. Meine für mich typische Antwort: „Ist mir nicht bekannt ... aber es werden doch nicht etwa irgendwelche fiesen Metastasen sein!?" Darauf sah ich in seinem Gesicht, trotz des Corona-Mundschutzes, einen für mich etwas zu „sparsamen" Blick, und ich verfiel innerlich in Panik. Bis zur Befundauswertung dauerte es zehn Tage, in denen ich dann wieder einmal, wie man so schön auf „Neudeutsch" sagt, den „worst case", also Ernstfall, gedanklich durchgespielt habe. Und das geht dann von der Ursachenforschung über einen schlimmen Krankheitsverlauf bis hin zur Haushaltsauflösung zu Lebzeiten, um auch in einer solchen Situation bloß niemandem zur Last zu fallen und meinem Sohn alles geordnet übergeben zu können.

Naja, die Hausärztin hat mich beruhigt und mich noch einmal zur Sicherheit in die Gastroenterologie in das Rhein-Maas-Klinikum nach Würselen überwiesen. Dort hat mir dann der behandelnde Professor die Angst genommen … vorerst …

Ich habe das jetzt noch einmal so ausführlich geschrieben, um damit zum Ausdruck zu bringen, dass trotz allem Positiven, das mich als Person ausmacht, tief in mir die Angst lebt, es könnte wieder irgendwas sein. Und natürlich wird irgendwann wieder etwas sein, aber bis dahin möchte ich mein Leben leben und mich an den kleinen Dingen erfreuen. Und zum Schluss möchte ich noch einmal erwähnen, was ich im Mai 2011 zu Dr. Panse gesagt habe:

Auf meinem persönlichen Wunschzettel steht 90 Jahre bei guter Gesundheit, damals mit 45 hatte ich Bergfest, jetzt bin ich dem Ziel schon fast 10 Jahre näher, und der Rest sollte doch auch zu schaffen sein …

Wünschen Sie mir Glück und ganz viel Gesundheit auf meinem Weg, der sich LEBEN nennt!

Serviceteil

Glossar

§ 140 SGB XI Anzuwendendes Recht und Überleitung in die Pflegegrade (Elftes Buch Soziale Pflegeversicherung). Regelt den Übergang der vorgehenden Pflegestufen in die jetzt geltenden Pflegegrade

§ 16 Abs. 3 Satz 2 BEEG Bundeselterngeld- und Elternzeitgesetz-Regelung. In diesem Absatz wird geregelt, unter welchen Bedingungen die Elternzeit vorzeitig beendet werden kann

§ 38 Abs. 4 SGB V Fünftes Sozialgesetzbuch, gesetzliche Krankenversicherung- Haushaltshilfe. Regelt, in welchen Situationen ein gesetzlich Krankenversicherter Anspruch auf eine Haushaltshilfe hat

AAPV Allgemeine ambulante Palliativversorgung; dieser Teil der ambulanten Palliativversorgung ist deutschlandweit nicht einheitlich geregelt und regional sehr unterschiedlich verfügbar; betreut werden die Patienten in der Regel von einem niedergelassenen Haus- oder Facharzt in Zusammenarbeit mit einem Pflegedienst, der eine palliativmedizinische Basisqualifikation hat

Adjuvante Hormontherapie Behandlung, die sich gegen das erneute Auftreten einer Krebserkrankung richtet und mit Hormonen oder Hormon-unterdrückenden Substanzen durchgeführt wird. Dabei kann die Hormonproduktion verhindert werden oder die Andockstellen der Hormone an den Zelloberflächen blockiert werden. Adjuvant bedeutet, nachfolgend an eine Operation, bei der der Tumor vollständig entfernt wurde

Adjuvante Therapie Behandlung, die sich gegen das erneute Auftreten einer Krebserkrankung richtet

Adolescents and Young Adults (AYA) Heranwachsende und junge Erwachsene (mit einer Krebserkrankung)

Adoleszenz Entwicklungszeitraum des Erwachsen-werdens, Endphase des Jugendalters

Aggressives (hochmalignes) Lymphom Lymphome sind Krebserkrankungen des Lymphsystems und gehen oft mit Lymphknotenschwellungen, Milzvergrößerung oder auch Befall des Knochenmarks einher. Ein aggresseives Lymphom kennzeichnet eine schnellwachsende (und deshalb als „hoch-bösartige") Unterform, die durch eine Chemoimmuntherapie geheilt werden kann

AHB siehe Anschlussheilbehandlung

Akademisch an einer Universität oder Hochschule erworben, erfolgend, üblich oder vorhanden

Akute lymphatische Leukämie Leukämien sind Krebserkrankungen der weißen Blutkörperchen (Leukämie beduetet übersetzt „weißes Blut"). Die akute Leukämie tritt plötzlich auf. Als Akute lymphatische Leukämie nimmt sie ihren Ausgang von unreifen Vorstufen der Lymphozyten, einer speziellen Untergruppe der weißen Blutkörperchen aus

ALG I siehe Arbeitslosengeld I

ALG II siehe Arbeitslosengeld II, auch Hartz IV genannt

Ambulante Hospizdienste Wichtiger Bestandteil der Palliativversorgung sind ambulante Hospizdienste; die ehrenamtlichen Mitarbeiter werden speziell geschult und von Koordinatoren geleitet, um Patienten und ihre An- und Zugehörigen psychosozial zu begleiten; sie können vielfältige Aufgaben übernehmen; die Begleitung dauert teilweise auch über den Tod des Patienten hinaus und beinhaltet auch Trauerarbeit

Amerikanischer Ginseng Gehört zur Pflanzengatung Panax. Panax-Arten werden traditionell medizinisch genutzt. Es gibt verschiedene Arten, z. B. Ginseng (Panax ginseng) und Amerikanischen Ginseng (Panax quinquefolius)

Amphetamine (auch: Phenylisopropylamin oder Amfetamin) sind synthetische chemische Verbindungen, die als Weckamine (Amine mit „aufweckender" Wirkung) in der Medizin zur Behandlung der Aufmerksamkeitsdefizit-/Hyperaktivitätsstörung (ADHS) und der Narkolepsie verwendet werden. Amphetamine haben stark stimulierende und aufputschende Wirkung. In der Drogenszene unter Bezeichnungen wie Speed oder Pep bekannt

Anschlussheilbehandlung Die Anschlussheilbehandlung (AHB) ist eine medizinische Rehabilitationsmaßnahme, die im Anschluss an einen Krankenhausaufenthalt, das Ende der Erstbehandlung, z. B. Chemo- oder Strahlentherapie oder bei einer neu eingetretenen Krankheitssituation durchgeführt werden kann. Die AHB kann ambulant, stationär oder teilstationär durchgeführt werden

Anthrazykline sind Chemotherapiemedikamente (Zytostatika), die zur Behandlung vieler Krebserkrankungen verwendet werden und eine typische rötliche Farbe aufweisen

Anthroposophie Wörtlich übersetzt bedeutet Anthroposophie „Weisheit vom Menschen". Rudolf Steiner begründete am Anfang des 20. Jahrhunderts die Anthroposophie als eine Wissenschaft zum Verständnis von Natur, Geist und menschlicher Entwicklung

Antiandrogene Therapie Spezielle Unterform der Hormonbehandlung. Eine antiandrogene Therapie richtet sich gegen männliche Hormone

Antioxidans heißen Verbindungen, die die Oxidation anderer Substanzen verlangsamen oder verhindern. Antioxidantien bieten Schutz gegen sogenannte „freie Radikale". Diese freien Radikale werden zum einen vom Körper selbst während verschiedener Stoffwechselprozesse gebildet, zum anderen entstehen sie durch schädliche äußere Einflüsse wie Zigarettenrauch, Umweltgifte oder UV-Strahlung der Sonne

Antizipatorisch vorwegnehmend. Als antizipatorische Reaktion wird das Auftreten einer Reaktion bezeichnet, noch bevor der Reiz oder der Auslöser gesetzt wurde

Arbeitslosengeld I ist eine Leistung der deutschen Arbeitslosenversicherung, die bei Eintritt der Arbeitslosigkeit und abhängig von weiteren Voraussetzungen (u. a. vorausgehende Beitragszahlungen) gezahlt wird

Arbeitslosengeld II Das Arbeitslosengeld II ist in Deutschland die Grundsicherungsleistung für erwerbsfähige Leistungsberechtigte nach dem Zweiten Buch Sozialgesetzbuch. (Regelsatz 446 EUR ab 01.01.2021)

Asiatischer Ginseng siehe amerikanischer Ginseng

Atrophie Rückbildung von Körpergewebe aus unterschiedlichen Gründen

Autogenes Training Ein Entspannungsverfahren, bei dem durch Selbsteinfluss und Vorsprechen fester Formeln körperliche Prozesse so verändert werden, dass eine Entspannung erreicht wird

Autonomes Nervensystem unbewusster Teil des Nervensystems, der z. B. Kreislauf, Organfunktionen und Spannungszustand reguliert

Autosuggestion Selbstausgelöste Beeinflussung des eigenen Empfindens, Handelns und Denkens

AYA-Checkliste Checkliste zur Verwendung bei der strukturierten Aufklärung von AYAs (Heranwachsende und jugendliche Patienten) zur onkologischen Diagnose und Tumortherapie, um mögliche therapiebedingte Belastungen und Spätfolgen zu mindern▶ http://khae.med.ovgu.de/AYAInfo.html

AYApedia Projekt des DGHO-Arbeitskreises „Heranwachsende und junge Erwachsene mit Krebs" (Deutsche Gesellschaft für Hämatologie und Medizinische Onkologie, DGHO) mit kompakten und alltagsnahen Empfehlungen für Heranwachsende und junge Erwachsene mit Krebs▶ https://www.onkopedia.com/de/ayapedia/guidelines

Ayurveda 5000 Jahre alte Heilkunde, die übersetzt „Wissen vom Leben" heißt und deren Ziel es ist, den Körper zu entgiften und Selbstheilungskräfte zu aktivieren

Bartholin-Drüse Große Scheidenvorhofdrüse, paarige Geschlechtsdrüsen der Frau; im erregten Zustand sondern sie ein Sekret ab und sorgen so für die ausreichende Befeuchtung der Scheide

BEEG Bundeselterngeld- und Elternzeitgesetz

Begutachtungsassessment Grundlage zur Feststellung des Pflegegrades. Aktuell wird das sogenannte Neue Begutachtungsassessment (NBA) angewendet, das seit 2017 anstelle der bisherigen Untersuchung körperlicher Defizite den Grad der Selbstständigkeit in sechs Bereichen nach einem Punktesystem feststellt. Je mehr Punkte der Antragsteller

bei der Begutachtung erhält, desto höher ist sein Pflegegrad

Belastungsreaktion Seelische und/oder körperliche Reaktion auf eine Belastung

BIA-Messung entspricht der Bioelektrischen Impedanzanalyse (BIA), siehe dort

Bioelektrische Impedanzanalyse (BIA) Die bioelektrische Impedanzanalyse ist eine Messmethode zur Bestimmung der Körperzusammensetzung des Menschen und anderer Lebewesen. So können Körperfettanteil, Muskelmasse und Wasserhaushalt bestimmt werden und man erhält u. a. eine Aussage zum Ernährungszustand

Blog tagebuchartig geführte, öffentlich zugängliche Internetseite zu bestimmten Themen, die ständig um Kommentare oder Notizen ergänzt wird

BMAS Bundesministerium für Arbeit und Soziales

Body-Mass-Index (BMI) Ist eine Maßzahl für die Bewertung des Körpergewichts eines Menschen in Relation zu seiner Körpergröße. Die Formel zur Berechnung lautet: Körpergewicht (in kg) geteilt durch Körpergröße (in m) zum Quadrat

CA1 Abkürzung für das Antragsformular zum Antrag auf medizinische Rehabilitation bei der Arbeitsgemeinschaft für Krebsbekämpfung in Bochum (Antrag des Versicherten)

Chemotherapieexposition bedeutet, man hat eine Chemotherapie erhalten

Chronic Fatigue chronisches Erschöpfungssyndrom oder chronisches Müdigkeitssyndrom; Krankheit, die durch starke körperliche und geistige Erschöpfbarkeit gekennzeichnet ist und verschiedene Ursachen haben kann wie z. B. eine Virusinfektion, eine Tumorerkrankung oder eine Chemotherapie. Die Fatigue kann auch noch lange Zeit nach Ausheilen der eigentlichen Ursache bestehen bleiben

C-reaktives Protein (CRP) Ein Eiweiß, das zu den sogenannten Akute-Phase-Proteinen des Immunsystems gehört. So bezeichnet man Eiweißstoffe, die bei einer akuten Entzündung im Körper vermehrt ins Blut abgegeben werden und das Immunsystem auf unterschiedliche Weise unterstützen. Mediziner bestimmen CRP, um z. B. den Verlauf einer Infektion zu beruteilen

Cyclophosphamid eins der ältesten Chemotherapeutika, wirkt bei zahlreichen Krebserkrankungen

Cyproteronacetat gehört zur Gruppe der Antiandrogene

Depersonalisation psychischer Ausnahmezusatnd, in dem Menschen ihr Leben wie von außen betrachten. Der eigene Körper und eigene Gefühle wirken fremd („ich bin nicht ich selber")

Derealisation Entfremdungserlebnis; die betroffene Person nimmt ihre Umgebung oder das Zeiterleben als unwirklich oder verändert wahr

Distanzierungstechnik Techniken, die zum Ziel haben, Abstand von belastenden Gedanken und Gefühlen zu erlangen. Die geschieht z. B. mit Hilfe der bewußten Vorstellung/Imagination von positiven Bildern oder Szenen

Distress-Thermometer (NCCN) Instrument zur Messung der subjektiven Belastung in den letzten 7 Tagen auf einer Skala von 0 (geringste Belastung) bis 10 (größte Belastung). Ab einem Wert von größer/gleich 5 sollte die Belastung weiter abgeklärt werden

Dyspareunie Schmerzen beim Geschlechtsverkehr; im Abgrenzung dazu beschreiben Vulvodynie und „pelvic pain" Schmerzen im Genitalbereich, die auch unabhängig von sexuellen Handlungen bei Frauen und seltener auch bei Männern bestehen können

Eingliederungshilfe Laut Sozialgesetzbuch XII haben Menschen einen Anspruch auf Eingliederungshilfe (finanzielle Leistung), wenn ihre seelische oder körperliche Gesundheit mit hoher Wahrscheinlichkeit länger als 6 Monate von dem für ihr Alter typischen Zustand abweicht und daher ihre Teilnahme am Leben in der Gesellschaft beeinträchtigt ist oder eine solche Beeinträchtigung droht

Ejakulationsstörung Störung des Samenergusses; man unterscheidet den vorzeitigen, verzögerten und ausbleibenden Samenerguss; eine Besonderheit ist der retrograde Samenerguss, bei dem sich das Ejakulat (Samenflüssigkeit) in die Blase ergießt

Emetogenes Potenzial Emetogen = den Brechreiz stimulierend. Chemotherapeutika weisen ein unterschiedliches Potential auf, Erbrechen auszulösen. Je höher das emetogene Potential ist, desto mehr Patienten würden von einem Medikament Übelkeit erleiden. Man benötigt für Medikamente mit hohem emetogenen Potential wirksame Medikamente gegen Übelkeit, die bei z. B. Chemotherapie mit hohem emetogenen Potential dann oft in Kombination gegeben werden, bei niedrigem emetogenen Potential reichen meist schwächere „Anti-Übelkeitsmedikamente"

Empowerment Maßnahmen und Strategien, die die Selbstbestimmung und Selbstständigkeit von Menschen oder Gemeinschaften erhöhen und die es Ihnen ermöglichen, ihre Interessen eigenmächtig, selbstverantwortlich und selbstbestimmt zu vertreten

Endokrinologe Teilgebiet der Inneren Medizin, das sich mit der Funktion hormonproduzierender Organe und deren Abgabe von Botenstoffen in den Körper beschäftigt, z. B. Eierstöcke, Hoden, Schilddrüse, Bauchspeicheldrüse, Hirnanhangdrüse

Entwicklungspsychologie Die Entwicklungspsychologie ist ein Teilgebiet der Psychologie. Sie widmet sich der Beschreibung und Erklärung zeitlich überdauernder sowie aufeinander aufbauender Veränderungen menschlichen Erlebens und Verhaltens über die gesamte Lebensspanne

Enzym Enzyme sind Eiweiße (Proteine), die biochemische Reaktionen im Organismus steuern und beschleunigen, ohne dabei selbst verändert zu werden. Sie sind in allen Körperzellen enthalten und sind unerlässlich für alle Körperfunktionen

Erektionsstörung Auch erektile Dysfunktion; zu schwache oder ausbleibende Versteifung des Penis, oft mit der Folge, dass der Penis nicht in die Scheide eingeführt werden kann

Ernährungsscreening auch Screening Mangelernährung (NRS/ Ernährungsscreening) ist ein einfacher und schneller Prozess, um Personen, die sehr wahrscheinlich mangelernährt sind oder ein Risiko für eine krankheitsspezifische Mangelernährung tragen, zu identifizieren und festzustellen, ob die Durchführung eines detaillierten Ernährungsassessments indiziert ist

Erythropoetin in der Niere gebildeter Botenstoff, der die Bildung roter Blutkörperchen im Knochenmark fördert

Etoposid ein Arzneistoff aus der Gruppe der Zytostatika, hemmt das Enzym Topoisomerase II

Evidenz der Begriff Evidenz wird im Gesundheitsbereich vor allem im Zusammenhang mit Evidenzbasierter Medizin verwendet und bedeutet, dass ein nachgewiesener Zusammenhang/eine nachgewiesene Wirksamkeit vorliegt

Evolution Entwicklung: die von Generation zu Generation stattfindende allmähliche Veränderung der vererbbaren Merkmale einer Gruppe von Lebewesen

Fatigue Coalition eine aus verschiedenen Fachrichtungen bestehende Expertengruppe zum Thema Fatigue

Filgrastim Botentstoff, der die Bildung weißer Blutkörperchen im Knochenmark fördert und z. B. verabreicht wird vor einer Stammzellspende oder zur Vermeidung eines zu starken/zu langen Abfalls der weißen Blutkörperchen nach einer Chemotherapie

Folgeerkrankungen Erkrankungen, die in direktem Zusammenhang mit der Krebserkrankung stehen und/oder daraus erfolgen, zum Beispiel Lymphödeme, Metastasen, Rezidive

GdB Grad der Behinderung

Genetische Prädisposition eine erblich bedingte Anlage bzw. Empfänglichkeit eines Organismus für bestimmte Erkrankungen. Dadurch wird die Wahrscheinlichkeit, im Laufe des Lebens diese Krankheit zu entwickeln, vergrößert

Gonadotropine Von der Hirnanhangsdrüse gebildete Hormone, die die Produktion von Geschlechtshormonen steuern

Hamburger Modell System zur Rückführung in die Arbeitsfähigkeit; eine Wiedereingliederung nach § 74 SGB V, bei der der Beschäftigte Schritt für Schritt zurück ins Arbeitsleben soll; für behinderte Menschen oder von Behinderung bedrohte Menschen finden sich die Regelungen in § 28 SGB IX; die Begriffe Wiedereingliederung und Hamburger Modell sind fast deckungsgleich zu verwenden

Hartz IV anderer Begriff für Arbeitslosengeld II- benannt nach seinem Erfinder Peter Hartz. Das Arbeitslosengeld II ist in Deutschland die Grundsicherungsleistung für erwerbsfähige Leistungsberechtigte nach dem Zweiten Buch Sozialgesetzbuch. (Regelsatz 446 EUR ab 01.01.2021)

Heilungsbewährung Der Begriff der „Heilungsbewährung" spielt eine wichtige Rolle im Rahmen der Bemessung des Grades der Behinderung (GdB) im Rahmen der Beantragung der Anerkennung einer Schwerbehinderung beim örtlichen Versorgungsamt. Dabei beschreibt die Heilungsbewährung einen Zeitraum nach der Behandlung von Krankheiten, in dem abgewartet werden muss, ob ein Rückfall eintritt

Herceptin ist ein Antikörper, der bei bestimmten Formen von Brustkrebs und beim Magenkrebs angewendet wird

Höchstregelentgelt Durch § 47 Abs. 6 SGB V wird geregelt, dass das Regelentgelt maximal bis zur Höhe des Betrags der kalendertäglichen Beitragsbemessungsgrenze berücksichtigt wird; damit bestimmt der Gesetzgeber auch ein maximales kalendertägliches (Brutto-)Krankengeld, das von der Gesetzlichen Krankenversicherung geleistet werden kann

Hodgkin-Lymphom Gruppe von Lymphdrüsenkrebserkrankungen, die von Herrn Hodgkin beschrieben wurde und meist sehr gut behandelbar(heilbar) ist

Homöopathie Behandlungsmethode, die auf den Vorstellungen des deutschen Arztes Samuel Hahnemann beruht. Ihre namensgebende und wichtigste Grundannahme ist ein von Hahnemann formuliertes Ähnlichkeitsprinzip: „Ähnliches möge durch Ähnliches geheilt werden"

Hormonrezeptor Bindungsstelle für Hormone auf der Zelloberfläche

Humangenetik Die Humangenetik ist ein Teilgebiet der Genetik, das sich speziell mit dem Erbgut des Menschen beschäftigt

Hypnose dem Schlaf oder Schlaf ähnlicher Bewußtseinszustand, der absichtlich von der Person selbst oder einem Außenstehenden herbeigeführt wird

Hypnotherapie Ein Therapieverfahren, das den Trancezustand nutzt, um Lösungsstrategien für Probleme zu entwickeln, die im Wachzustand nicht gelöst werden können

Hypochondrie übertriebene Neigung, seinen eigenen Gesundheitszustand zu beobachten, zwanghafte Angst vor Erkrankungen oder das Einbilden von Erkrankungen

Hypophyse Hirnanhangdrüse, produziert Hormone, die wiederum andere Drüsen im Körper zur Hormonbildung anregen oder bremsen

Hypothalamus Der Hypothalamus ist ein Teil des Zwischenhirns und der Vermittler zwischen dem Hormon- und dem Nervensystem. Die Hypothalamus-Hormone steuern zum Beispiel den Schlaf-Wach-Rhythmus, das Gefühl für Hunger und Durst, aber auch den Sexualtrieb und Schmerzempfindungen

IFD: Integrationsfachdienst Integrationsfachdienste sind in Deutschland Dienste Dritter, die die Teilhabe von Menschen mit Behinderungen auf dem allgemeinen Arbeitsmarkt unterstützen

Imaginative Verfahren Vorstellungs- und Fantasieübungen, bei denen innere Bilder dazu genutzt werden, um unter anderem (belastende) Gedanken und Gefühle zu verarbeiten und eine Entspannung herbeizuführen

Indikationsstellung Der Begriff Indikation (von lateinisch indicare „anzeigen") oder Anzeige (auch Heilanzeige) gibt an, wann eine medizinische Behandlung angemessen (angezeigt) ist

Induzieren bewirken, hervorrufen, auslösen

Interdisziplinär Verschiedene Fachbereiche der Medizin arbeiten zusammen, zum Beispiel Chirurgie und Onkologie, Neurologie und Palliativmedizin, und können so eine bestmögliche Behandlung erreichen

Isometrische Übung besondere Form des Krafttrainings, bei dem Muskeln angespannt werden aber nicht ihre Länge verändern, d. h. dass keine Bewegung nach außen stattfindet

kardiotoxisches Chemotherapeutikum Zytostatikum, dass als mögliche (nicht notwendiger Weise auftretende) Nebenwirkung eine Schädigung des Herzens (meist des Herzmuskels) hervorrufen kann; manchmal abhängig von der Dosis

Kardiotraining Ausdauertraining, das die Herz- und Atemfrequenz erhöht und zu besserer Leistungsfähigkeit führen soll

kausal ursächlich. Verhältnis zwischen Ursache und Wirkung

KBS Krebsberatungsstelle

Kinaseinhibitor Kinasen sind Boten in Zellen, die Signale übertragen und durch Inhibitoren gehemmt werden. Manchmal auch als Tyrosinkinaseinhibitor beschrieben und mit TKI abgekürzt

Kitzler Schwellkörper des weiblichen Geschlechtsorgans

Klitoris Weiblicher Schwellkörper; das Volumen der weiblichen Klitoris ist vergleichbar mit dem Volumen des männlichen Schwellkörpers, liegt aber weniger sichtbar unter den Schamlippen

Kohärenzgefühl Gefühl von Stimmigkeit, Nachvollziehbarkeit, Übereinstimmung

Komplementärmedizin Behandlungsmethoden, die ergänzend (komplementär) zur sogenannten Schul- oder konventionellen Medizin eingesetzt werden. Ziel ist häufig, Nebenwirkungen klassischer Medizin zu lindern und Therapien verträglicher zu machen

Kontraindiziert Die Kontraindikation (von lateinisch contra ‚gegen‘ und indicare ‚anzeigen‘) oder Gegenanzeige, auch Gegenindikation, ist ein Umstand, der die Anwendung eines diagnostischen oder therapeutischen Verfahrens bei an sich gegebener Indikation verbietet (absolut) oder nur unter strenger Abwägung sich dadurch ergebender Risiken zulässt (relativ). Siehe auch Indikationsstellung

Kumulative Toxizität Das Auftreten von Nebenwirkungen oder Organschädigung (z. B. des Herzens, Kardiotoxizität), durch im Verlauf einer Therapie zunehmende „Giftigkeit" von z. b. Chemo- oder Strahlentherapie. Kumulativ bedeutet „(sich) anhäufend", „steigernd" oder „aufsummierend"

Kurativ mit dem Ziel der Heilung, in heilender Absicht

Leitlinie Leitlinien sind systematisch entwickelte Aussagen zur Unterstützung der Entscheidungsfindung von Ärzten, anderen im Gesundheitssystem tätigen Personen und Patienten. Das Ziel ist eine angemessene gesundheitsbezogene Versorgung in spezifischen klinischen Situationen

Leukopenes Fieber Fallen nach einer Chemotherapie oder Strahlentherapie die weißen Blutkörperchen (Leukozyten) ab und Patienten bekommen in der Phase mit verminderter Abwehrkraft Fieber, spricht man von leukopenem oder oft auch neutropenem Fieber. Je länger eine Leuko-/Neutropenie anhält und je tiefer die Leukozyten-/Granulozytenwerte abfallen, desto höher ist das Risiko für die Entwicklung von leukopenem Fieber. Man gibt bei Therapien, bei denen man weiß, dass die Phase der Leukopenie zu lang werden kann, deshalb vorbeugend (prophylaktisch) Wachstumsfaktoren (z. B. Filgrastim, siehe dort)

Low impact mit geringem Einfluss

Lubrikationsstörung Zu schwache oder ausbleibende Befeuchtung der Vulva und Scheide; oft mit der Folge, dass der Penis nicht schmerzfrei aufgenommen werden kann

Lungenfibrose ist eine Veränderung des Lungengewebes, bei der verstärkt Bindegewebe zwischen den Lungenbläschen und den sie umgebenden Blutgefäßen gebildet wird, wodurch die Lunge verhärtet und vernarbt

Lymphomerkrankung Erkrankung, die die Untergruppe der weißen Blutkörperchen betrifft, die man als Lymphozyten bezeichnet. Lymphome werden grundsätzlich in Hodgkin Lymphome (siehe dort) und Non-Hodgkin-Lymphome (also Nicht-Hodgkin-Lymphome) unterteilt

Manuelle Stimulation Erregung durch Streicheln mit den Händen

MDK (Medizinischer Dienst) Die Medizinischen Dienste der Krankenversicherung (MDK) sind medizinische und pflegefachliche Begutachtungs- und Beratungsdienste für die gesetzlichen Kranken- und Pflegeversicherungen in Deutschland

Mediastinalbestrahlung Der Bereich des Brustkorbs, der Herz, Luft- und Speiseröhre und die umgebenden Lymphknoten sowie Nervenbahnen und Blutgefäße beinhaltet, bezeichnet man als Mediastinum. Grenzen sind vorne das Brustbein, hinten die Wirbelsäule und seitlich die Lungen, unten das Zwerchfell und oben der Halsbeginn. Eine Bestrahlung dieses im Deutschen auch als Mittelfellraum bezeichneten Areals wird bei manchen Lymphompatienten oder u. a. bei Patienten mit Lungenkrebs durchgeführt

Menopause Letzte natürliche Monatsblutung im Leben einer Frau (Wechseljahre)

Menopausenstatus Angabe, ob sich die Frau noch vor, während oder nach den Wechseljahren befindet

Mental geistig, intellektuell, verstandesmäßig

Mindful-Based Stress-Reduction (MBSR) Achtsamkeitstraining – Übungen und Technik, um die eigene Aufmerksamkeit und die eigenen Gedanken und Gefühle besser zu steuern

Molekular zielgerichtete wirksame Substanz neuere, oft in Tablettenform einzunehmende Medikamente zur Krebstherapie. Diese richten sich häufig gegen Veränderungen in Tumorzellen, die für diese spezifisch sind und wirken so gezielt genau auf bzw. gegen diese Veränderungen. Klassische Vertreter dieser Therapieformen sind so genannte Tyrosinkinaseinhibitoren, deren Namen auf „ib" enden (z.b. Imatinib)

Motorische Nervenbahn zieht vom Zentralnervensystem (ZNS) hin zu einem muskulären Erfolgsorgan und löst Muskelbewegung aus (im Gegensatz zur sensorischen Nervenbahn, die vom Körper zum Gehirn führt und das Gehirn mit Informationen versorgt)

Mukositis Entzündung der Schleimhaut (Mukosa), betrifft unter Chemo- und Strahlentherapie häufig den Mund, kann aber auch den gesamten Verdauungstrakt betreffen

Multiprofessionell Verschiedene Berufsgruppen arbeiten zusammen: Pflegekräfte, Ärzte, Seelsorger, Psychologen, Sozialdienstmitarbeiter

Mutmaßlicher Wille des Patienten der mutmaßliche Wille bezeichnet im Recht einen hilfsweise angenommenen Willen, z.B. wenn ein Patient nicht bei Bewußtsein ist und vorher nicht deutlich sagen konnte, wie verfahren werden soll, versuchen Ärzte nach bestem Wissen und Gewissen zu beurteilen, wie der Patient für sich selbst in der Situation entschieden hätte

Myokarditis Herzmuskel-Entzündung

Nahtlosigkeitsregelung geregelt in § 145 SGB III. Wenn man länger als 78 Wochen wegen ein und derselben Krankheit krank geschrieben ist (und Krankengeld bezogen hat), noch nicht wieder arbeitsfähig ist und die Erwerbsminderungsrente noch nicht beantragt oder genehmigt wurde, dann tritt die Agentur für Arbeit zur Überbrückung ein (wenn ein prinzipieller Anspruch auf Arbeitslosengeld I besteht)

Neutropenes Fieber siehe leukopenes Fieber

Neutropenie Zustand, in dem die als neutrophile Granulozyten bezeichneten weißen Blutkörperchen erniedrigt sind

Non-Hodgkin-Lymphom alle Lymphome, die keine Hodgkin Lymphome sind. Oft werden Non-Hodgkin-Lymphome (abgekürzt NHL) nach der verursachenden Ursprungszelle eingeteilt, also B-Zell-NHL, T-Zell-NHL, u. a.

Nordic Walking Ausdauersportart, bei der schnelles Gehen durch den Einsatz von zwei Stöcken im Rhythmus der Schritte unterstützt wird

Off-lable use werden neue Medikamente entwickelt und zugelassen, erfolgt die Zulassung typischer Weise für eine bestimmte Erkrankung. Für diese Erkrankung bekommt das Medikament sein „lable". Wird ein Medikament (oder generell eine Therapie) für eine andere Erkrankung genutzt, bei der es/sie auch wirksam sein kann, bezeichnet man dies als „off-lable" Einsatz, hier muss

typischer Weise bei den Krankenkassen die Kostenübernahme erfragt werden

Orale Stimulation Erregung durch Küssen, Berührungen des Genitalbereichs mit dem Mund

Orgasmusstörung Störung des sexuellen Höhepunktes; man unterscheidet den vorzeitigen, verzögerten, schmerzhaften und ausbleibenden Orgasmus

Orthomolekulare Medizin Methode aus dem nicht-schulmedizinischen Bereich, die – teilweise hochdosiert – Vitamine, Mineralstoffe und Spurenelemente zur Vermeidung und Behandlung von Krankheiten einsetzt

Osteoporose Krankhafte Knochenentkalkung mit vermehrter Bruchgefahr

Palliative Therapie als palliative Therapie bezeichnet man eine medizinische Behandlung, die nicht auf Heilung einer Erkrankung abzielt sondern darauf, die Symptome zu lindern und die Lebensqualität zu verbessern

Palliativmedizin Medizinisches Fachgebiet, das sich mit der Behandlung von Patienten mit weit fortgeschrittenen Erkrankungen und begrenzter Lebenserwartung beschäftigt und das Ziel hat, die Lebensqualität des Erkrankten zu verbessern oder zu erhalten

Panax ginseng Ginseng umfasst verschiedene Pflanzenarten der Gattung Panax. Z. B. die Arten Panax ginseng (koreanischer Ginseng, asiatischer Ginseng) und Panax quinquefolius (amerikanischer Ginseng, Wisconsin Ginseng)

Panax quinquefolius siehe Panax ginseng

Paraurethraldrüsen Auch Skene-Drüse oder weibliche Prostata; wie die Bartholin-Drüse paarige Geschlechtsdrüsen der Frau; im erregten Zustand sondern sie ein Sekret ab und sorgen so für die ausreichende Befeuchtung der Scheide

Paravasat ensteht bei Injektionen oder Infusioenen, wenn Flüssigkeit nicht – wie vorgesehen – in das Blutgefäß sondern in das umliegende Gewebe gelangt. Wenn es sich dabei z. B. um Chemotherapie handelt, kann das umliegende Gewebe – abhängig vom Zytostatikum – erheblichen Schaden nehmen, daher werden manche Zytostatika nur unter erheblichen Vorsichtsmassnahmen z. B. über einen Portkatheter oder unter Üwerwachung verabreicht

Pathologe Spezialist für die Lehre von den Krankheiten, besonders von ihrer Entstehung und den durch sie hervorgerufenen organisch-anatomischen Veränderungen

PDE-5-Hemmer Phosphodiesterase-5-Hemmer verursachen unter anderem eine Erweiterung von Blutgefäßen und unterstützen so das Füllen der männlichen Schwellkörper und werden in der Behandlung der Erektionsstörung angewendet

Peer Group Eine soziale Gruppe mit großem Einfluss, der sich ein Individuum zugehörig fühlt (bspw. Gleichaltrige)

Peers Gleichaltrige, Gleichgestellte

Perikarditis Herzbeutel-Entzündung

Peripheres Nervensystem Das periphere Nervensystem umfasst den Teil des Nervensystems, der außerhalb des Gehirns und Rückenmarks gelegen ist. Zum peripheren Nervensystem gehören also: Alle Nerven, die Kopf, Gesicht, Augen, Nase, Muskeln und Ohren mit dem Gehirn verbinden

Persönliche Ressource Persönliche Eigenschaften, Fähigkeiten, Kompetenzen, Strategien, um schwierige Situationen zu bewältigen

Petechie Petechien sind kleine stecknadelkopfgroße Einblutungen in der Haut oder Schleimhaut. Sie treten meist gehäuft an einer Stelle auf. Sie können harmlose Ursachen haben, aber auch Symptome von ernsthafteren Erkrankungen sein. Für die Behandlung von Petechien ist es notwendig, die zugrunde liegende Erkrankung festzustellen

Pflegereform 2016/2017 Das Elfte Buch Sozialgesetzbuch (SGB XI), das die Regelungen zur sozialen Pflegeversicherung beinhaltet, wird mit dem „Zweiten Gesetz zur Stärkung der pflegerischen Versorgung und zur Änderung weiterer Vorschriften (Pflegestärkungsgesetz II – PSG II)" umfassend reformiert

Placebo Scheinmedikament, das keinen Arzneistoff enthält und somit auch keine pharmakologische Wirkung hat, die dadurch verursacht werden könnte

Pneumonitis Entzündung des Lungengewebes. Im englischen Sprachraum bezieht sich Pneumonitis auf physikalisch- und chemisch-hervorgerufene Lungenentzündungen, während die durch Erreger ausgelöste Entzündungen als Pneumonie bezeichnet werden. Pneumonitiden entstehen z. B. als Nebenwirkungen von Lungenbetrahlung oder bestimmten Zytostatika oder Immuntherapiemedikamenten, die als Checkpointinhibitoren bezeichnet werden

Postmenopause Lebenszeit nach der letzten Monatsblutung

Prämenopause Lebenszeit mit regelmäßiger Monatsblutung vor den Wechseljahren

Präventionsprogramm ein Programm, das zum Ziel hat, die Entstehung einer Krankheit oder die Folgen einer Krankheit zu verhindern. Programm zur Gesundheitsförderung

Pregabalin Medikament zur Behandlung neuropathischer (= durch Nervenschädigung ausgelöster) Schmerzen, der Epilepsie sowie der generalisierten Angststörung

Professionell beruflich, fachmännisch, von Fachleuten anerkannt, (eine Tätigkeit) als Beruf ausübend

Progressive Muskelrelaxation Ein Entspannungsverfahren, das durch An- und Entspannung von Muskelgruppen eine Entspannung und eine bessere Wahrnehmung von Anspannung fördert

PSA-Wert Das Prostataspezifische-Antigen (PSA) ist ein Eiweiß, das ausschließlich von Prostatazellen gebildet wird. Es lässt sich im Blut messen. Ein erhöhter PSA-Wert kann ein Hinweis dafür sein, dass eine oder mehrere Erkrankungen in der Prostata stattfinden oder stattgefunden haben

Psychose Eine Erkrankung, bei der die Betroffenen aufgrund von Wahnvorstellungen oder Halluzinationen den Bezug zur Realität verlieren

Psychosomatische Beschwerden bei psychosomatischen Beschwerden ist grundsätzlich von einer ganzheitlichen Störung auszugehen, die mal besser im körperlichen (somatischen), ein andermal besser im seelischen Bereich faßbar sind

Psychosoziale Kompetenz die Fähigkeit, mit herausfordernden Lebenssituationen in psychischer und sozialer Hinsicht umgehen und diese zufriedenstellend bewältigen zu können

Randomisierte Studie hochwertigste Form einer klinischen Studie, um den Effekt einer Behandlung (z. B. ein Medikament) auf ein definiertes Ereignis, z. B. Heilungsraten, aber auch Nebenwirkungen, Komplikationen oder Todesfälle, zu untersuchen. Die Teilnehmer werden randomisiert, d. h. zufällig per Los auf die verschiedenen Bedingungen zugeteilt

Rehabilitation Wiedereingliederung einer/ eines Kranken, einer körperlich oder geistig behinderten Person in das berufliche und gesellschaftliche Leben und medizinische Maßnahmen, die diesen Prozeß unterstützen

Remission bedeutet in der Medizin das vorübergehende oder dauerhafte Nachlassen von Krankheitssymptomen körperlicher bzw. psychischer Natur und in der Onkologie das Zurückweichen des Tumors. Man spricht von kompletter Remission, wenn sich kein Tumor/keine Tumorzellen mehr finden lässt/lassen

Remmele-Score Hilfsmittel, dessen man sich zur Beurteilung von Bruskrebsgeweben im Hinblick auf den Nachweis von Östrogen- und Progesteron (Hormon-) Rezeptoren bedient, so dass ein bestimmter Wert (Sore) das Ausmaß der Hormonrezeptoren im Tumor beschreibt

Ressource Fähigkeiten, innere Stärken, Kraftquellen

Rezeptor Andockstelle an der Zelloberfläche, die auf bestimmte Reize reagiert und Signale weiterleitet (recipere, lat. = annehmen, aufnehmen)

RV Rentenversicherung

SAPV Spezialisierte ambulante Palliativversorgung; ein multiprofessionelles Expertenteam (Pflegekräfte, Ärzte, Koordinatoren, Psychologen, Sozialdienstmitarbeitende etc.) kümmert sich um Patienten, die zu Hause, in einer Pflegeeinrichtung oder in einem Hospiz versorgt werden; Ziel ist eine ganzheitliche Betreuung zu Hause mit einer optimalen Symptomkontrolle und Begleitung; ein SAPV-Team ist 24 h an 365 Tagen erreichbar

Sarkopenie bezeichnet einen zunehmenden Abbau von Muskelmasse und Muskelkraft und die damit einhergehenden funktionellen Einschränkungen des älteren oder schwer erkrankten Menschen

Sauerstofftherapie auch als Sauerstoff-Mehrschritt-Therapie (SMT) bezeichnetes, auf Sauerstoff-Gabe beruhendes Behandlungsverfahren der Alternativmedizin

Schwellkörper Gewebe im Bereich der äußeren Geschlechtsorgane, das die Fähigkeit hat, sich mit Blut zu füllen und dadurch an Umfang und Festigkeit zuzunehmen

SGB IX Das Neunte Buch Sozialgesetzbuch enthält die Vorschriften zur Rehabilitation und Teilhabe von Menschen mit Behinderung in Deutschland. Mit dem SGB IX wurde das Rehabilitationsrecht und das Schwerbehindertenrecht in das Sozialgesetzbuch eingeordnet

SGB V Im Fünften Buch Sozialgesetzbuch sind fast alle Bestimmungen zur gesetzlichen Krankenversicherung in Deutschland zusammengefasst

Skat Schwellkörper-Autoinjektionstherapie oder Penisspritze; es wird mit einer sehr dünnen Nadel nahezu schmerzfrei ein Medikament (Alprostadil) in den Schwellkörper des Penis gespritzt; das Medikament sorgt für den Bluteinstrom; eine ausführlich Beratung und Anleitung durch den Urologen ist erforderlich, um Nebenwirkungen und Schädigungen zu vermeiden; eine Alternative sind Potenzstäbchen

Skene-Drüse siehe auch Paraurethraldrüsen: weibliche Prostata; wie die Bartholin-Drüse paarige Geschlechtsdrüsen der Frau; im erregten Zustand sondern sie ein Sekret ab und sorgen so für die ausreichende Befeuchtung der Scheide

Social Media Soziale Medien sind digitale Medien und Methoden, die es Nutzern ermöglichen, sich im Internet zu vernetzen, sich untereinander auszutauschen und mediale Inhalte einzeln oder in einer definierten Gemeinschaft oder offen in der Gesellschaft zu erstellen und weiterzugeben

Somatisches Nervensystem bewusster Teil des Nervensystems, der zum Beispiel für die Wahrnehmung von äußeren Reizen und das gezielte Ansteuern von Nerven/Muskulatur zuständig ist

Somatoforme Störung von einer somatoformen Störung spricht man, wenn körperliche Beschwerden wiederholt auftreten, über längere Zeit bestehen und sich trotz intensiver Diagnostik keine ausreichend erklärenden organischen Befunde feststellen lassen

Sonnengeflechtsübung Übung aus dem Formenkreis des autogenen Trainings mit dem Ziel, den Bauch und die Verdauungsorgane zu entspannen

Spiroergometrie die Spiroergometrie (auch Ergospirometrie) ist ein Verfahren zur Überprüfung der Belastbarkeit der Lunge und des Herzkreislaufsystems. Der Arzt misst dabei zusätzlich zum EKG und zur Atemtätigkeit die Konzentration von Sauerstoff und Kohlendioxid in der Atemluft (Atemgase) des Patienten unter körperlicher Belastung

Stammzelltransplantation die Übertragung von Blutstammzellen aus dem Knochenmark (die man auch aus dem Blut sammeln kann) zur Therapie von meist bösartigen (aber auch von gutartigen) Erkrankungen. Stammzellen können von einem fremden Menschen übertragen werden = Allogene Stammzelltransplantation oder nach Sammlung der Zellen aus dem eigenen Blut nach erfolgter Hochdosischemotherapie (oder nach Strahlentherapie) = Autologe Stammzelltransplantation

Step-Aerobic dynamisches Fitnesstraining mit einem kleinem Tritt-Brett in der Gruppe mit rhythmischen Bewegungen zu motivierender Musik. Die Grundelemente sind hauptsächlich Ausdauer und Koordination

Suggestion geistig-seelische Beeinflussung eines Menschen mit dem Ziel, ihn zu einem bestimmten Verhalten oder zu einer bestimmten Überzeugung zu veranlassen

Survivorship-Care-Plan ein Survivorship-Care-Plan ist ein schriftliches oder elektronisches Dokument, welches Onkologen am Ende der Behandlung ausfüllen und das Betroffenen und dem medizinischen Team hilft, die zukünftige Versorgung bzw. Nachsorge zu koordinieren. Es sollte alle erhaltenen Therapien sowie andere medizinische Informationen wie die Diagnose, die erforderlichen Nachsorge-Kontrollen und bei Bedarf relevante unterstützende Behandlungsmaßnahmen auflisten

Tertiärprävention konzentriert sich nach einer Erkrankung auf die Wiederherstellung der Gesundheit. Ziel der Tertiärprävention (Rehabilitation) ist, einen Rückfall, eine Chronifizierung oder einen Folgeschaden zu verhindern beziehungsweise zu lindern

Thrombopenie verminderte Anzahl von Blutplättchen (Thrombozyten) im Blut, wodurch das Blutungsrisiko steigern kann

Thrombose Gerinnselbildung in einem Blutgefäß

Traditionelle chinesische Medizin (TCM) Heilkunde, die sich in China seit mehr als 2000 Jahren entwickelt hat. Zu den therapeutischen Verfahren der chinesischen Medizin zählen vor allem die Chinesische Arzneimitteltherapie, die Akupunktur sowie die Moxibustion (Erwärmung von Akupunkturpunkten), Massagetechniken, Bewegungsübungen und eine spezielle Diätetik

Trancezustand Trance ist eine Sammelbezeichnung für veränderte Bewusstseinszustände mit einem intensiven mentalen Erleben. In Abgrenzung zum gewöhnlichen Wachbewusstsein sind diese Zustände durch folgende Merkmale gekennzeichnet: eine hochfokussierte Konzentration auf einen Vorgang bei gleichzeitiger sehr tiefer Entspannung

Transitionssprechstunde Junge Patienten werden während und nach dem Übergang vom Kindes- ins Erwachsenenalter lückenlos und fachgerecht von der Kindermedizin in die Erwachsenenmedizin übergeleitet und in diesem Zeitraum gut beraten und behandelt

T-Wert Bei der Knochendichtemessung (Osteodensitometrie) benutzte Größe. Da benutzte Methoden und Geräte nicht untereinander vergleichbar sind, werden in Befunden die Abweichungen vom (geschlechtsspezifischen) Normalen in Vielfachen einer Standardabweichung (als im sogenannter T-Wert, engl. „t-score",) angegeben

Unani der im indischen Subkontinent gebräuchliche Begriff für die graeco-arabische Medizin

Vaginismus Unwillkürliche Verkrampfung der Scheidenmuskulatur, die das Aufnehmen des Penis verhindert oder nur unter größten Schmerzen zulässt

VFED Verband für Ernährung und Diätetik e. V.

Vulvovaginale Atrophie Rückbildung der Schleimhaut im Bereich der Vulva und Vagina, meist aufgrund von Östrogenmangel verbunden mit Scheidentrockenheit, Juckreiz, Brennen und Schmerzen

WHO-Stufenschema die WHO (Weltgesundheitsorganisation) hat ein Stufenschema mit 3 Stufen zur medikamentösen Behandlung von Schmerz entwickelt. Es bildet die Grundlage einer individuellen Schmerztherapie

World Cancer Research Fund (WCRF) Der World Cancer Research Fund International ist eine gemeinnützige Vereinigung im Bereich der Krebspräventionsforschung in Bezug auf Ernährung, Gewicht und körperliche Aktivität

Xerostomie Mundtrockenheit durch verminderten oder fehlenden Speichelfluss

Literatur

Originalarbeiten

Abernethy AP et al (2010) Effect of palliative oxygen versus room air in relief of breathlessness in patients with refractory dyspnoea: a double-blind, randomised controlled trial. Lancet 376(9743):784–793

Allensbach IFD (2014) Deutlicher Anstieg bei Patientenverfügungen. Allensbacher Kurzbericht. Institut für Demoskopie Allensbach, Allensbach

Annas GJ (1991) The health care proxy and the living will. N Engl J Med 324:1210–1213

Antonovsky A (1997) Salutogenese. Zur Entmystifizierung der Gesundheit. v. Alexa Franke (Hrsg). Tübingen: Dgvt (Forum für Verhaltenstherapie und psychosoziale Praxis, Bd 36)

Arends J, et al (2015) S3-Leitline der Deutschen Gesellschaft für Ernährungsmedizin e. V. (DGEM) in Kooperation mit der Deutschen Gesellschaft für Hämatologie und Onkologie e. V. (DGHO), der Arbeitsgemeinschaft „Supportive Maßnahmen in der Onkologie, Rehabilitation und Sozialmedizin" der Deutschen Krebsgesellschaft (ASORS) und der Österreichischen Arbeitsgemeinschaft für klinische Ernährung (AKE). Akt Ernährungsmed 40(5): e1–e74

Baumann F (2007) Bewegung, Sport und Krebs in der Akut- und Rehabilitationsphase – historische Hintergründe und State of the Art

Baumann F (2008) Bewegungstherapie und Sport bei Krebs: Leitfaden für die Praxis

Bevan JL, Pecchioni LL (2008) Understanding the impact of family caregiver cancer literacy on patient health outcomes. Patient Educ Couns 71:356–364

Bibby H, White V, Thompson K, Anazodo A (2017) What are the unmet needs and care experiences of adolescents and young adults with cancer? A systematic review. J Adolesc Young Adult Oncol 6(1):6–30

Bobylev I et al (2015) Chemotherapie-induzierte Polyneuropathie

Brenner H et al (2018) Dtsch Arztebl Int 115:571–593

Cheung CK, Zebrack B (2017) What do adolescents and young adults want from cancer resources? Insights from a Delphi panel of AYA patients. Support Care Cancer 25(1):119–126

De Heer G, Saugel B, Sensen B, Rubsteck C, Pinnschmidt HO, Kluge S (2017) Advance directives and powers of attorney in intensive care patients. Dtsch Arztebl Int 114:363–370

Deutsche Gesellschaft für Ernährung e. V. (Hrsg.) (2019) 10 Regeln der DGE. 2. Auflage. Deutsche Gesellschaft für Ernährung, Bonn

Deyell RJ, Lorenzi M, Ma S, Rassekh SR, Collet JP, Spinelli JJ, McBride ML (2013 May) Antidepressant use among survivors of childhood, adolescent and young adult cancer: a report of the Childhood, Adolescent and Young Adult Cancer Survivor (CAYACS) Research Program. Pediatr Blood Cancer 60(5):816–822

Dinkel A (2018) Psychotherapeutische Ansätze zur Behandlung von Progredienzangst bei Patienten mit einer Krebserkrankung. Verhaltensther Verhaltensmed 39(2):198–210

Eccleston C, Fisher E, Law E, Bartlett J, Palermo TM (2015) Psychological interventions for parents of children and adolescents with chronic illness. Cochrane Database Syst Rev 4:CD009660

Erickson N, Buchholz D, Hübner J (2017) Für die Arbeitsgemeinschaft Prävention und Integrative Onkologie (PRIO) der Deutschen Krebsgesellschaft (DKG), Stellungnahme zu ketogenen und kohlenhydratarmen Diäten bei Menschen mit Krebs. Ernährungs Umschau 9:M514–M516. ► https://doi.org/10.4455/eu.2017.036

Erickson N, Buchholz D, Hübner J (2017) Arbeitskreis Ernährung der Arbeitsgemeinschaft Prävention und integrative Onkologie (PRIO). Ernährungs Umschau

Faller H et al (2016) Perceived need for psychosocial support depending on emotional distress and mental comorbidity in men and women with cancer. J Psychosom Res 81:24–30

Forsa, DAK (2018) Das Forsa-Institut führte für die DAK-Gesundheit vom 11. Oktober bis 2. November 2018 eine repräsentative Befragung von 1.000 Männern und Frauen in NRW durch. ► https://www.dak.de/dak/landesthemen/angst-vor-krankheiten-2122338.html

Fritzson A et al (2013) Association between parenteral fluids and symptoms in hospital end-of-life care: an observational study of 280 patients. BMJ Support Palliat Care 1–9. ► https://doi.org/10.1136/bmjspcare-2013-000501

Gesellschaft der epidemiologischen Krebsregister in Deutschland e. V. (2013) Atlas der Krebsinzidenz und -mortalität in Deutschland (GEKID-Atlas). Datenlieferung: Dezember 2011, Lübeck. ► https://www.gekid.de

Goldfarb M, Casillas J (2014) Unmet information and support needs in newly diagnosed thyroid cancer: comparison of adolescents/young adults (AYA) and older patients. J Cancer Surviv 8(3):394–401

Grom B (2011) Spiritualität – die Karriere eines Begriffs: Eine religionspsychologische Perspektive. In: Frick E, Roser T, Borasio GD, Führer M (Hrsg)

Spiritualität und Medizin. Gemeinsame Sorge für den kranken Menschen, 2. Aufl. Kohlhammer, Stuttgart, S 12–17

Gutiérrez-Colina AM, Lee JL, VanDellen M, Mertens A, Marchak JG (2016) Family functioning and depressive symptoms in adolescent and young adult cancer survivors and their families: a dyadic analytic approach. J Pediatr Psychol 2016 May 16. pii: jsw041

Halvorsen JF, Sund AM, Zeltzer L, Ådnanes M, Jensberg H, Eikemo TA, Lund B, Hjemdal O, Reinfjell T (2018 Feb) Health-related quality of life and psychological distress in young adult survivors of childhood cancer and their association with treatment, education, and demographic factors. Qual Life Res 27(2):529–537

Hauner H (2020) Ernährungsformen und Einnahme von Nahrungsergänzungsmitteln bei Patienten mit Tumorerkrankungen. Ernährungs Umschau 67:148–156

Havighurst RJ (1974) Youth. Yearbook of the national society for the study of education. University of Chicago Press, Chicago

Herschbach P, Dinkel A (2014) Fear of progression. In: Goerling U (Hrsg) Psycho-Oncology (Recent Results in Cancer Research 197). Springer, Berlin, S 11–29

Herschbach P et al (2009) Evaluation of two group therapies to reduce fear of progression in cancer patients. Springer, Support cancer care

Herschbach P (2011) Progredienzangst, best practice onkologie 2

Hilgendorf I et al (2016) Heranwachsende und junge Erwachsene (AYA, Adolescents and Young Adults). Onkopedia Leitlinien. ► https://www.dgho-onkopedia.de/onkopedia/leitlinien/heranwachsendeund-junge-erwachsene-aya

Hörschelmann A (2017) Wissen und Einstellungen der Menschen in Deutschland zum Sterben. Ergebnisse einer repräsentativen Bevölkerungsbefragung im Auftrag des DHPV. Deutscher Hospiz- und PalliativVerband e. V., Berlin

Hofman M, Ryan J, Figueroa-Moseley C, Jean-Pierre P, Morrow GR (2007) Cancer-related fatigue: the scale of the problem. Oncologist. 12(Suppl 1):4–10. ► https://doi.org/10.1634/theoncologist.12-S1-4

Husson O, Zebrack BJ, Aguilar C, Hayes-Lattin B, Cole S (2017 Jul 15) Cancer in adolescents and young adults: Who remains at risk of poor social functioning over time? Cancer 123(14):2743–2751

Husson O, Zebrack BJ (2017 Sep) Perceived impact of cancer among adolescents and young adults: relationship with health-related quality of life and distress. Psychooncology. 26(9):1307–1315

Hydeman JA, Uwazurike OC, Adeyemi EI, Beaupin LK (2019 Jan 2) Survivorship needs of adolescent and young adult cancer survivors: a concept mapping analysis. J Cancer Surviv ► https://doi.org/10.1007/s11764-018-0725-5

Johnson SB (2018) Complementary medicine, refusal of conventional cancer therapy, and survival among patients with curable cancers JAMA. Oncol 4(10):1375–1381

Katalinic A (2018) The Burden of Cancer in Germany. Dtsch Arztebl Int. 115(35–36):569–570

Koehler M (2015) Adoleszente und junge Erwachsene mit Krebs – Psychoonkologische Aspekte der medizinischen Versorgung. Onkologe 21:953–958

Koehler M (2017) Back to the future: psycho-oncological specifics of adolescents and young adults with cancer. Nervenheilkunde 36:972–979

Kondrup J, Allison SP, Elia M, Vellas B, Plauth M (2002) Educational and clinical practice committee, European Society of Parenteral and Enteral Nutrition (ESPEN) (2003) ESPEN guidelines for nutrition screening 2002. Clin Nutr 22(4):415–421. ► https://doi.org/10.1016/s0261-5614(03)00098-0

Kwak M et al (2013) Trajectories of psychological distress in adolescent and young adult patients with cancer: a 1-year longitudinal study. J Clin Oncol 31:2160–2166

Langer S, Stengel I, Fleischer S, Stuttmann R, Berg A (2016) Perspectives on advance directives among German intensive care physicians in leading positions. Dtsch Med Wochenschr 141:e73–e79

Laumer A (2018) Spiritual Care. Chance oder evolutionärer Ersatz für die christliche Krankenhausseelsorge? Wege zum Menschen 70(2):153–164

Law EF, Fisher E, Fales J, Noel M, Eccleston C (2014) Systematic review and meta-analysis of parent and family-based interventions for children and adolescents with chronic medical conditions. J Pediatr Psychol 39:866–886

Leuteritz K, Friedrich M, Sender A, Nowe E, Stoebel-Richter Y, Geue K (2018 Nov 15) Life satisfaction in young adults with cancer and the role of sociodemographic, medical, and psychosocial factors: results of a longitudinal study. Cancer 124(22):4374–4382

Manne S, Miller D (1998) Social support, social conflict, and adjustment among adolescents with cancer. J Pediatr Psychol 23:121–130

Mehnert A (2014) Four-week prevalence of mental disorders in patients with cancer across major tumor entities. JCO 32:31

Nass SJ et al (2015) Identifying and addressing the needs of adolescents and young adults with cancer: summary of an Institute of Medicine workshop. Oncologist 20(2):186–195

National Cancer Institute: Adolescents and young adults with cancer. ► https://www.cancer.gov/types/aya

Nowe E, Stöbel-Richter Y, Sender A, Leuteritz K, Friedrich M, Geue K (2017 Oct) Cancer-related fatigue in adolescents and young adults: a systematic review of the literature. Crit Rev Oncol Hematol 118:63–69

Oeffinger KC et al (2006) Chronic health conditions in adult survivors of childhood cancer. N Engl J Med 355(15):1572–1582

Oerter R, Montada L (2002) Entwicklungspsychologie, 5. Aufl. Beltz, Weinheim

Onko-Internetportal. Nahrungsergänzung bei Krebs: Nutzen oder Schaden? (2018) ► https:// www.krebsgesellschaft.de/onko-internetportal/ basis-informationen-krebs/bewusst-leben/basis-informationen-krebs-bewusst-leben-ernaehrung/ nahrungsergaenzun.html. Zugegriffen: 27. Apr. 2020

Parsons SK, Kumar AJ (2018 Dec) Adolescent and young adult cancer care: Financial hardship and continued uncertainty. Pediatr Blood Cancer. 16:e27587

Paul J, Pietzcker C (Hrsg) (1994) Siebenkäs. [Nachdr.]. Reclam (Universal-Bibliothek, 274), Stuttgart

Quinn GP et al (2015) Quality of life in adolescent and young adult cancer patients: a systematic review of the literature. Patient Relat Outcome Meas 6:19–51

Richter D, Koehler M, Friedrich M, Hilgendorf I, Mehnert A, Weißflog G (2015) Psychosocial interventions for adolescents and young adult cancer patients: a systematic review and meta-analysis. Crit Rev Oncol Hematol 95:370–386

Roser T, Schockenhoff E (2007) Spiritual care. Ethische, organisationale und spirituelle Aspekte der Krankenhausseelsorge; ein praktisch-theologischer Zugang. Zugl.: München, Univ., Habil.-Schr., 2006. 1. Aufl. Kohlhammer (Münchner Reihe Palliative Care, 3), Stuttgart

Sawyer SM, McNeil R, McCarthy M, Orme L, Thompson K, Drew S, Dunt D (2017 Jul) Unmet need for healthcare services in adolescents and young adults with cancer and their parent carers. Support Care Cancer 25(7):2229–2239

Schneidereit-Mauth H (2015) Ressourcenorientierte Seelsorge. Salutogenese als Modell für seelsorgerliches Handeln, 1. Aufl. Gütersloher Verl.-Haus, Gütersloh

Schwartz LA, Tuchman LK, Hobbie WL, Ginsberg JP (2011) A social-ecological model of readiness for transition to adult-oriented care for adolescents and young adults with chronic health conditions. Child Care Health Dev 37:883–895

Smith AW et al (2013) Health-related quality of life of adolescent and young adult patients with cancer in the United States: the adolescent and young adult health outcomes and patient experience study. J Clin Oncol 31:2136–2145

Stiftung Deutsche Krebshilfe (Hrsg) (2020) Die blauen Ratgeber: Ernährung bei Krebs. Bonn

Tai E et al (2012) Health status of adolescent and young adult cancer survivors. Cancer 118:4884–4891

Temel JS et al (2010) Early palliative care for patients with metastatic non-small-cell lung cancer. N Engl J Med 363:733–742

Trask P et al (2003) Parent and adolescent adjustment to pediatric cancer: associations with coping, social support, and family function. J Pediatr Oncol Nurs 20:36–47

Treadgold CL, Kuperberg A (2010) Been there, done that, wrote the blog: the choices and challenges of supporting adolescents and young adults with cancer. J Clin Oncol 28(32):4842–4849

Tricoli JV et al (2016) Biologic and clinical characteristics of adolescent and young adult cancers: acute lymphoblastic leukemia, colorectal cancer, breast cancer, melanoma, and sarcoma. Cancer 122(7):1017–1028

Tsangaris E et al (2014) Identifying the supportive care needs of adolescent and young adult survivors of cancer: a qualitative analysis and systematic literature review. Support Care Cancer 22:947–959

Verband für Ernährung und Diätetik e. V. (Hrsg.). Ernährungsdreieck VFED. Aachen

Walter U, Liersch S, Gerlich MG (2011) Die Lebensphase Adoleszenz und junge Erwachsene – gesellschaftliche und altersspezifische Herausforderungen zur Förderung der Gesundheit. In: KKH-Allianz/ MHH Institut für Epidemiologie, Sozialmedizin und Gesundheitssystemforschung (Hrsg) Weißbuch Prävention. Gesund jung?! Herausforderung für die Prävention und Gesundheitsförderung bei Jugendlichen und jungen Erwachsenen. Springer, Berlin, S 3–30

Welter-Enderlin R, Hildenbrand B (Hrsg) (2016) Resilienz – gedeihen trotz widriger Umstände. Internationaler Kongress, 5. Aufl. Carl-Auer-Systeme-Verlag (Paar- und Familientherapie), Heidelberg

WHO. Krebs und schlechte Ernährung sind miteinander verknüpft (2011) ► https://www.euro.who.int/de/ health-topics/disease-prevention/nutrition/news/ news/2011/02/cancer-linked-with-poor-nutrition. Zugegriffen: 27. Apr. 2020

Williams PD, Williams KA, Williams AR (2014) Parental caregiving of children with cancer and family impact, economic burden: nursing perspectives. Issues Compr Pediatr Nurs 37:39–60

Witt CM et al (2017) A comprehensive definition for integrative oncology. J Natl Cancer Inst Monogr 2017(52)

Wittchen H-U (1993) Patientenseminar Angst: wie informiere ich meine Patienten über Angst? Karger, Basel

Wittchen H-U, Hoyer J (2011) Was ist Klinische Psychologie? Definitionen, Konzepte und Modelle. In: Wittchen HU, Hoyer J (Hrsg) Klinische Psychologie und Psychotherapie, 2. Aufl. Springer, Berlin, S 3–25

World Cancer Research Fund (2007) Zusammenfassung Ernährung, körperliche Aktivität und Krebsprävention. ▶ https://www.wcrf.org/sites/default/files/german.pdf. Zugegriffen: 27. Apr. 2020

Yanez B et al (2013) Distress among young adult cancer survivors: a cohort study. Support Care Cancer 21:2403–2408

Weiterführende Literatur

Bode F-J, Cornelius-Bundschuh J, Jepsen M, Scheele P-W, Wanke J, Wenner R (Hrsg) Mit der Bibel durch das Jahr. Ökumenische Bibelauslegungen, 1. Aufl. Kreuz Verlag GmbH, Hamburg (erscheint für jedes Jahr neu!)

Deutsches Krebsforschungszentrum. ▶ www.krebsinformationsdienst.de/behandlung/chemotherapienebenwirkungen.php

Maex E (2009) Mindfulness. Der achtsame Weg durch die Turbulenzen des Lebens. Arbor, Freiburg

Grün A (2010) Das Buch der Antworten. Zu den großen Fragen des Lebens. Herder, Freiburg (Herder-Spektrum, Bd 6265)

Grün A, Walter R (Hrsg) (2013) Lebensfragen. Orientierung und Sinn finden; Antworten in schwierigen Situationen. Herder, Freiburg im Breisgau

Hauner H (2020) Ernährungsformen und Einnahme von NME bei Patienten mit Tumorerkrankungen, Ernährungsumschau 3, März 2020, 67. Jahrgang M-148–156

Kaba-Zinn J (1994) Im Alltag Ruhe finden. Meditation für ein gelassenes Leben. Argon, Berlin

Kaba-Zinn J (2013) Zur Besinnung kommen. Arbor, Freiburg

Knapp (2016) Der unendliche Augenblick. Rowohlt, Reinbek bei Hamburg

Motzfeldt H Der Chemo-Kasper und seine Jagd auf die bösen Krebszellen. Ein Bilderbuch für kleine Kinder über Krebs und Chemotherapie. ▶ www.kinderkrebsstiftung.de

Santorelli S (1999) Zerbrochen und doch ganz. Die heilende Kraft der Achtsamkeit. Arbor, Freiburg

Senf B Ratgeber Wahrheit braucht Mut. Mit Kindern über Krebs sprechen – wenn Eltern an Krebs erkranken. Ein Ratgeber für Eltern und professionelle Helfer. ▶ www.bianca-senf.de

SGB IX

SGB V

SGB XI

Broeckmann S (2002) Plötzlich ist alles ganz anders – wenn Eltern an Krebs erkranken. Verlag Klett Cotta, Stuttgart

Theißen G (2013) Glaubenssätze. Ein kritischer Katechismus. 3., erg. Aufl. Gütersloher Verl.-Haus, Gütersloh

Tulodetzki E (2011) Das ist Krebs. Ein Buch für Kinder über die Krankheit Krebs. atp Verlag, Köln

Zink J (2017) Die Urkraft des Heiligen. Christlicher Glaube im 21. Jahrhundert. Revidierte Ausgabe. Topos plus, Kevelaer (Topos Taschenbücher)

Hilfreiche Internetadressen

▶ www.aktionpink.de

▶ www.argekrebsnw.de

▶ www.betanet.de

▶ www.bremerkrebsgesellschaft.de

▶ www.dgsp.de (Deutsche Gesellschaft für Sportmedizin und Prävention): Für Patienten → Bewegung

▶ www.kinder-krebskranker-eltern.de

▶ www.kinder-krebskranker-eltern.de

▶ www.krebsgesellschaft.de: Basisinfo Krebs → Bewegung und Krebs

▶ www.krebsinformationsdienst.de: Leben mit Krebs → körperliche Aktivität

▶ www.krebsinformationsdienst.de/leben/alltag/ernaehrung/nahrungsergaenzungsmittel.php

▶ www.krebskompass.de

▶ www.nct-heidelberg.de: Für Patienten → My NCT → Informationsmaterial → Broschüre: Sport, Bewegung und Krebs

▶ www.pflege.de

▶ https://www.refinery29.com/de-de/2017/06/160976/lehrfilm-ueber-klitoris: Video über die Klitoris

▶ https://www.youtube.com/watch?v=L8WzyolRgU4: Video über die Klitoris

Printed in the United States
by Baker & Taylor Publisher Services